AF864478

Contrôler son diabète et mener une vie active

Diabète de Type 2

Answers at your fingertips
CLASS PUBLISHING • LONDON

SEPTIÈME ÉDITION

Charles Fox BM, FRCP
Médecin Consultant, spécialiste du diabète,
Hôpital Général de Northampton

Anne Kilvert MD, FRCP
Médecin Consultant, spécialiste du diabète,
Hôpital Général de Northampton

The charity for people with diabetes is pleased to have worked with Class Publishing on this book
CLASS PUBLISHING • LONDON

ISBN : 978-2-7163-1505-0

Docteur Claude Colas
pour l'édition française

Docteurs Charles Fox et Anne Kilvert

Contrôler son diabète et mener une vie active

500 RÉPONSES
aux questions fondamentales
sur le diabète type 2

Traduit de l'anglais par Nathalie Quintin

ÉDITIONS DU DAUPHIN
43-45 rue de la Tombe-Issoire
75014 PARIS
www.editionsdudauphin.com

Nous remercions le docteur Claude Colas,
médecin diabétologue à l'hôpital de l'Hôtel-Dieu à Paris
pour son aide précieuse pour la version française.

Table des matières

Avant-propos

de Sir Steve Redgrave CBE
Vice-président, Diabetes UK

Diabète : « contrôler son diabète et mener une vie active » a toujours fait preuve – au fil de ses six éditions, publiées sur une période de plus de 20 ans – d'une approche très constructive et positive du traitement du diabète. L'agencement des chapitres encourage les lecteurs à développer une bonne compréhension de leur état et à remettre en question leur approche de la maladie.

Cette septième et nouvelle édition mise à jour conserve la même approche positive, et est désormais disponible en deux versions parallèles : l'une spécifiquement destinées aux personnes atteintes de diabète de type 1, l'autre destinée à celles atteintes de diabète de type 2.

Je n'ai aucune hésitation à prescrire ce livre qui contribue à notre meilleure compréhension du diabète tout en étant très constructif dans le traitement des questions qui entourent la maladie. J'ai toujours soutenu le précepte « J'ai le diabète, mais il ne m'aura pas ». Tout en sortant et en menant une vie très active et normale, ne pas permettre au diabète de vous limiter en aucune façon que ce soit et en apprendre davantage sur cette maladie est également très positif. Bonne lecture.

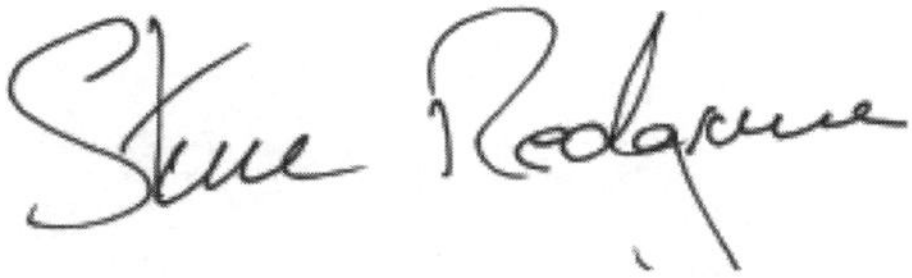

Note de l'éditeur

Est-ce le bon livre pour vous ? Avez-vous du diabète de type 2 ?

Il s'agit de la septième édition de l'ouvrage « Diabète : answers at your fingertips » et dans la sixième édition nous avions fait quelques changements importants qui ont été déployés dans cette version. Le livre original a été conçu pour répondre aux questions concernant à la fois le diabète de type 1 et le diabète de type 2. Dans cette nouvelle édition, nous avons décidé d'écrire des livres distincts pour le diabète de type 1 et de type 2, et ce livre est destiné aux personnes diabétiques de type 2.

Il se peut que vous ne soyez pas sûr du type de diabète dont vous êtes atteint. Il existe une règle générale selon laquelle les personnes atteintes de diabète de type 1 sont généralement jeunes, ont tendance à avoir un poids insuffisant au moment où elles sont diagnostiquées et requièrent un traitement immédiat à l'insuline. Les sujets atteints de diabète de type 2 sont plus susceptibles d'être en surpoids au moment du diagnostic et ont généralement plus de 30 ans. Ils peuvent être traités avec un régime alimentaire et des comprimés et n'ont pas souvent besoin d'insuline dans les premières années, bien qu'ils puissent en avoir besoin plus tard.

Si votre diabète a été traité avec succès dès le début avec un régime alimentaire ou des comprimés ou les deux, ce livre est pour vous.

Préface

Ce livre, écrit par deux auteurs anglais experts en diabétologie, est destiné à tous les patients, jeunes et moins jeunes, expérimentés ou non dans le domaine de leur maladie, qui souhaitent approfondir ou actualiser leurs connaissances, trouver des réponses à des questions qu'ils n'ont pas pu poser parfois faute de temps ou d'écoute de la part de leur médecin par pudeur, timidité ou anxiété.

Il est aussi une aide indispensable pour tous ceux qui vivent avec un parent diabétique.

Docteur Claude Colas
Diabétologue

Introduction

Si vous lisez cet ouvrage, probablement vous-même , avez-vous été diagnostiqué avec un diabète de type 2. Bien que le nombre de sujets atteints de diabète soit en progression constante, cette maladie est souvent diagnostiquée au hasard d'un examen médical de routine ou à la suite d'une maladie grave telle qu'une crise cardiaque.

Le diabète de Type 2 résulte de l'association de deux problèmes. Premièrement, une incapacité du corps à produire suffisamment d'insuline et, deuxièmement, un état de résistance à l'insuline qui est plus communément associé au surpoids. Nombre de pays ont observé au sein de leur population une augmentation du poids corporel et une baisse de l'exercice physique en conséquence des modifications de mode de vie, et qui sont responsables de l'augmentation du diabète de type 2 au niveau mondial.

Le diabète peut se développer pendant des mois voire des années avant d'être diagnostiqué et peut pendant ce temps causer des dommages invisibles à des parties vulnérables du corps telles que les yeux, le cœur, les reins et les pieds. Des efforts considérables sont faits en amont en vue de le diagnostiquer afin de démarrer le traitement pour protéger les personnes qui en sont atteintes, des complications liées à cette maladie.

Une fois diagnostiqué, le diabète de type 2 peut généralement être traité, au départ par un régime alimentaire spécifique et des comprimés, mais la maladie évolue graduellement et la plupart des patients devront finalement prendre de l'insuline. Il n'existe malheureusement pas de traitement curatif du diabète mais les traitements peuvent maintenir les patients en bonne santé, plus encore si ces derniers apprennent à accepter le diabète avec sérénité.

Nous espérons que ce livre vous aidera à comprendre le diabète de Type 2 et vous procurera toutes les informations dont vous avez besoin.

COMMENT UTILISER CE LIVRE ?

La plupart des chapitres comprennent une série de questions et réponses, et ne sont pas conçus pour être lus du début à la fin. Cependant, certains chapitres pourraient tout à fait être lus dès le commencement, en particulier le chapitre 1 : Qu'est ce que le diabète ? le chapitre 4 : Surveillance et contrôle, et le chapitre 8 : Les complications à long terme.

Si vous avez été récemment diagnostiqués, il se peut que vous ne soyez pas prêts à maîtriser le chapitre 9 : Recherche et avenir mais vous aimeriez peut-être savoir ce qui est connu sur les causes du diabète (dans le chapitre 1). Si vous venez de commencer les injections d'insuline vous devriez lire les passages suivants dès la phase initiale de la maladie.

- Hypoglycémies (*hypo*, dans le chapitre3)
- Autres maladies (dans le chapitre 5)
- Types d'insuline (dans le chapitre 3)
- Surveillance du diabète de Type 2 (dans le chapitre 4)
- Tests sanguins de glycémie (dans le chapitre 4)
- Conduire (dans le chapitre 5)
- Urgences (dans le chapitre 11)

Les patients plus expérimentés aimeront nous mettre à l'épreuve dans le chapitre 5 : La vie avec le diabète pour évaluer si nos réponses correspondent à leur propre expérience.

Ce genre de livre comporte un certain nombre de répétitions mais nous pensons qu'il est préférable de traiter de sujets similaires dans différentes rubriques plutôt que de contraindre le lecteur à parcourir le livre d'un bout à l'autre. Nous nous sommes efforcés d'être cohérents dans nos réponses.

Vos remarques sont une caractéristique essentielle d'un traitement approprié du diabète. Ceci dépend de l'honnêteté des patients vis-à-vis des docteurs et infirmiers et inversement. Tout le monde ne sera pas d'accord avec les réponses que nous donnons, mais l'ouvrage ne pourra être amélioré que si vous nous informez en cas de désaccords et si vous avez trouvé nos conseils inutiles. Nous aimerions également savoir si des questions importantes ont été oubliées. Nous vous remercions de nous écrire.

1 | Qu'est-ce que le diabète ?

Dans ce chapitre nous décrivons le problème principal du diabète, qui résulte d'une augmentation du taux de glucose (sucre) dans le sang. Nous expliquons pourquoi cela survient et pourquoi est-ce que cela présente des dangers.

Le diabète présente deux formes principales :

- Type 1 – ce type de diabète apparaît généralement chez des sujets jeunes, âgés de moins de 40 ans, mais il peut survenir à n'importe quel âge. Il est traité par des injections d'insuline et un régime alimentaire adapté ;
- Type 2 – ce type de diabète survient généralement chez l'adulte de plus de 40 ans mais il est observé de plus en plus communément dans des groupes d'âge plus jeunes en conséquence de l'augmentation du taux d'obésité dans la population globale. Le diabète de Type 2 peut passer inaperçu pendant des années et, parce que les sujets ne se sentent pas toujours en mauvaise santé, la maladie peut être dépistée par hasard au cours d'un examen médical de routine. Un régime alimentaire ou des comprimés agissent habituellement assez bien sur le traitement du diabète mais, comme cette maladie est progressive, la plupart des patients finiront par avoir besoin d'un traitement par insuline.

Il peut exister des symptômes plus manifestes comme la soif, la fatigue, une élimination excessive d'urine, qui devraient disparaître dès que le traitement est mis en place. Il existe d'autres rares formes de diabète que nous mentionnerons dans ce chapitre.

Le diabète est fréquemment dépisté au cours d'une analyse systématique de sang ou d'urine pour détecter le glucose et, par conséquent, il peut se développer silencieusement pendant des années sans être détecté. Les sujets dans cette situation se sentent souvent en parfaite santé au moment où la maladie est diagnostiquée. Malheureusement, le diabète non dépisté peut conduire, au bout de plusieurs années, à des complications affectant les yeux, les nerfs et les vaisseaux sanguins.

QUE SE PASSE-T-IL AVEC LE DIABÈTE ?

Le pancréas est une glande située dans la partie supérieure de l'abdomen et connectée par un tube fin à l'intestin (Voir schéma 1.1). Une de ses fonctions est de libérer dans les intestins des sucs digestifs qui sont mélangés aux aliments à leur sortie de l'estomac.

Ces sucs digestifs sont nécessaires à la décomposition des aliments et contribuent à leur absorption par le corps. Cette partie du pancréas n'est pas liée au diabète.

Le pancréas sécrète également un certain nombre d'hormones qui sont libérées directement dans le système sanguin, contrairement aux sucs digestifs qui sont conduits vers l'intestin. La principale hormone produite par le pancréas est l'insuline et une insuffisance de cette hormone provoque le diabète. L'autre hormone principale sécrétée par le pancréas est le glucagon qui possède des propriétés antagonistes de l'insuline et peut servir à corriger des cas graves d'hypoglycémie. [En français « hypo » est l'abréviation d'hypoglycémie, c'est-à-dire un taux faible de sucre dans le sang. Voir la partie ***Hypoglycémie*** dans le chapitre 3.] Ces deux hormones sont produites par une partie du pancréas appelée les îlots de Langerhans qui sont disséminés dans le pancréas.

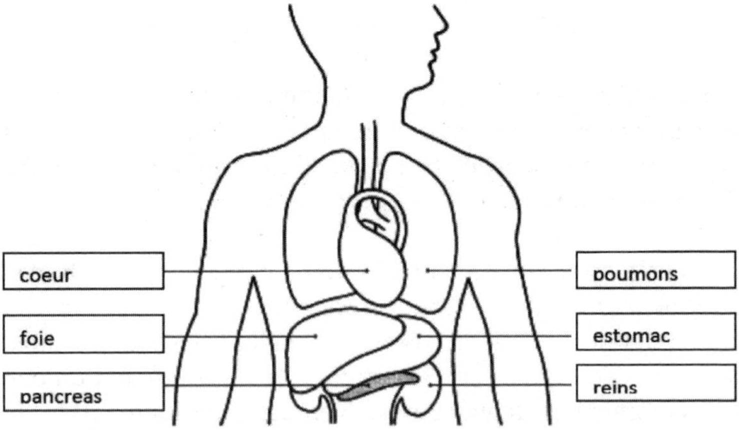

Figure 1.1 Emplacement du pancréas

Pourquoi le corps a-t-il besoin d'insuline ?

En l'absence d'insuline, le corps ne peut pas assimiler la nourriture que nous absorbons. Les aliments sont décomposés dans l'estomac et les intestins en molécules assimilables simples, tels que le glucose et les acides gras qui constituent une source d'énergie pour toutes les fonctions vitales du corps. Ces composants chimiques simples produisent les éléments constitutifs nécessaires à la croissance et à la réparation de parties endommagées, et l'excédent produit est mis en réserve pour une utilisation future. Avec le diabète, les aliments sont décomposés normalement mais, en raison de l'insuffisance d'insuline (ou parfois, parce que l'insuline n'est pas efficace), le surplus de glucose ne peut pas être mis en réserve et s'accumule dans le système sanguin. Quand le taux de glucose dépasse un certain niveau, il passe dans les urines.

Le foie joue un rôle double dans l'assimilation des aliments. Il transforme de simples composants chimiques en des substances complexes qui sont ensuite stockées pour une utilisation future et il permet également la décomposition de ces stocks lorsqu'ils doivent être utilisés comme énergie. Ce processus est contrôlé par l'insuline. Par exemple, en l'absence d'insuline, le glycogène (sucre de réserve) est dégradé en glucose, qui se déverse, depuis le foie, dans le système sanguin (et ensuite dans les urines). L'insuline empêche ce déversement du glucose et entraîne un stockage du glucose sous forme de glycogène. Ainsi, l'insuline assure le maintien d'un parfait équilibre de la production de glucose et de son stockage, et de cette façon, elle maintient le taux de glucose présent dans le sang à un niveau normal. L'insuline revêt d'autres rôles importants tels que de permettre au glucose de passer dans d'autres parties du corps afin d'être utilisée comme énergie, et de réguler l'assimilation des acides aminés et des acides gras, qui sont les produits de dégradation des protéines et de la graisse.

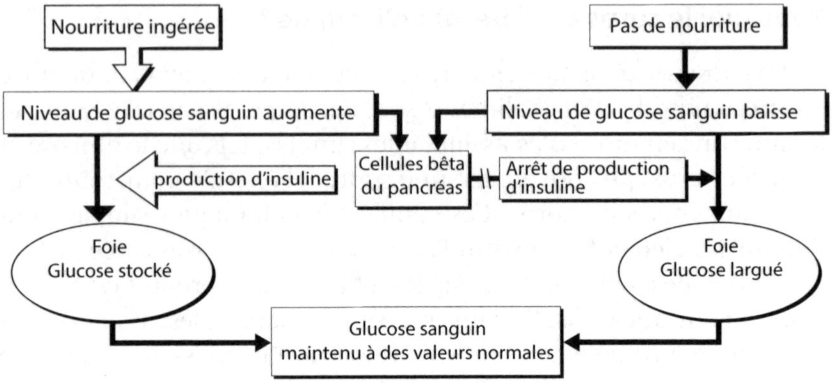

Figure 1.2 Le système de production de l'insuline

Que se passe-t-il avec la production d'insuline en cas de diabète ?

Pour les personnes qui ne sont pas touchées par le diabète, l'insuline est produite dans le pancréas et est libérée dans le système sanguin dès que le niveau de glucose présent dans le sang commence à augmenter après un repas. L'insuline se déplace directement du pancréas vers le foie où elle joue le rôle important de régulateur de la production de glucose et du stockage du glucose sous forme de glycogène. Ensuite, le niveau de glucose dans le sang baisse, et ce faisant, la production d'insuline est arrêtée, permettant au foie de libérer du glucose à partir de ses réserves (voir figure 1.2). Pour les personnes non atteintes de diabète, ce système sensible maintient la quantité de glucose présente dans le sang à un niveau stable.

- Dans le cas du diabète, ce système est défectueux. Les personnes atteintes de diabète de type 2 peuvent toujours produire de l'insuline mais pas en quantité suffisante pour maintenir un taux normal de glucose dans le sang. C'est parce que leur insuline ne fonctionne pas correctement (syndrome appelé « d'insulino-résistance »). Les personnes atteintes de diabète de type 1 produisent peu ou pas d'insuline et ont besoin d'injections d'insuline pour tenter de maintenir des taux glycémiques normaux. Même si elle est administrée quatre ou cinq fois par jour, l'insuline injectée n'est pas aussi efficace que le pancréas dans la régulation de la glycémie, qui réagit instantanément à la moindre variation de glycémie en ouvrant et fermant les réserves d'insuline.

- Ils existent trois facteurs principaux affectant le taux glycémique :
- La nourriture (qui le fait augmenter)
- L'insuline (qui le fait diminuer)
- L'exercice physique (qui le fait aussi diminuer)

Toute forme de stress, comme une maladie comme la grippe, augmente les taux glycémiques. L'apprentissage de l'équilibre des taux glycémiques pour les diabétiques se fait de manière empirique. Cela implique une mesure régulière des taux glycémiques et la découverte de l'impact de différents types d'aliments sur les niveaux de glycémie.

TYPES DE DIABÈTE

Je n'avais pas réalisé qu'il y avait différents types de diabète jusqu'à ce que je sois diagnostiqué avec ce que mon médecin a appelé* un diabète *de type 2. Quelle est la différence entre ce type de diabète et le diabète de type 1 ?

On distingue différentes formes de diabète dont deux principaux types sont reconnus.

- Le diabète de type 1 survient généralement chez les personnes plus jeunes. Cette maladie se développe soudainement et les injections d'insuline sont presque toujours nécessaires dès que la maladie est diagnostiquée. Environ un diabétique sur dix tombe dans cette catégorie, ce qui était autrefois appelé « diabète insulinodépendant ».
- Le diabète de type 2 survient généralement chez les personnes plus âgées, qui sont souvent en surpoids et présentent des symptômes moins évidents. L'obésité est liée à l'insulino-résistance, qui est une des causes du diabète de

type 2, elle s'accompagne d'une résistance à l'insuline qui se développe souvent de nombreuses années avant que le diabète lui-même ne commence. Alors que la population est de plus en surpoids, le diabète de type 2 se développe dans les groupes d'âge plus jeunes, notamment les enfants. Au début du diabète de type 2, le traitement associe régime alimentaire avec ou sans comprimés et exercice physique. Après quelques années, les personnes atteintes de diabète de type 2 ont presque toujours besoin d'utiliser l'insuline, en raison de la nature évolutive de cette maladie.

On m'a dit que j'étais atteint de diabète insipide. Est-ce la même maladie que celle dont souffre le vieux père de mon ami ?

Le seul lien entre le diabète insipide et la forme plus commune de diabète (dont le nom complet est le diabète dit « sucré ») est que dans le cas des deux maladies les patients produisent de grandes quantités d'urine. Le diabète insipide est une maladie rare causée par une anomalie de la glande pituitaire et non le pancréas. Un trouble ne conduit pas à l'autre, et le diabète insipide ne porte pas le risque de complications à long terme trouvé dans le diabète sucré.

Ma femme vient de donner naissance à un petit garçon qui pesait 4,3 kg à la naissance. Apparemment, elle a peut-être développé du diabète pendant qu'elle était enceinte. Est-ce susceptible de se produire à nouveau si nous avons un autre bébé ?

Les femmes qui donnent naissance à des gros bébés (plus de 4 kg) peuvent avoir un taux glycémique élevé pendant la grossesse. Cet excédent de glucose traverse le placenta du fœtus, qui réagit en produisant lui-même de l'insuline supplémentaire. La conjonction de l'excès de glucose et l'excès d'insuline rendent le fœtus plus gros et gonflé. Après la naissance, le bébé est coupé de cet apport élevé en glucose et risque alors de produire un niveau insuffisant de glucose dans le sang (hypoglycémie). Les femmes qui développent le diabète pendant la grossesse ont une maladie appelée « diabète gestationnel ». Pour la plupart de ces femmes, le diabète disparaît après l'accouchement, mais un petit nombre de femmes continuent à souffrir du diabète. Une fois que le problème a été identifié, il est très probable qu'il se reproduise lors des grossesses suivantes. À condition que les niveaux de glucose soient maintenus dans des limites normales (l'insuline peut être nécessaire pour cela), le bébé aura un poids normal et ne sera pas en danger.

Les femmes qui souffrent de diabète pendant la grossesse sont plus susceptibles de développer le diabète de type 2 plus tard dans la vie (voir le chapitre 7 : ***Grossesse***).

LES CAUSES DU DIABÈTE

En dépit d'un grand nombre de recherches conduites dans le monde entier, la cause du diabète n'est pas connue. Certaines familles comportent un risque supplémentaire de diabète (voir le paragraphe sur l'***Hérédité*** plus loin dans ce chapitre).

Pourquoi ai-je le diabète ?

La réponse courte est que votre pancréas ne produit plus assez d'insuline pour répondre aux besoins de votre corps. La réponse longue, à savoir pourquoi est-ce que cela s'est produit, n'est pas si facile parce que les causes ne sont pas bien comprises – mais il y a quelques indices. Le diabète serait lié à des antécédents familiaux (voir le chapitre sur l'***Hérédité***). Les autres causes possibles y sont aussi évoquées dans ce chapitre. Cette maladie n'est pas rare en France, environ trois personnes sur 100 sont atteintes du diabète et au moins deux personnes sur 100 souffrent du diabète, mais ne le savent pas – ce qu'on appelle le « million manquant », médiatisé par l'association AFD. Environ trois enfants pour 1 000 ont du diabète et le risque augmente, en particulier chez les jeunes enfants âgés de moins de 5 ans.

Le diabète pourrait-il être déclenché par un virus ?

Certains scientifiques ont soupçonné qu'un certain virus pourrait être la cause du diabète chez les jeunes, mais il n'existe aucune preuve et cette théorie semble désormais peu probable pour être vraie.

Il n'existe certainement pas de « virus du diabète » et vous ne pouvez pas attraper le diabète de la même manière que la varicelle. Rien ne porte à croire que diabète de type 2 pourrait être causé par une infection virale.

J'étais très en surpoids quand j'ai été diagnostiqué avec le diabète. Est-ce que cela pourrait être la cause de mon diabète ?

Si vous avez une tendance génétique au diabète, le surpoids peut provoquer la maladie, surtout si vous portez l'excès de graisse autour de l'abdomen (obésité centrale). Ce dernier empêche l'insuline de faire baisser la glycémie efficacement, un dysfonctionnement connu sous le nom de « syndrome de résistance à l'insuline », qui est la cause sous-jacente du diabète de type 2. Avec l'augmentation mondiale de l'obésité, le diabète de type 2 est de plus en plus commun. Dans le passé, il touchait habituellement les personnes âgées et d'âge moyen, mais il est maintenant observé dans un groupe d'âge plus jeune et apparaît même dans les services pédiatriques. Dans la plupart des cas, ce type de diabète peut être contrôlé dans un premier temps par un régime adapté et une perte de poids. Des recommandations récentes conseillent de commencer à prendre des comprimés de metformine (voir le chapitre 2, ***antidiabétiques oraux***) dès que la maladie est diagnostiquée. De nombreuses personnes atteintes de diabète qui sont en surpoids ont du mal à perdre du poids, d'autres trouvent que de suivre un régime strict n'est pas suffisant pour normaliser le taux de glucose sanguin et ils doivent prendre des comprimés, des injections d'insuline ou une combinaison des deux.

Vous trouverez plus d'informations sur l'alimentation et le diabète et le surpoids dans le chapitre 2.

Je viens d'être diagnostiqué avec le diabète de type 2 et mon médecin dit que c'est parce que je suis atteint de ce qu'on appelle le syndrome métabolique. Qu'est-ce que cela signifie et est-ce la cause de mon diabète ?

Le syndrome métabolique désigne l'association d'une série de problèmes de santé qui sont connus pour augmenter le risque de maladie cardiaque et d'accident vasculaire cérébral (AVC). Il existe un certain nombre de définitions différentes, mais elles indiquent toutes que la résistance à l'insuline en est la cause sous-jacente. L'ensemble des problèmes appelé « syndrome métabolique » comprend les éléments suivants :

- Obésité centrale (graisse autour de la ceinture abdominale)
- Hypertension artérielle
- Taux de cholestérol anormal [parts de lipoprotéines de basse densité (ou LDL), mauvais cholestérol et de lipoprotéines de haute densité (HDL, bon cholestérol) et les niveaux élevés de triglycérides
- Diabète de type 2, une tolérance au glucose réduite ou au moins un risque élevé de développer cette maladie
- Stéatose hépatique (voir la question suivante)

La résistance à l'insuline signifie que si une personne présente le syndrome métabolique sans avoir de diabète, ses cellules bêta pancréatiques vont devoir « surfonctionner » pour produire des niveaux élevés d'insuline afin de maintenir normal le niveau de sucre dans le sang. Il est fort probable que les cellules bêta soient incapables de maintenir indéfiniment cette production élevée d'insuline et, tôt ou tard, le taux de sucre dans le sang va augmenter, ce qui entraîne le diabète. Les personnes atteintes du syndrome métabolique, qu'elles soient ou non touchées par le diabète, se verront probablement prescrire un certain nombre de comprimés à prendre pour corriger la pression artérielle et les taux de cholestérol anormaux. Le meilleur traitement (mais pas toujours le plus facile) est de réduire le poids et de vaincre l'obésité abdominale.

Mon médecin effectue régulièrement des tests de dépistage du diabète. C'est parce que j'ai une maladie appelée stéatose hépatique, que je risque de développer le diabète dans le futur.

Le nom médical de cette pathologie est la Stéatose Hépatique Non Alcoolique (SHNA) qui décrit toute une série d'états dans lesquels les sujets présentent des résultats anormaux aux tests hépatiques alors qu'ils ne boivent pas d'alcool ou très peu. Elle peut varier d'une affection bénigne dans laquelle l'excès de graisse se dépose dans le foie provoquant des anomalies légères des résultats hépatiques à un état plus grave dans lequel la graisse dans le foie provoque une inflammation, une atteinte des cellules hépatiques et la cirrhose, entraînant des dommages irréversibles du foie. La Stéatose Hépatique Non Alcoolique est très fréquente et est observée chez près d'1 adulte sur 5. Parmi les sujets présentant la SHNA, environ 1 sur 4 développera une forme plus grave menant à la cirrhose. Il s'agit d'un processus très lent qui peut évoluer au fil des années jusqu'à une insuffisance hépatique. Elle est liée à l'obésité et comme dans le syndrome métabolique (voir question précédente) la résistance à l'insuline en est la cause sous-jacente. Il n'existe pas de traitement éprouvé pour cette maladie, en dehors de la réduction de poids, ce qui entraîne une amélioration rapide des tests hépatiques anormaux.

J'ai été surpris quand mon médecin m'a dit que j'étais atteint de diabète de type 2 alors que je pensais que cette maladie ne touchait que les personnes en surpoids or je suis une personne de corpulence mince. Mon médecin dit que, parce que je n'ai pas besoin de perdre du poids, je vais devoir prendre des comprimés. Quelle en est la raison ?

Il est vrai que beaucoup de patients avec le diabète de type 2 sont en surpoids, mais il y a des exceptions à cette règle. Les sujets qui sont minces, surtout s'ils ont perdu du poids avant d'être diagnostiqués, sont plus susceptibles d'avoir besoin de comprimés au moment du diagnostic. Ils sont aussi plus susceptibles d'avoir besoin d'insuline à court terme.

Le diabète est-il une maladie des temps modernes ?

La première description détaillée du diabète a été faite il y a plus de 2000 ans, mais la maladie est beaucoup plus fréquente que par le passé. Cela est particulièrement vrai dans le cas du diabète de type 2, qui est de plus en plus fréquent dans certains pays tels que l'Inde. L'incidence du diabète ne fait que croître chez les populations jeunes, ce qui est lié à une alimentation plus grasse, à l'obésité et à la sédentarité.

Mon neveu, qui a 11 ans, vient d'être diagnostiqué avec le diabète, mais il s'est vu prescrire des comprimés. Je pensais que tous les jeunes atteints de diabète devaient prendre des injections d'insuline.

Jusqu'à tout récemment, presque tous les enfants atteints de diabète tombaient dans le groupe du diabète de type 1 et, de fait, devaient démarrer un traitement à l'insuline dès le diagnostic. Au cours des dernières années, cependant, le diabète de type 2 est devenu de plus en plus fréquent chez les enfants. Cette augmentation du diabète de type 2 chez les jeunes est plus avancée aux États-Unis, où, dans certaines cliniques pédiatriques, plus de la moitié des enfants sont atteints de ce type de diabète. Cette augmentation est liée à des changements de mode de vie de la population en général et des jeunes en particulier. Sans mâcher nos mots, l'épidémie d'obésité résulte de la combinaison de deux faits : manger en excès tout en faisant trop peu d'exercice. La plupart des experts estiment que l'Europe a entre cinq à dix ans de retard sur l'Amérique en ce qui concerne l'épidémie d'obésité (voir les figures 1.3 et 1.4).

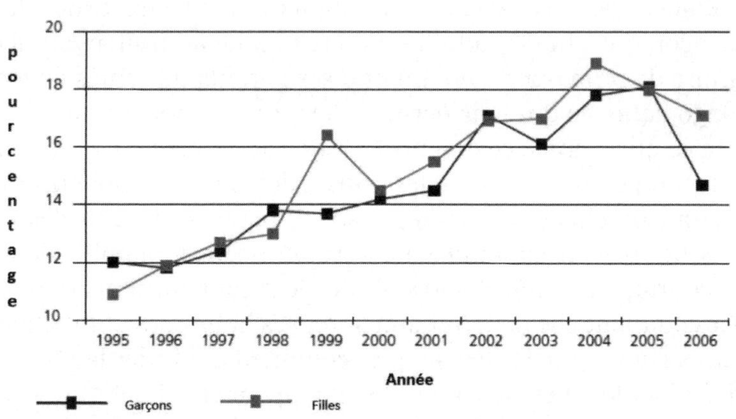

Figure 1.3 Taux d'obésité chez l'enfant de 2 à 15 ans, Angleterre, par sexe, 1995-2006

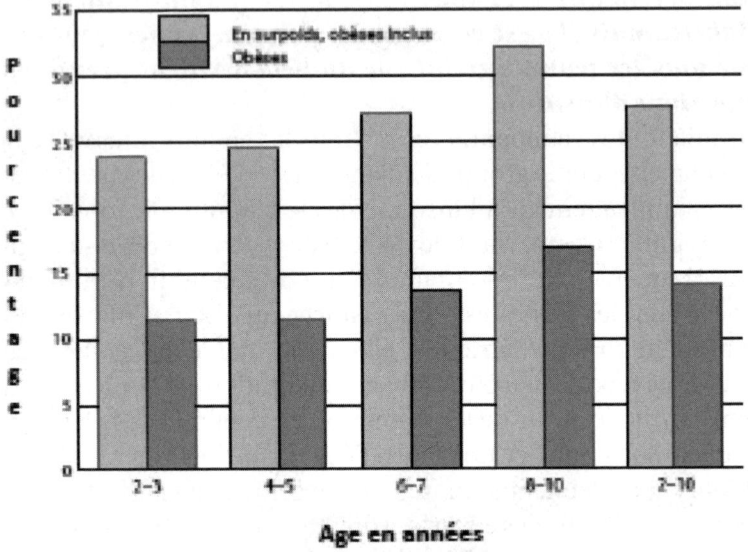

Figure 1.4 Prévalence du surpoids et de l'obésité chez les enfants, par âge, Angleterre, 2003

Le diabète de type 2 chez les enfants devrait être traité de la même façon que chez les adultes. En préambule au traitement, il est nécessaire de proposer à l'enfant et à ses parents un temps éducatif et pédagogique, ce qui leur permet d'exprimer leurs craintes, comprendre ce que signifie ce diagnostic, et ce qu'ils peuvent en faire. À certaines étapes du processus, les fratries doivent être impliquées car elles seront touchées par ce diagnostic et peuvent devenir des partenaires utiles pour soutenir leur frère ou sœur. La famille devrait être encouragée à modifier son style de vie et tout particulièrement à décider comment elle pourrait améliorer ses habitudes alimentaires. Il est important de se faire expliquer comment contrôler la glycémie afin d'évaluer les effets liés à tous ces changements d'habitudes et de découvrir l'impact des différents aliments et de l'exercice physique. Comme la plupart des personnes atteintes de diabète de type 2, votre neveu est confronté à la perspective de prendre un nombre croissant de comprimés afin de contrôler son taux de glycémie et à un certain stade, il nécessitera un traitement par insuline.

Notre fille âgée de 16 ans vient d'être diagnostiquée avec du diabète de type 2. Même si elle n'a pas besoin d'insuline, existe-t-il d'autres différences entre le diabète de type 1 et le diabète de type 2 ?

Cela peut être un soulagement de vous dire que même si votre fille est diabétique, elle n'aura pas besoin d'injections d'insuline – du moins pour le moment. Cependant, le diabète de type 2 est une maladie au moins aussi grave que le diabète de type 1. En effet, les jeunes diabétiques de type 2, comme les adultes atteints de cette maladie, présentent un risque supplémentaire de maladie cardiaque, même si cela ne s'applique pas à votre fille pour l'instant. Les facteurs de risque sont un taux élevé de cholestérol, de triglycérides, une forte pression artérielle, et une augmentation du tour de taille (parfois appelé le syndrome métabolique). Une étude menée aux États-Unis s'est penchée sur la fréquence avec laquelle ces facteurs de risque sont apparus dans différents groupes de jeunes âgés de 12 à 19 ans. Dans la population générale des enfants américains, 6,4 % dans cette tranche d'âge présentent deux ou plus de ces facteurs de risque. Chez les jeunes diabétiques de type 1, la fréquence était de 14 %, tandis que dans les cas de diabète de type 2 elle était supérieure à 90 %.

Même si cette information va certainement vous inquiéter, tous ces facteurs de risque peuvent être identifiés et corrigés. Il est important que votre fille ait des contrôles réguliers de son poids corporel, du cholestérol et de la tension artérielle et si ces derniers sont supérieurs à la normale pour son âge, elle devra recevoir un traitement afin de prévenir ou de retarder le risque de maladie cardiaque. Certains médicaments utilisés pour le traitement du cholestérol et de la pression artérielle ne doivent pas être utilisés pendant la grossesse et votre fille doit en être informée.

Ma mère est morte subitement l'année dernière et peu de temps après j'ai développé un diabète. Un choc émotionnel peut-il causer sur le diabète ?

Parfois, le diabète se développe rapidement après une perturbation majeure dans la vie, comme un deuil, une crise cardiaque ou un accident grave, et le diabète est attribué à ce choc émotionnel.

Ce n'est pas vraiment le cas, car l'absence d'insuline dans le pancréas prend beaucoup de temps à se manifester. Cependant, une forte émotion négative peut éprouver le système et déclencher le diabète un peu plus tôt si votre sécrétion d'insuline est déjà faible.

J'ai été très malade l'année dernière et j'ai développé un diabète, qui s'est amélioré depuis lors. Est-ce qu'une maladie grave peut provoquer du diabète ?

Toute condition médicale grave (comme une crise cardiaque ou des blessures causées par un accident de la circulation) peut conduire au diabète. C'est parce que les hormones produites en réponse au stress ont tendance à s'opposer à l'effet de l'insuline et provoquer l'augmentation du niveau de glucose dans le sang. La plupart des sujets produisent tout simplement plus d'insuline pour maintenir leur taux glycémique stable. Toutefois, dans certains cas, si les réserves d'insuline sont basses, le niveau de glucose dans le sang va monter. Vous avez eu un diabète temporaire, et le niveau de glucose est revenu à la normale une fois que votre période de stress était terminée. Cependant, vous présentez un risque de développer une forme permanente de diabète plus tard dans votre vie.

Mon dernier bébé avait un poids très élevé à la naissance. Est-ce que cela peut être la cause du développement de mon diabète ?

Non, c'est le contraire qui est vrai. C'est précisément parce que vous avez déjà eu un diabète non diagnostiqué que votre fille avait un poids très élevé à la naissance et toute femme qui a un bébé avec un poids anormalement élevé (plus de 4 kg) doit être dépistée pour le diabète. Si vous avez eu du diabète pendant votre grossesse, mais que votre taux de sucre sanguin est revenu à la normale après que votre bébé soit né, vous continuerez à présenter un risque accru de développer du diabète à un moment donné. C'est ce qu'on appelle le diabète gestationnel et vous pouvez en lire plus à ce sujet dans le chapitre 7.

On m'a diagnostiqué un diabète de type 2. Y a-t-il quelque chose que j'aurais pu faire pour prévenir l'apparition de cette maladie ?

En raison de l'épidémie du diabète de type 2 dans de nombreuses régions du monde, beaucoup d'études ont été faites pour évaluer si cette maladie pourrait être évitée. La plupart des personnes atteintes de diabète de type 2 passent par une phase de « prédiabète », caractérisée par une glycémie, la plupart du temps, située dans une normale haute, mais qui ne permet pas encore de poser le diagnostic de diabète. De nombreuses études ont été menées en Chine, aux États-Unis et en Finlande pour évaluer si une éducation thérapeutique appropriée au regard du diabète et destinée à modifier le style de vie des patients pourrait permettre de prévenir la maladie. Dans les trois pays, les résultats sont frappants et ont montré qu'en limitant la prise alimentaire et en participant à des programmes d'exercice physique, le diabète pourrait être tenu à distance. L'exercice physique recommandé était au moins une demi-heure de marche rapide ou une activité équivalente pendant cinq jours par semaine. Dans l'étude américaine, certains participants ont été invités à prendre un médicament appelé metformine qui augmente la sensibilité à l'insuline, ce qui a également contribué à retarder l'apparition du diabète. La metformine est largement utilisée dans le traitement du diabète de type 2 (voir question à propos de la metformine au chapitre 2).

Mon médecin m'a dit que les médicaments que je prenais pour l'asthme pourraient avoir causé mon diabète. Est-ce vrai ?

Oui, plusieurs médicaments d'usage courant peuvent provoquer du diabète comme effet secondaire indésirable ou déclencher un diabète préexistant. Le groupe le plus important de ces médicaments est celui des corticoïdes qui s'apparentent à des hormones.

Les hormones sont des substances produites par des glandes spécifiques du corps et l'insuline provenant du pancréas en est un exemple. Certaines hormones ont été fabriquées et se sont avérées être utiles dans le traitement de maladies telles que l'asthme sévère ou l'arthrite rhumatoïde. Le médicament hormonal le plus couramment utilisé est un stéroïde de synthèse nommé

« prednisolone », qui a un effet opposé à l'insuline sur le taux de sucre (glycémie) dans le sang et en augmente conséquemment son niveau. Les stéroïdes à fortes doses vont favoriser le diabète, qui disparaît généralement lorsque la prise de stéroïdes est arrêtée. La pilule contraceptive est une autre hormone stéroïdienne avec un léger effet anti-insuline. Parfois, les patientes prenant de l'insuline trouvent qu'elles doivent utiliser davantage d'insuline lorsqu'elles prennent la pilule.

Le glucagon est une hormone hyperglycémiante sécrétée par le pancréas qui possède des propriétés antagonistes de l'insuline. Il est utilisé pour corriger une hypoglycémie sévère liée à l'insuline (voir « Hypoglycémies » du chapitre 3 pour savoir comment et quand utiliser le glucagon).

Mis à part les hormones, certains médicaments, comme les diurétiques peuvent avoir un effet anti-insuline et permettre de révéler un diabète.

J'ai récemment reçu un traitement stéroïdien (prednisolone) pour une arthrite sévère. Mes articulations vont mieux, mais mon médecin a trouvé du sucre dans mon urine et me dit que j'ai du diabète. Est-ce un diagnostic définitif ?

Les stéroïdes sont un traitement efficace pour un certain nombre de pathologies, mais ils peuvent causer des effets secondaires. L'une d'elles est de causer le diabète, qui peut parfois être contrôlé avec les comprimés. Si de fortes doses de stéroïdes sont utilisées, les patients ont souvent besoin d'insuline pour maintenir la glycémie sous contrôle. Lorsque vous arrêtez la corticothérapie, il y a une bonne chance que le diabète disparaisse.

Cependant, vous pouvez avoir du diabète sans le savoir avant de démarrer les stéroïdes, auquel cas vous aurez toujours du diabète après l'arrêt des stéroïdes et vous devrez poursuivre un certain type de traitement indéfiniment.

On me dit que d'autres hormones que celles produites par le corps pourraient causer le diabète. Est-ce vrai ?

Le diabète survient lorsqu'il n'y a pas suffisamment d'insuline pour répondre aux besoins de l'organisme. Parfois, des quantités excessives d'autres hormones auront tendance à augmenter les niveaux de sucre dans le sang. Si le corps ne peut pas produire suffisamment d'insuline, le diabète peut en résulter. Ainsi, tout individu qui produit trop d'hormones thyroïdiennes (« thyrotoxicose » ou « l'hyperthyroïdie ») peut développer le diabète, qui disparaît lorsque la glande thyroïde est revenue à la normale. La thyrotoxicose et le diabète ont tendance à être héréditaires et les personnes atteintes de l'une de ces maladies sont plus susceptibles de développer l'autre également. Parfois, une personne va produire des quantités excessives d'hormones stéroïdes (maladie de Cushing ou syndrome de Cushing), ce qui peut conduire au diabète (voir les deux questions précédentes pour la connexion entre les stéroïdes et le diabète). L'acromégalie est une affection dans laquelle des quantités excessives de l'hormone de croissance sont produites et cela aussi peut conduire au diabète.

J'ai dû aller à l'hôpital pour des attaques répétées de pancréatite et je suis atteint de diabète. On me dit que ces deux maladies sont liées – est-ce vrai ?

La pancréatite peut être une maladie très douloureuse et désagréable : cela veut dire que votre pancréas est devenu enflammé. Le pancréas est la glande qui produit l'insuline ainsi que d'autres hormones et des sucs digestifs. S'il est sévèrement enflammé ou endommagé, il peut ne pas être en mesure de produire suffisamment d'insuline. Parfois, le diabète se développe pendant ou après une crise de pancréatite et des comprimés ou de l'insuline sont nécessaires pour garder le contrôle du niveau de glycémie. Cette forme de diabète est généralement, mais pas toujours, permanente.

Quelles autres maladies augmenteraient les risques de développer du diabète ?

- On dénombre trois groupes de maladies susceptibles de favoriser le diabète :
  - Les troubles glandulaires, en particulier la thyréotoxicose (hyperactivité de la thyroïde), l'acromégalie (excès d'hormone de croissance) et la maladie de Cushing (excès d'hormones stéroïdiennes, voir ci-dessus), le syndrome des ovaires polykystiques et la stéatose hépatique sont tous deux liés à l'insulino-résistance et comportent donc un risque accru de diabète de type 2 ;

– Les maladies du pancréas, y compris la pancréatite, le cancer du pancréas, la surcharge en fer (hémochromatose) et la fibrose kystique (un trouble grave et héréditaire de l'enfance) ; l'ablation chirurgicale du pancréas (en raison de la pancréatite ou du cancer) provoque également le diabète ;
– Les problèmes médicaux, tels que les crises cardiaques, la pneumonie et les opérations chirurgicales majeures qui traumatisent le corps : le diabète disparaît généralement lorsque la contrainte est supprimée, mais ces individus peuvent être plus à risque de développer du diabète dans le futur.

Vous trouverez plus d'informations sur les relations entre ces troubles et le diabète dans les questions suivantes.

Hérédité

Mon père avait le diabète de type 2. Suis-je susceptible de développer aussi la maladie ?

Le diabète est un trouble fréquent dans ce pays et est diagnostiqué chez environ trois personnes sur 100. Deux sur 100 ont la maladie sans le savoir, ce qu'on appelle le « million manquant », qui porte le chiffre total à environ 5 % de la population. Ainsi, dans toute famille nombreuse plus d'une personne peut être affectée, tout simplement par hasard. Cependant, certaines familles semblent porter une prédisposition génétique au diabète. Le meilleur exemple de cette particularité est celui de la tribu du peuple amérindien (les indiens Pima) : plus de la moitié de ses membres développent le diabète au moment où ils atteignent l'âge mûr.

Les gènes sont les cellules d'un organisme humain qui sont responsables des variations entre individus et décident des caractéristiques dont nous héritons de nos parents. Les gènes particuliers que vous obtenez de chaque parent sont une question de hasard – en d'autres termes, si vous grandissez avec les grands pieds de votre père ou les yeux bleus de votre mère par exemple. De même, il s'agit d'une question de hasard si vous transmettez les gènes responsables du diabète à l'un de vos enfants. Ce n'est que la tendance au diabète que vous pouvez transmettre : la maladie à part entière ne se développera que si quelque chose d'autre provoque un défaut des cellules productrices d'insuline dans le pancréas. Contrairement au diabète de type 1, les gènes responsables du diabète de type 2 n'ont pas encore été identifiés. Néanmoins, le risque héréditaire est beaucoup moins fréquent dans le diabète de type 1 que dans le type 2. Si l'un de vos parents a un diabète de type 2, vous avez un risque de 30 % de développer du prédiabète (voir **les causes du diabète**) et environ 50 % des personnes présentant ce symptôme développent un diabète. Ainsi, le risque global est d'environ 15 %.

Je viens d'une famille indienne et de nombreux membres de ma famille ont du diabète. On m'a dit que le diabète est plus fréquent dans les familles asiatiques. Est-ce vrai ?

Il est regrettable que le diabète soit beaucoup plus fréquent dans les familles qui sont originaires du sous-continent indien. Le risque semble être lié au passage d'une vie de subsistance, où les gens devaient travailler dur afin de produire suffisamment de nourriture pour survivre, à une vie relativement facile dotée de richesses relatives, où la nourriture est facilement disponible et le travail physique n'est plus une réalité de la vie quotidienne. Les Indiens qui vivent en milieu urbain ont un risque de diabète jusqu'à cinq fois supérieur à celui d'une personne de race blanche avec un mode de vie similaire. Les personnes d'origine indienne qui vivent dans notre pays doivent être conscientes de leur risque de développer du diabète, surtout si les parents et les proches sont touchés. Comme dans tous les cas de diabète, un diagnostic précoce est essentiel afin d'éviter les cas de complications.

On m'a dit que les gens de certaines régions du monde sont plus à risque de développer du diabète. Pourriez-vous m'en dire plus ?

Certains groupes de personnes présentent un risque très élevé de diabète. Le peuple Pima, une tribu amérindienne qui vit en Arizona, à un risque supérieur à 50 % de développer un diabète. D'autres groupes qui ont développé un mode de vie sédentaire, comme dans les îles du Pacifique Sud de Nauru, et qui se sont enrichis, ont presque autant de risques que les Pimas. Toute population qui quitte un environnement rural hostile pour une vie urbaine caractérisée par la richesse relative et l'inactivité physique s'expose à un risque important de diabète. Ainsi, les populations rurales d'origine hispaniques aux États-Unis ont un risque de 7 % de développer du diabète, taux qui grimpe à 17 % chez leurs homologues urbains. Il existe également un risque plus élevé de diabète chez les personnes d'origine afro-antillaise.

Plusieurs membres de ma famille ont développé du diabète quand nous étions jeunes et la plupart d'entre nous le traitons pharmacologiquement. On m'a dit que nous sommes une famille souffrant de diabète de type MODY. Qu'est-ce que cela signifie ?

Le diagnostic d'une hyperglycémie modérée non insulinoprive chez le jeune, est essentiellement celui du diabète de type MODY. Il s'agit de l'acronyme de Maturity-Onset Diabetes of the Young, ou diabète de type adulte chez le jeune (le diabète adulte est le nom que l'on donnait autrefois au diabète de type 2). Dans les années 1970, on a observé qu'une poignée de familles semblait développer le diabète à l'adolescence ou vers la vingtaine et environ 50 % des membres de la famille étaient touchés. Cela indique une certaine forme d'hérédité (transmission autosomique dominante) ; les membres de ces familles atteints de diabète ont un défaut spécifique dans leurs cellules productrices d'insuline. La recherche sur ces patients a permis de mieux comprendre les causes du diabète. Il existe plusieurs types distincts de MODY, mais généralement les membres de ce groupe peuvent contrôler leur diabète avec des comprimés et n'ont généralement pas besoin d'insuline.

Si le diagnostic du diabète a été posé pour plusieurs membres de ma famille, est-ce que mes enfants ou moi-même devrons prendre des mesures préventives ?

L'aspect héréditaire du diabète est un sujet complexe et les différents types de diabète sont transmis de différentes manières. Dans le cas du diabète de type 1, les membres d'une même famille peuvent être porteurs d'un risque accru qui peut être identifié par des tests génétiques. Cependant, seule une faible proportion des personnes qui héritent de ce risque développera du diabète et personne n'a été en mesure de déterminer les facteurs qui interviennent dans son développement.

Le diabète de type 2 est plus fortement héréditaire que le diabète de type 1, de sorte qu'il affecte souvent plusieurs membres d'une même famille. Il est maintenant clair qu'un certain nombre de gènes différents sont impliqués. La conclusion qui s'en dégage indique qu'il existe plusieurs formes de diabète de type 2. L'origine génétique d'une forme rare de diabète héréditaire, appelée MODY, a été étudiée en détail et a amélioré notre compréhension de cette maladie, mais ces découvertes ne s'appliquent pas à la grande majorité des personnes atteintes de diabète de type 2 (voir la question sur le diabète de type « MODY » ci-dessus).

Il est maintenant prouvé que les membres d'une famille à risque peuvent repousser le développement du diabète avec la pratique d'un exercice physique régulier, la perte de poids et parfois en prenant des médicaments. Ils devraient faire un test de glycémie dès qu'ils développent des symptômes pertinents afin que le pronostic et la prise en charge thérapeutique soient faits rapidement.

J'ai 16 ans et j'ai du diabète depuis cinq ans. Pourquoi mon frère jumeau n'a pas eu de diabète ?

Un vaste projet de recherche mené pendant 20 ans a étudié des exemples de jumeaux identiques atteints de diabète. Les résultats montrent une différence entre le mode de transmission du diabète de type 1 et le diabète de type 2. Si vous avez un jumeau identique, vous avez un risque de seulement de 50 % de développer le diabète vous-même. D'autre part, si vous avez un diabète de type 2 (extrêmement rare à l'âge de 16 ans) votre jumeau serait presque certain de développer le même type de diabète. Si votre frère jumeau n'a pas développé un diabète au cours des cinq dernières années, il a un très faible risque de développer la maladie.

SYMPTÔMES

Ma compagne avait souvent très soif avant que le diagnostic du diabète soit posé. Quelle était la cause de la soif ?

Les signes les plus communs du diabète sont la soif et la perte de poids. Ces deux symptômes sont liés et l'un mène à l'autre (il y a plus de détails sur la perte de poids dans la réponse à la question suivante). L'un des premiers symptômes est la polyurie, une élimination excessive d'urine. Normalement, nous produisons environ 1,5 litre d'urine par jour, mais les personnes atteintes de diabète non contrôlé peuvent produire cinq fois cette quantité. La perte continue de liquide assèche le corps et la sensation de soif est un signal d'alerte, indiquant qu'à moins qu'ils ne boivent suffisamment pour remplacer l'urine supplémentaire évacuée, ils deviendront bientôt très déshydratés.

Bien sûr, les personnes qui ne souffrent pas de diabète peuvent également produire de grandes quantités d'urine. La plupart des buveurs de bière en connaissent les effets. Dans ce cas, c'est le volume de bière qui provoque la production supplémentaire d'urine, alors que dans le cas du diabète, c'est la production de grands volumes d'urine qui provoque la soif. Dans les premières étapes de la maladie, la soif est généralement bénigne et la plupart des personnes n'en prennent plus conscience à moins qu'elles n'aient eu une certaine expérience personnelle du diabète. Quelqu'un avec un diabète non diagnostiqué prendra souvent des cruches d'eau dans sa chambre, pour se réveiller pendant la nuit afin d'étancher sa soif et uriner, sans se rendre compte que quelque chose ne fonctionne pas. Il serait utile que plus de personnes soient informées que l'origine de cette soif gênante pourrait être due au diabète.

J'ai perdu beaucoup de poids avant d'être finalement diagnostiqué diabétique. Quelle en est la raison ?

Le carburant principal pour le corps est le glucose, qui est obtenu à partir de la digestion des aliments sucrés ou des féculents. Les personnes atteintes de diabète non traitées ne peuvent pas utiliser ce glucose comme carburant de façon normale ou le stocker. Des niveaux élevés de glucose sanguin conduisent à une accumulation et à un débordement du glucose dans les urines. Toute personne ayant un diabète non contrôlé peut perdre jusqu'à 500 g de glucose (sucre) dans son urine en l'espace de 24 heures. Toute personne qui tente de perdre du poids sait que le sucre correspond à des calories. Ces calories contenues dans les urines sont perdues pour le corps et sont une ponction sur ses ressources. Les 500 g de glucose perdus sont équivalents à 10 petits pains aux groseilles (2 000 calories par jour).

Une carence de sécrétion d'insuline signifie que le corps ne peut pas utiliser le glucose comme source d'énergie ou pour accumuler des réserves de glucides et de graisse. En conséquence, les tissus du corps sont décomposés pour former du glucose et des corps cétoniques (voir **urine** dans le chapitre 4), ce qui provoque la perte de graisse et de muscles.

Mon vagin a été très irrité et douloureux. Mon médecin dit que c'est à cause de mon diabète. Est-ce que cela peut être juste ?

Une femme dont le diabète est hors de contrôle peut être gênée par des démangeaisons autour du vagin. Le nom technique de ce symptôme pénible, est prurit vulvaire. La maladie équivalente peut être observée chez les hommes lorsque l'extrémité du pénis devient douloureuse (balanite). Si le prépuce est également affecté, il peut devenir plus épais (phimosis), ce qui empêche le prépuce d'être tiré vers l'arrière et rend son hygiène difficile.

Ces problèmes sont le résultat d'une infection (communément appelée muguet) à partir de certaines levures saprophytes, le plus souvent Candida, qui prospèrent sur la forte concentration de glucose présente dans cette région. Si vous maintenez un niveau faible de glucose dans vos urines par un contrôle approprié de votre diabète, les démangeaisons et la douleur devraient normalement disparaître. Des crèmes antifongiques prescrites par votre médecin ou votre pharmacien peuvent accélérer l'amélioration, mais ce n'est qu'une mesure conservatoire tandis que le glucose a disparu de votre urine.

J'ai une vision floue depuis quelques semaines et l'on vient de me diagnostiquer un diabète. Pourquoi la maladie a-t-elle affecté ma vision ?

Le cristallin de l'œil est responsable de la mise au point de l'image sur la rétine. La vision brouillée est habituellement un changement temporaire, qui peut être corrigé par le port de lunettes. Le cristallin de l'œil se bombe lorsque le diabète est hors de contrôle et cela conduit à la presbytie. À mesure que le diabète est sous contrôle, le cristallin de l'œil revient à la normale. Une paire de lunettes équipée pour un cristallin bombé lorsque le diabète est non contrôlé ne sera plus adaptée lorsque le diabète sera à nouveau sous contrôle. Si vous avez été récemment diagnostiqué avec le diabète et que vous trouvez votre vision floue, vous devriez attendre quelques semaines après que les niveaux de glucose aient baissé avant de rendre visite à un opticien pour de nouvelles lunettes. La vision floue peut s'améliorer d'elle-même et de nouvelles lunettes s'avéreraient ne plus être nécessaires.

La plupart des problèmes oculaires graves causés par le diabète sont dus à des dommages à la rétine (rétinopathie). La rétine est la « plaque photographique » à l'arrière de l'œil. Même des changements mineurs dans la rétine peuvent prendre plusieurs années à se développer, mais les personnes âgées peuvent avoir du diabète pendant des années sans le savoir. Dans de tels cas, la rétine peut être déjà endommagée au moment où le diabète est diagnostiqué. Dans des cas très rares, le cristallin de l'œil peut être endommagé de façon permanente (cataracte) lorsque le diabète est vraiment hors de contrôle. Cela peut être traité en enlevant la cataracte et en la remplaçant par un cristallin artificiel.

Voir le chapitre sur les Yeux.

Le diabète peut-il être découvert par hasard ?

Oui, mais cela se produit habituellement seulement dans le cas du diabète de type 2. En ce qui concerne le diabète de type 1, le diagnostic est plus susceptible d'être fait parce que quelqu'un ne se sent pas bien et va rendre visite à son médecin.

Chez les personnes âgées n'ayant pas de problèmes médicaux apparents, le diabète est souvent découvert à la suite d'un test d'urine de routine – par exemple dans le cadre d'un examen médical obligatoire pour l'obtention d'une assurance. Une fois le diagnostic posé, le patient peut se rendre compte qu'il s'est senti un peu assoiffé ou fatigué, mais ces symptômes peuvent être si légers qu'ils sont passés inaperçus. Cependant, même les personnes qui ont développé très peu de symptômes ont souvent l'impression qu'ils ont plus d'énergie une fois que le diabète est contrôlé.

Parfois, les patients découvrent le diabète quand ils sont atteints d'une autre maladie, comme une crise cardiaque ou une infection du pied. Dans de tels cas, le diabète non diagnostiqué au préalable se trouve être la cause principale de ce nouveau problème. Le message important est que même si les symptômes peuvent être mineurs, le diabète dit « léger » peut entraîner des complications plus sérieuses. Il n'y a pas de petit diabète !

2 | Le traitement sans insuline

Dans ce chapitre ainsi que dans le suivant, nous décrivons différentes façons de traiter le diabète. La plupart des sujets diabétiques de type 2 réagissent d'abord aux changements dans leur régime alimentaire. À lui seul, ce changement peut avoir un effet spectaculaire sur leur état, surtout chez les sujets en surpoids et qui parviennent à réduire leur masse corporelle. Si le changement de régime alimentaire ne parvient pas à contrôler le diabète, il conviendra de prendre des comprimés mais ils ne fonctionneront pas indéfiniment et une fois qu'ils ne fonctionnent plus, l'insuline sera la seule alternative. Un faible nombre de personnes atteint de diabète de type 2, qui se sent très malade au moment du diagnostic, peut avoir besoin d'insuline immédiatement. Le traitement par l'insuline est évoqué dans le chapitre 3.

La chose la plus importante pour toute personne atteinte de diabète nouvellement diagnostiqué est d'accéder à une information de qualité sur la maladie. Dans le passé, les praticiens ont souvent donné des instructions sur ce qu'il fallait manger et quels médicaments antidiabétiques prendre sans apporter aucune explication quant aux raisons pour lesquelles cela pouvait avoir de l'importance. Sans aucune surprise, les patients n'ont pas toujours suivi les conseils. Tous les sujets présentant un diabète de type 2 devraient avoir accès à un programme d'éducation standardisée, pour les aider à comprendre le diabète et à prendre des décisions importantes au sujet des changements de style de vie qui s'imposent.

L'ÉDUCATION AU DIABÈTE

Mon médecin vient de me dire que j'étais atteint de diabète et je suis très choqué et désorienté car je ne connais que peu de chose sur ce sujet, en revanche je sais qu'il s'agit d'une maladie potentiellement grave. Mon médecin m'a donné le numéro de téléphone de « AFD » afin que je puisse

obtenir plus d'informations, mais je voudrais vraiment parler à quelqu'un qui souffre aussi du diabète. Pouvez-vous m'aider ?

La plupart des patients qui s'entendent dire qu'ils ont du diabète se sentent réellement bouleversés à l'annonce de cette nouvelle. L'un des problèmes provient de l'incertitude quant à la façon dont la maladie va empiéter sur la vie des patients. Nous adhérons au fait qu'un appel à l'assistance téléphonique de l'« AFD » (Association Française des Diabétiques) est une bonne idée, cet organisme se donne beaucoup de mal pour donner des informations utiles pour les personnes atteintes de diabète nouvellement diagnostiquées. Cependant, la chose la plus importante qu'ils puissent faire est de vous mettre en contact avec la section locale de l'association. Naturellement, ces associations locales varient dans leur niveau d'activité, mais dans certaines régions, la branche locale est très bien organisée pour fournir un accompagnement et des informations sur le diabète aux nouveaux membres. Cela vous donnera l'occasion de parler à d'autres personnes qui sont dans la même situation.

LE RÉGIME ALIMENTAIRE

Il est important de connaître les catégories d'aliments et les quantités appropriées que vous pouvez absorber. La plupart des questions que nous avons incorporées dans le livre aident à expliquer les principes généraux, mais les régimes alimentaires sont très personnels, donc n'hésitez pas à demander de l'aide et des explications supplémentaires auprès de votre médecin spécialiste du diabète ou d'un diététicien. Il est particulièrement important d'avoir l'occasion de réévaluer régulièrement ce que vous faites en matière d'alimentation. Si vous êtes à la recherche de nouvelles idées pour les repas, il y a maintenant de nombreux livres de recettes utiles, écrits spécialement pour les personnes atteintes de diabète, dont la plupart sont disponibles par le biais de l'« AFD ».

Il doit y avoir beaucoup de personnes comme moi qui souffrent de diabète, mais qui ne prennent pas d'insuline. Pourquoi m'a-t-on demandé de contrôler mon poids ?

Atteindre et maintenir un poids raisonnable permet le contrôle du diabète et réduit également les risques pour la santé tels que l'hypertension artérielle et les maladies cardiaques. Plus de 80 % des personnes qui développent le diabète de type 2 sont en surpoids. Si vous êtes en surpoids, l'insuline produite par le pancréas peut être moins efficace. C'est ce que l'on appelle la « résistance à l'insuline ». Si vous parvenez à réduire la masse graisseuse dans votre corps, votre propre insuline deviendra plus efficace et permettra de diminuer votre taux de glycémie. La résistance à l'insuline n'est pas seulement liée au poids corporel, mais aussi à la forme du corps. Votre tour de taille indique l'endroit où la graisse est distribuée et si votre tour de taille est élevé (obésité abdominale), la résistance à l'insuline et d'autres problèmes de santé sont plus susceptibles de se développer (voir le tableau 2.2).

Je suis sûr que je ne mange pas trop. Pourquoi est-ce que je continue à prendre du poids ?

Notre corps a besoin de l'énergie provenant de la nourriture et des boissons pour fonctionner. Un excédent d'énergie est nécessaire pour toute activité supplémentaire, par exemple la marche, le ménage, monter les escaliers, jardiner. Cette énergie est mesurée en calories ou en joules (voir ci-dessous).

Pour maintenir un poids stable, notre consommation énergétique (de nourriture et de boissons) doit égaler notre production d'énergie (pour nos activités quotidiennes.)

Si votre poids augmente, votre apport énergétique alimentaire est supérieur à votre dépense énergétique, et l'énergie supplémentaire est stockée sous forme de graisse. Même de petites différences dans cet équilibre, le moment venu, vont faire une différence. Un supplément de 100 calories par jour (par exemple, deux petits biscuits secs ou un *digestif biscuit au chocolat*) correspond à plus de 4,5 kg de gain de poids en un an. Conserver un historique de votre consommation d'aliments et de boissons vous aidera à trouver vos objectifs soit en réduisant votre consommation d'aliments ou en augmentant vos activités physiques, ou idéalement en gérant les deux.

En France, nous nous référons normalement aux calories. À proprement parler, le terme approprié est kilocalories (souvent abrégé en kcal). Ce sont les unités utilisées sur les étiquettes d'information nutritionnelle sur les emballages alimentaires. La plupart des personnes utilisent le terme familier « calories » quand ils veulent dire kilocalories, c'est donc ce que nous avons choisi d'utiliser dans ce livre.

Mon diabète est traité seulement par régime diététique . Dois-je respecter strictement les horaires de repas ?

La grande majorité des sujets traitant leur diabète par un régime diététique seul n'ont pas besoin de s'en tenir à des horaires de repas stricts. Cependant, il se peut que vous jugiez plus facile de contrôler votre glycémie et votre appétit en espaçant vos prises alimentaires sur trois petits repas par jour plutôt que d'avoir un ou deux gros repas. Tant que vous êtes sur un régime diététique seul, le risque d'hypoglycémie (voir le chapitre 3) est extrêmement rare.

Tableau 2.2 Définition de l'obésité abdominale

Groupe de Population	Tour de taille
Caucasien (Blanc) hommes	102 cm
Caucasien femmes	88 cm
Asiatiques hommes *	88 cm
Asiatiques femmes*	80 cm

* Les sujets asiatiques ont souvent un tour de taille inférieur à celui des populations caucasiennes.

Le diabète de mon mari est contrôlé par le régime diététique seul. Depuis qu'il a été diagnostiqué il y a deux ans, il s'en est tenu strictement à son régime alimentaire. Cette dernière année, il n'a pas eu un résultat positif au test d'urine et les mesures de glycémie effectuées à la clinique ont été normales. Est-ce que cela veut dire qu'il n'a plus de diabète ?

Une fois que vous avez développé le diabète, vous avez le diabète pour la vie. Les exceptions à cette règle sont extrêmement rares. Votre mari a manifestement très bien fait en maintenant son régime alimentaire, qui lui permet de contrôler son diabète. S'il relâche son régime alimentaire, il est probable que son taux de glycémie s'élève à nouveau et que son diabète ne soit pas si bien maîtrisé. Le diabète est une maladie évolutive dans le temps, aussi, il se peut que votre mari ait besoin d'un traitement médicamenteux en plus de son alimentation, mais il devrait toujours être encouragé à maintenir son régime diététique.

Les personnes dont le diabète est uniquement contrôlé par un régime diététique ont-elles besoin de prendre des collations entre les repas ?

La majorité des sujets traitant leur diabète par un régime alimentaire n'ont pas besoin de collations entre les repas. La prise de repas réguliers devrait être suffisante pour la plupart. Si vous essayez de garder votre poids sous contrôle, le fait de prendre des collations pourrait entraver votre progression. Toutefois, si vous êtes en sous-poids/en dessous du poids normal et n'absorbez pas suffisamment d'énergie par une prise alimentaire habituelle, des collations peuvent être utiles.

Il semble désormais y avoir dans les supermarchés de nombreux aliments qualifiés d'« aliments pour diabétiques ». Devrais-je consommer ce type de produits plutôt que de la nourriture ordinaire ?

Les « aliments pour diabétiques » ne présentent aucun bienfait pour la santé. Ils sont chers et ne sont souvent ni moins gras ni moins caloriques que la nourriture ordinaire. Ils peuvent affecter votre taux de glycémie et peuvent provoquer des troubles intestinaux.

À la place du sucre ordinaire ces aliments sont sucrés avec un substitut, souvent du fructose ou du sorbitol qui contiennent tous deux des calories et peuvent avoir un effet laxatif. Aujourd'hui, le régime alimentaire recommandé pour les personnes atteintes de diabète comprend des aliments sucrés, surtout si vous choisissez des produits avec plus de fibres et moins de matières grasses. En fonction de votre glycémie et votre poids, vous devriez être capable de manger de petites quantités d'aliments sucrés ordinaires, tels que des biscuits, des gâteaux ou des bonbons. Ceux-ci font partie de votre régime alimentaire et doivent de préférence être consommés à la fin d'un repas. Il n'est pas nécessaire pour vous d'acheter des aliments soi-disant « diabétiques » pour vous faire plaisir. Les seuls aliments « spéciaux » que nous recommandons pour les personnes atteintes de diabète sont ceux affichés comme étant « diététique » ou « faible en calories », par exemple, des boissons gazeuses sans sucre, des confitures faibles en sucre, des yaourts maigres et gelées sans sucre. Ceux-ci ne sont pas commercialisés spécifiquement pour les personnes atteintes de diabète, mais pour tous ceux qui veulent garder leur poids sous contrôle ou éviter de manger trop de sucre. Ils sont généralement sucrés avec des édulcorants intenses tels que la saccharine ou l'aspartame qui sont pratiquement sans calories. Ces édulcorants artificiels peuvent aussi être utilisés pour remplacer le sucre dans votre thé ou café, et sont également disponibles sous forme de granulés à saupoudrer sur les céréales du petit-déjeuner, ou pour une utilisation dans la cuisson.

Tableau 2.3 Généralités informations nutritionnelles sur les étiquettes des produits alimentaires

VALEURS TYPIQUES

	Pour 100 g	**Par portion 200 g**	**Ce que cela signifie**
Énergie	55 kcal	110 kcal	Énergie ou calories qui proviennent de cet aliment. Limiter l'apport calorique total va vous aider à perdre du poids
Protéines	4,5 g	9 g	Pour la croissance du corps et sa réparation. La plupart des adultes en consomment plus qu'ils n'en ont besoin
Glucides	8,9 g 7,8 g	17,8 g 15,6 g	Glucides totaux dont l'amidon et le sucre. Les deux auront une incidence sur la glycémie. Les glucides comprennent des sucres naturels (fruits et le lait) et des sucres ajoutés

Lipides/ acides gras *dont saturés*	0,1 g	0,2 g	Trois types principaux : acides gras mono-insaturés, poly-insaturés, et saturés ; tous à haute teneur énergétique. Essayez de manger moins d'acide gras – en particulier ceux saturés
Fibres	0,1 g	0,2 g	Important pour une bonne fonction intestinale
Sodium	0,1 g	1,2 g	Niveaux élevés associés à l'hypertension artérielle

Où et comment puis-je me renseigner sur la teneur en glucides ou en calories des aliments ?

Il existe de nombreuses publications qui donnent ces informations et sont disponibles dans les kiosques et les librairies. Si vous avez accès à Internet, une recherche sur le Web vous donnera un grand nombre d'options. Si vous n'avez pas accès à Internet, votre bibliothèque locale peut être en mesure de vous aider.

Une autre source d'information provient des étiquettes nutritionnelles sur les aliments que vous achetez. Si vous trouvez les étiquettes des aliments difficiles à comprendre, alors votre diététicien sera en mesure d'expliquer comment utiliser cette information. Les tableaux 2.4 et 2.5 donnent des exemples de ce que vous pouvez voir sur les étiquettes.

Tableau 2.4 Apports quotidiens recommandés

Chaque jour	**Femmes**	**Hommes**
Calories	Jusqu'à 2000	Jusqu'à 2 500
Acides gras	Jusqu'à 70 g	Jusqu'à 95 g
Sucres	Jusqu'à 50 g	Jusqu'à 70 g
Sel	Pas plus de 6 g	Pas plus de 6 g

Les apports quotidiens recommandés (tableau 2.4) sont fondés sur ce qu'une personne moyenne peut absorber dans le cadre d'un régime alimentaire équilibré. Ils ne sont pas donc des objectifs appropriés pour tout le monde. Les besoins individuels varient selon le poids et le niveau d'activité.

On demande souvent des indications chiffrées sur les informations à rechercher sur une étiquette et le tableau 2.5 peut fournir quelques éléments de recommandations. Il faut noter que ces chiffres sont pour 100 g d'un aliment donné et que chaque choix alimentaire devrait être considéré en fonction de la quantité et de la fréquence de sa consommation. Aucun aliment ne doit être même exclu d'un régime alimentaire, mais vous devriez essayer de faire des choix judicieux.

De nombreux supermarchés ont mis en place des étiquetages avec des couleurs des feux de circulation (rouge, orange, vert) pour aider le consommateur dans ses choix – le vert correspondant à l'option la plus saine.

Je viens d'être mis sous traitement par médicaments antidiabétiques oraux. Est-ce à dire que je peux être moins strict dans mes choix alimentaires ?

Vous avez démarré le traitement thérapeutique de votre diabète sous forme de comprimés parce que le régime diététique seul n'a pas suffi à maintenir votre glycémie à un niveau souhaitable. Les comprimés ne sont pas un substitut à votre alimentation, mais sont une aide supplémentaire, il est donc très important que vous mainteniez vos efforts avec votre régime alimentaire et l'exercice physique. Si vous assouplissez votre régime alimentaire, votre glycémie sera plus difficile à contrôler et une augmentation prématurée de votre traitement antidiabétique pourrait s'imposer afin de contrecarrer le relâchement dans votre régime.

Tableau 2.5 Conseils complémentaires sur les étiquettes des aliments

Quantités ***ÉLEVÉES***	Quantités ***FAIBLES***
Pour 100 g	Pour 100 g
20 g de lipides ou plus	3 g de lipides ou moins
5 g d'acides gras saturés ou plus	1 g d'acides gras saturés ou moins
0,5 g de sodium ou plus *(multipliez par 2,5 = sel)*	0,1 g de sodium *(multipliez par 2,5 = sel)*
10 g de sucre ou plus	2 g de sucre ou moins

Cela peut également conduire à un gain de poids. Si cela fait longtemps que vous avez vu un diététicien, il peut être utile de prendre rendez-vous pour revoir votre plan alimentaire, maintenant que vous êtes sous traitement, afin de discuter d'autres changements que vous pourriez faire.

Comment une personne atteinte de diabète obtient-elle un rendez-vous avec un diététicien ? Un de mes médecins traitants sera-t-il présent ?

Dans la mesure où l'alimentation joue un rôle crucial dans la gestion du diabète, il est important que vous obteniez des conseils alimentaires éclairés provenant d'experts tels qu'un diététicien diplômé d'État ou un médecin spécialiste en nutrition. La disponibilité des diététiciens varie à travers le pays, mais la plupart des services de clinique endocrinologique en ont un au sein de leur équipe soignante. Si vous êtes suivi dans un centre hospitalier spécialisé en diabétologie, alors vous devriez être en mesure de prendre rendez-vous avec l'un deux. Il y a un nombre croissant de cabinets de médecins généralistes qui gèrent des centres spéciaux d'aide aux diabétiques et ils devraient être en mesure d'organiser un rendez-vous avec un diététicien dans le cadre de votre traitement du diabète.

J'ai un certain nombre de questions au sujet de mon alimentation. Pouvez-vous me dire comment je peux obtenir des conseils à ce sujet ?

Si vous avez accès à Internet, vous pouvez essayer le site Web de l'association caritative dédiée aux diabétiques, qui fournit une énorme quantité d'informations qui peuvent aider à répondre à vos questions relatives à l'alimentation Association Française des Diabétiques – *AFD www.afd.asso.fr/Informations* sur le diabète, accompagnement et défense des diabétiques. Association de patients au service de toutes les personnes atteintes ou à risque de diabète.

Je suis un hindou et j'ai été diagnostiqué avec un diabète de type 2. Y a-t-il des restrictions alimentaires spécifiques ?

Non, il n'y a pas de restrictions alimentaires spécifiques, sauf celle de contrôler la quantité de glucides de votre alimentation. Vous pouvez avoir besoin de manger de petites portions de riz avec votre repas principal, mais il ne doit y avoir aucun changement dans la quantité de viande ou de légumes présents dans votre alimentation. Évitez les préparations sucrées qui ont une teneur en sucre très élevée, car ils peuvent entraîner une augmentation très rapide de votre glycémie. Ne cédez pas à la tentation lors des fêtes religieuses ou les mariages où il vous sera proposé une grande variété de bonbons. Faites de l'exercice régulièrement et contrôlez votre poids, comme indiqué par votre médecin traitant ou une infirmière praticienne.

Je suis Juif et j'ai un diabète de type 2. Pouvez-vous me conseiller sur la meilleure façon de gérer l'alimentation le jour du shabbat ?

Manger le jour du shabbat et pendant les fêtes doit être une occasion heureuse pour les familles de se rassembler. Vous devrez porter une attention particulière à la teneur en glucides de vos repas et éviter les aliments qui sont susceptibles d'augmenter votre taux de sucre dans le sang.

La Loi Juive (la Torah) limite le test des taux glycémiques pendant le shabbat et les jours de fête. Il est donc préférable de faire les tests la veille, avant ou après le repas principal. Ce test sera mieux fait à un moment où il n'y a pas d'invités autour de vous.

L'Association Juive du Diabète (*Jewish Diabetes Association*) a un site très actif qui gère un certain nombre d'informations et de liens utiles sur l'indice glycémique des aliments, des recettes dans la partie relative à la cuisine casher (Enlightened Kosher Cooking/www.jewishdiabetes.org). Voir aussi le site de David Mendosa : www.mendosa.com qui contient des informations utiles.

Nous prévoyons plusieurs fêtes de famille cet été et je voudrais des conseils sur le choix des boissons alcoolisées. J'ai réussi à perdre du poids et mon contrôle [de la maladie] s'est tellement amélioré que mon traitement par comprimés a été supprimé.

Il a été démontré que la prise modérée d'alcool a un effet positif sur la santé. Cependant, l'alcool contient un nombre important de calories, ce qui peut être un problème si vous essayez de perdre du poids.

Le choix de votre alcool sera surtout une question de goût. Plus important que votre choix de boissons sera la quantité. Les recommandations pratiques sont de 3 unités par jour pour les femmes et de 4 unités par jour pour les hommes. (Pour les conseils sur les unités de consommation d'alcool, vous référez au chapitre 5.) Le dépassement de ces quantités lors d'occasions spéciales n'aura pas d'effets néfastes sur le long terme. Mais un total hebdomadaire maximum de 21 unités pour les femmes et 28 unités hebdomadaires pour les hommes est une bonne recommandation. Pour les mélanges, nous recommandons des boissons gazeuses sans sucre car ils ne feront pas augmenter votre taux de glycémie et ne produisent pratiquement aucune calorie. La consommation d'alcool affecte votre glycémie et vous devriez être conscient de cela. Il y a plus d'informations à ce sujet dans la partie sur l'alcool au chapitre 5.

Le tableau 2.6 donne quelques lignes directrices, mais rappelez-vous que les chiffres varient selon les différentes marques.

Tableau 2.6 Boissons alcoolisées

Boissons	Portion	Unités d'alcool	Calories kcal	Glucides ou sucres
Spiritueux par exemple whisky, vodka, rhum, gin	25 ml	1	52	trace
Spiritueux par exemple whisky, vodka, rhum, gin	35 ml	1,5	73	trace
Bières blondes, 3,5-4,5 % vol (par exemple Tennent's, Fosters)	pinte	2,2	166	10 g
Bières blondes, « premium », bières spéciales	pinte	4,5	338	14 g
Bières blondes, sans alcool, en bouteille	300 ml	Trace	21	4,5 g
Bières « botté » de type « pale-ale »	pinte	2,2	184	13 g
Bières « stout », Guiness	pinte	2,4	172	8,5 g
Cidre, brut	pinte	2,7	206	15 g
Cidre, doux	pinte	2,7	240	25 g
Vin, sec blanc ou rouge, 12,5 % vol	125 ml	1,6	112-120	trace
Vin, sec blanc ou rouge, 12,5 % vol	175 ml	2,2	157-168	trace
Vin, demi-sec blanc, 12,5 % vol	125 ml	1,6	120	4,3 g
Vin, pétillant, 10 % vol	125 ml	1,2	93	6 g
Vin blanc de type « Sherry », 20 % vol	50 ml	1	58	trace
Vin blanc de type « Sherry » sec 20 % vol	50 ml	1	58	3 g
Vin de Porto	50 ml	1	79	6 g

J'ai du diabète depuis 22 ans et depuis récemment, je me fais de nouveau suivre dans un centre de soins local. Quand j'ai parlé de mon régime au diététicien, il a tenu à apporter quelques modifications, en disant qu'il y avait beaucoup de nouvelles idées et des recommandations diététiques. Est-ce que cela vaut la peine de changer mon régime alimentaire après tout ce temps ?

Les conseils diététiques ont certes beaucoup changé depuis que vous avez été diagnostiqué il y a 22 ans. À mesure que nous en apprenons davantage sur la nourriture et la façon dont nos corps l'utilisent, les conseils sur le régime alimentaire doivent être ajustés. Il est certainement utile de connaître les nouvelles recommandations et il n'est jamais trop tard pour apporter des changements. Les conseils diététiques sont maintenant basés sur le principe d'une alimentation saine qui est encouragée pour la population dans son ensemble – et pas seulement pour les personnes atteintes de diabète. L'idée est que toute la famille peut être impliquée dans un régime alimentaire sain plutôt que de faire ressentir aux personnes atteintes de diabète le besoin d'un régime alimentaire spécial. Les principales différences sont sur :

- la réduction des acides gras, en particulier les acides gras saturés ;
- l'augmentation des fruits et légumes.

Il y a maintenant une plus grande souplesse dans le choix : il n'est plus interdit d'avoir des aliments sucrés, mais des conseils sont donnés sur les quantités recommandées. Nous encourageons les aliments riches en glucides qui ont un indice glycémique faible (IG) (voir la question sur l'indice glycémique au chapitre 2 ***Régime alimentaire et insuline***) et recommandons une réduction du sel et des aliments salés.

Donc, cela vaut la peine de mettre à jour votre régime diététique. Votre diététicien vous fournira des conseils personnalisés, adaptés à votre style de vie. Les principales recommandations sont résumées dans la figure 2.1.

Je suis en train de perdre mon goût pour les aliments sucrés. Quand je ressens une envie de produits sucrés, je suis les conseils de mon nutritionniste et m'assure que je les consomme à un moment où ils sont les moins susceptibles de se traduire par une glycémie élevée. Cependant, je n'aime vraiment pas mon choix de céréales pour le petit-déjeuner riche en fibres et sans aucun édulcorant – Puis-je mettre un peu de sucre ?

Il est tout à fait acceptable d'utiliser une petite quantité de sucre dans vos céréales au petit-déjeuner si vous le souhaitez. Les recommandations alimentaires actuelles pour le diabète admettent que jusqu'à 10 % de votre apport énergétique journalier peut être pris sous forme de saccharose à condition que cela soit dans le cadre d'un régime alimentaire sain. Toutefois, si vous préférez « conserver » le sucre pour une autre nourriture, ou pour « économiser » des calories, alors l'utilisation d'un édulcorant artificiel ou naturel (stévia) serait la meilleure solution.

Figure 2.1

CONSEILS POUR UNE ALIMENTATION SAINE DU DIABÉTIQUE

• Prenez des repas réguliers - qui comprennent les aliments riches en glucides et féculents comme le pain, les pommes de terre, le riz, les pâtes, les céréales. Nous recommandons les aliments féculents riches en fibres et les aliments avec un indice glycémique faible (voir le tableau 3.3).

• Réduisez les graisses - en particulier les acides gras saturés (d'origine animale) et les acides gras insaturés (hydrogénés – les acides gras trans (présents dans certaines margarines, gâteaux et des biscuits fabriqués industriellement), tous deux liés à des risques cardiaques. Utilisez moins de beurre, de margarine, de fromage, de crème et de viandes grasses. Utilisez le grill, le four ou la vapeur plutôt que de faire frire vos aliments. Enlevez le gras de la viande, la peau du poulet et dégraisser les ragoûts et les bouillons. Incluez les poissons gras par exemple le saumon, les sardines, le maquereau contenant des acides gras polyinsaturés de type oméga 3 qui sont bons pour la santé.

Choisissez des produits laitiers à teneur faible en gras par exemple le lait écrémé, yaourts allégés ou à 0 % de matière grasse. Si vous utilisez de l'huile, choisissez des acides gras mono insaturés présents dans l'huile d'olive ou l'huile de colza. N'oubliez pas de limiter les sources cachées de matières grasses telles que les tartes, les pâtisseries, les gâteaux et les biscuits.

• Fruits et légumes - prendre au moins cinq portions par jour – par exemple, 3 légumes et 2 fruits. Ceux-ci fournissent des vitamines et des fibres, sont faibles en gras et en calories. Une portion typique serait 3 cuillères à soupe de légumes, 1 pomme, 1 orange, 1 poire, 2 kiwis, 2 satsumas, 2 prunes, une petite poignée de raisins, et une petite banane. Évitez le pamplemousse ou le jus de pamplemousse si vous prenez de la simvastatine ou de l'atoxvastaine [note pour le lecteur : statine, c'est-à-dire un inhibiteur puissant de l'enzyme impliquée dans la biosynthèse du cholestérol qui abaisse la concentration des triglycérides et augmente la dégradation du LDL-cholestérol] pour réduire votre taux de cholestérol.

• Réduisez le sucre et les aliments sucrés. Cela ne signifie pas d'éviter le sucre. Une petite quantité de sucre dans les aliments ou dans la cuisson dans le cadre d'un régime alimentaire sain est acceptable. Il est recommandé de choisir des boissons sans sucre et à teneur faible en sucre.

• Ayez pour objectif le contrôle de votre poids. Si vous êtes en surpoids, perdre du poids vous aidera à contrôler votre diabète et à réduire d'autres risques comme les maladies cardiaques et l'hypertension artérielle. La réduction progressive du poids et l'activité croissante sont encouragées. Même une petite quantité de perte de poids est bénéfique. Le tour de taille est un indicateur important de risque pour la santé (voir le tableau 2.2).

• Nous ne recommandons pas les aliments diabétiques tels que les biscuits et des bonbons « diabétiques » car ils n'ont pas de bénéfices avérés pour la santé. Ils sont chers, peuvent affecter votre taux de glycémie, sont une source de calories et peuvent avoir un effet laxatif désagréable.

Il existe de nombreux édulcorants artificiels sur le marché, à la fois sous forme de comprimés et de granulés. Ce que vous choisirez dépendra de votre goût. Les édulcorants intenses sous forme de comprimés ont un apport calorique et glucidique nul. Les formes granulaires des édulcorants intenses apportent un peu de glucides mais, dans la mesure où le produit est très léger et la portion par comprimé infinitésimal, cela n'aura pas d'effet significatif sur la glycémie. De nombreux supermarchés ont leurs propres marques, dont quelques exemples sont le Canderel, (voir aussi produits naturels).

En tant que parent seul j'ai vraiment du mal à joindre les deux bouts. Je sais que très souvent je n'achète pas les aliments que je devrais pour aider à contrôler mon diabète. Est-il possible que je puisse manger sainement, mais à moindre coût ?

Le régime alimentaire conseillé pour les personnes atteintes de diabète ne devrait pas coûter plus cher que les aliments que la plupart des sujets mangent avant que le diagnostic [du diabète] ne soit posé. Ceci dit, quand les patients ont des revenus limités, le montant disponible pour les dépenses liées à la nourriture rend la tâche plus difficile pour faire le choix d'une alimentation saine. Il s'agit d'un vrai défi. Les conseils suivants peuvent vous aider, et vous pourrez également demander à votre diététicien d'autres idées.

Le fait de planifier vos repas à l'avance et de faire une liste de courses vous aidera à ne pas acheter de façon impulsive. Évitez les achats quand vous avez faim qui vous rendent plus susceptibles d'acheter des articles qui ne figurent pas sur votre liste. Les propres marques des supermarchés sont souvent beaucoup moins chères. Le pain est souvent vendu pour une moindre somme près de l'heure de fermeture. (Évitez d'acheter des articles soldés si vous ne pouvez pas les stocker.) Pain, pâtes, riz, biscuits complets sont des sources d'énergie moins coûteuses que les aliments sucrés et sont beaucoup plus saines. Les légumes congelés peuvent être moins chers et plus faciles à utiliser, à condition que vous ayez un congélateur.

Les fruits peuvent sembler chers, mais pas quand on les compare à des gâteaux, des biscuits et des bonbons. Si vous pouvez accéder à un marché fermier les fruits et légumes seront moins coûteux.

- **Petit-déjeuner**: Essayez le müesli: soit parmi les propres marques des enseignes de supermarchés ou du « fait maison » à partir de flocons d'avoine, de noix et d'un peu de fruits secs, ou des céréales à haute teneur en fibres.
- **Déjeuner:** Un sandwich pour le déjeuner peut être très sain, surtout si vous pouvez utiliser des pains à haute teneur en fibres, pains aux céréales ou pains pita. Les sardines, maquereaux et en conserve sont des choix sains et bon marché pour garnir les sandwichs. Les poissons en conserve, les œufs brouillés ou des haricots sur des toasts peuvent également être une alternative peu coûteuse. Les soupes maison avec des légumes secs (par exemple, les lentilles) sont copieuses et sont une bonne source de protéines et de fibres.
- **Repas principal** Vous n'avez pas besoin de grandes portions de viande pendant votre repas principal, et vous pouvez souvent les compléter en ajoutant des tomates pelées en conserve, ou d'autres légumes frais ou congelés ou en ajoutant par exemple des légumes secs des haricots et des lentilles. Les yaourts diététiques constituent d'excellents desserts et ont un bon rapport qualité prix.

Le diététicien dit que mes taux de glycémie, qui sont élevés au cours de la matinée, peuvent être causés par le jus de fruit pur que je bois au petit-déjeuner. Il s'agit d'un jus de fruit sans sucre ajouté, alors comment est-ce possible ?

Tous les fruits contiennent du sucre naturel et les jus de fruits sans sucre ajouté ne font pas exception. « Sans sucre ajouté » signifie que les fabricants n'ont pas ajouté de sucre supplémentaire au produit. Beaucoup de jus de fruits sont fabriqués à partir de jus concentré qui peut donc contenir plus de sucre que le fruit entier correspondant. Les jus étant faciles à boire, votre portion de jus de fruit peut être plus grande que vous ne le réalisez. Manger des fruits entiers est plus restrictif en quantité et, en raison de leur teneur en fibres, ils peuvent avoir un effet moindre sur la glycémie mais cela dépend aussi du type de fruit ou de jus. Il est acceptable d'inclure du jus de fruit dans le cadre d'un régime alimentaire sain, mais d'en limiter la quantité à un petit verre à la fois serait judicieux. Vous pouvez également diluer votre jus de fruit avec de l'eau minérale ou de la limonade « light ». Vous préférerez peut-être choisir un jus de fruit avec une teneur en glucides/sucres plus faible comme le jus de tomate ou jus de canneberge « light » (qui utilise un édulcorant artificiel).

Mon diabète est traité par régime seul. J'ai des maux de tête et une sensation d'étourdissement en milieu de journée si j'ai eu beaucoup d'activités dans la matinée. Je me sens mieux après avoir mangé quelque chose. Quelle en est la raison ?

Les symptômes que vous décrivez sont similaires aux symptômes ressentis lorsque la glycémie est faible – ou hypoglycémie (voir hypoglycémies dans le chapitre 3). Cela semble surprenant, mais certaines personnes traitant leur diabète avec un régime alimentaire seul peuvent se trouver en hypoglycémie s'ils se passent de nourriture. C'est parce qu'ils produisent leur propre insuline, mais trop tard, et parfois ils en produisent trop. Idéalement, vous devriez essayer de tester votre glycémie à un moment où vous vous sentez faible, afin d'avoir la preuve que vous êtes réellement en hypoglycémie. Si c'est le cas, vous pouvez éviter ce problème en mangeant peu et souvent, surtout les jours où vous avez beaucoup d'activités.

Surpoids

Je viens d'apprendre que j'ai un diabète de type 2. Est-il vrai que si je perds du poids, je n'aurais probablement pas besoin d'injections d'insuline ?

La majorité des personnes diagnostiquées avec le diabète ont un diabète de type 2 et ne nécessitent pas, au début, d'injections d'insuline. Le diabète est une maladie progressive et il n'est donc pas impossible d'affirmer que vous n'aurez jamais besoin d'insuline. Si vous êtes en surpoids au moment du diagnostic, le traitement de départ sera de vous encourager à réduire votre poids et à augmenter votre activité physique. Nous savons que la perte de poids peut réduire l'insulino-résistance (voir la partie « Régime Alimentaire »). Ainsi, cette approche vous donnera potentiellement une meilleure chance de retarder, voire d'éviter l'insulinothérapie. La morphologie est également importante aussi il est recommandé de perdre du poids surtout dans la zone abdominale. Cibler votre activité à cet effet serait très utile. Si vous avez un poids normal au moment du diagnostic, nous vous recommanderons également d'apporter des modifications à votre régime alimentaire et à vos activités physiques, mais il se peut que vous ne puissiez pas effectuer beaucoup de changements, et vous pourriez avoir recours aux médicaments (comprimés), puis à l'insuline plus rapidement.

Je suis en train de perdre du poids. Combien dois-je perdre par semaine ?

Il est préférable de perdre du poids graduellement. Si vous êtes en surpoids, alors la perte de poids doit être encouragée, mais il est également important de maintenir ensuite le juste poids. À mesure que vous vous habituez aux changements dans vos habitudes alimentaires, votre nouveau programme alimentaire devrait devenir plus facile pour vous et il est peu probable que vous retombiez dans vos vieilles habitudes.

Un objectif de 0,5-1 kg par semaine est réaliste et réalisable pour la plupart des patients. Perdre du poids plus rapidement peut vous faire perdre une importante masse musculaire mais aussi de la graisse. Pour perdre 0,5 kg par semaine, vous devez réduire votre apport calorique de 3 500 calories par semaine (500 calories par jour). L'augmentation de votre activité physique contribuera aussi à consommer une partie de ces calories. Vous pourrez constater que votre perte de poids n'est pas régulière d'une semaine à l'autre, mais c'est tout à fait normal car votre corps s'habitue à votre nouveau régime. Il est important de ne pas abandonner et de continuer à maintenir vos efforts. En tenant un journal et en regardant attentivement vos choix et vos portions alimentaires, vous pouvez gérer vous-même vos propres objectifs par votre changement de régime. Il est reconnu que même une faible perte de poids (5-10 %) permet d'améliorer le contrôle du diabète, de diminuer la pression artérielle et d'améliorer le niveau de graisses dans le sang (par exemple le cholestérol).

Les régimes à la mode peuvent offrir une solution rapide, mais ils sont souvent malsains et la plupart des sujets trouvent qu'ils ne peuvent pas les maintenir. Il est courant pour les personnes qui perdent du poids trop rapidement de retrouver leur poids antérieur *voire plus* en quelques années.

J'ai suivi des régimes par intermittence depuis que j'ai eu mon dernier enfant il y a 15 ans. Le diabète que j'ai développé au cours de cette grossesse est maintenant de retour bien que je ne prenne pas de sucre dans mes boissons. Que puis-je faire ?

Développer du diabète pendant une grossesse est une maladie appelée le « diabète gestationnel » et pour la plupart des femmes, il est temporaire et disparaît peu de temps après la grossesse. Cependant, le diabète gestationnel va effectivement augmenter votre risque de développer un diabète de type 2 plus tard dans la vie. Les changements de régime alimentaire que vous avez entretenus (notamment, le fait de ne pas prendre de sucre dans vos boissons) auront été utiles, mais dans la mesure où vous avez eu un cycle alimentaire alternant des périodes de régime et d'alimentation normale au cours des 15 dernières années, notre recommandation serait d'opter un style de vie plus stable qui inclurait une alimentation saine en même temps qu'une activité physique régulière (Voir recommandations alimentaires saines, figure 2.1).

Pourquoi est-ce que mon diététicien et mon infirmière spécialisée en diabétologie sont tellement opposés à ce que ma famille m'achète des aliments pour diabétiques ? Je trouve mon régime très dur à maintenir et je ne perds jamais de poids de toute façon. Alors, pourquoi ne pourrais-je pas avoir des aliments pour diabétiques comme friandises ?

Votre diététicien et votre infirmière diabétologue ne recommandent pas l'utilisation des aliments pour diabétiques, car ces aliments ne disposent d'aucun bienfait pour la santé. Ils sont chers et peuvent affecter votre niveau de glycémie. Ils sont souvent riches en graisses et en calories donc ils ne vous aideront pas à perdre du poids. Enfin, ils peuvent produire un effet laxatif désagréable. Avoir à suivre un « régime » n'est jamais facile et beaucoup de personnes s'en lassent et ont du mal à éviter ce qu'ils considèrent comme des aliments interdits. Il n'y a pas d'aliments interdits pour les personnes atteintes de diabète, mais un certain nombre de conseils pratiques sont à prendre en compte. Prendre occasionnellement une friandise est parfaitement acceptable, mais il est important de reconnaître *à quelle fréquence* vous consommez des friandises et *combien* vous en consommez. Si vous vous sentez frustré de ne pas perdre du poids, alors un meilleur objectif pour vous serait peut-être le maintien de votre poids. En vieillissant, notre poids augmente normalement alors ne pas prendre du poids est toujours un succès en soi.

Je suis en forte surcharge pondérale et j'essaie assidûment de perdre environ 20 kg. J'adore les glaces et la plupart de variétés moins chères trouvées dans les supermarchés contiennent des matières grasses non lactiques. Est-ce que cela pourrait me convenir ?

Vous pouvez choisir d'inclure un petit bol de glace dans le cadre de votre plan d'alimentation. Les matières grasses non lactiques signifient que les fabricants ont utilisé des graisses végétales moins chères, qui fournissent autant de calories que la graisse provenant du lait. La plupart des crèmes glacées contiennent environ 7-10 % de graisse et environ 80-120 calories par cuillerée (60 g) – davantage pour les glaces à base de crème grumeleuse. Vous pouvez acheter des crèmes glacées à faible apport calorique, mais elles sont plus chères et c'est à vous de décider si l'économie de calories justifie le coût supérieur. Comme pour de nombreux aliments, il est utile d'identifier à quelle fréquence et en quelle quantité vous en consommez et de réduire les quantités et la fréquence de vos prises alimentaires dans le but de réduire votre poids.

Bien que n'étant pas un coupe-faim, un médicament adapté pour une utilisation dans le cadre du diabète est l'orlistat (Xenical®). Il intervient dans l'estomac et l'intestin grêle où il empêche une partie de la graisse provenant de la nourriture absorbée d'être digérée. Cette perte de graisse est une perte de calories et peut donc favoriser la perte de poids. Il est important qu'un régime alimentaire faible en graisses soit suivi pour réduire les effets secondaires désagréables.

J'ai la plus grande difficulté à perdre du poids et un ami a suggéré que j'essaye de rejoindre Weight Watchers. Vont-ils accepter les personnes atteintes de diabète ?

Weight Watchers et autres clubs minceur peuvent être très utiles pour les personnes qui éprouvent des difficultés à perdre du poids, et cela inclut les personnes atteintes de diabète. Il se peut qu'ils exigent une attestation de votre médecin pour confirmer l'approbation. Nous avons souvent encouragé les patients à adhérer à un club minceur, car ils réussissent avec succès à perdre du poids là où d'autres ont échoué. Ils peuvent également vous aider à maintenir votre poids. Nous recommandons tout club minceur qui vous motive.

L'EXERCICE PHYSIQUE

J'ai entendu dire que l'exercice physique était bon pour les diabétiques – est-ce vrai ? Si c'est le cas, je ne suis pas du genre sportif et je n'ai jamais été attiré par la gym. Que dois-je faire ?

L'exercice physique est bon pour les personnes atteintes de diabète (et pour les autres aussi), et en effet il est l'une des rares activités qui s'avère avoir un impact réel sur la réduction des risques de développer du diabète. L'exercice ne doit pas impliquer nécessairement un sport, et vous pouvez généralement trouver un exercice qui convient à votre style de vie. Le personnel de votre salle de sport est spécialement formé pour vous aider, et ces clubs sont des lieux idéaux pour commencer. Ils vont travailler avec vous un programme d'exercice et vous montrer comment améliorer votre condition physique.

Si vous ne voulez pas fréquenter un centre de remise en forme, voici quelques autres suggestions.

- Marchez chaque fois que vous le pouvez et évitez d'utiliser la voiture.
- Montez les escaliers plutôt que de prendre l'ascenseur.
- Marchez pour aller au travail.
- Emmenez votre chien pour des promenades plus souvent ou plus longtemps.
- Envisagez l'achat d'un vélo ou vélo d'exercice.
- Efforcez-vous de faire au moins trois demi-heures de marche par semaine à un rythme rapide.
- Mettez-vous à la natation.

On m'a dit qu'il était important de faire de l'exercice depuis que je suis devenu diabétique de type 2. Je ne sais pas exactement ce que je dois faire. Pourriez-vous me donner quelques conseils spécifiques ?

Les programmes d'exercices qui ont été utilisés dans des projets de recherche de grande envergure ont été conçus pour prévenir le diabète chez les personnes présentant un risque élevé. Cependant, il n'y a pas de raison pour que les mêmes programmes ne soient pas utiles dans le traitement du diabète de type 2. La durée recommandée d'exercice physique est de 150 minutes par semaine, soit 30 minutes par jour avec deux jours de repos.

Le type d'exercice physique peut être n'importe quelle activité qui vous rend le souffle court, telles la marche rapide, la natation, le vélo, se rendre à un club de gym, la danse, la pratique d'un sport ou l'utilisation d'une machine d'exercice. Choisissez une forme d'exercice que vous trouvez agréable. Vous pouvez aussi vous entraînez avec un ami ou un partenaire. L'exercice peut bien sûr faire baisser votre glycémie et si vous utilisez de l'insuline, vous devriez peut-être réduire la dose avant que vous ne commenciez vos exercices. Si vous prenez un sulfamide hypoglycémiant (comme le gliclazide), vous devriez faire attention à l'hypoglycémie et peut-être réduire la dose si cela se produit.

Si je m'en tiens à une bonne alimentation, pourquoi ai-je besoin de faire aussi de l'exercice physique ?

L'exercice régulier favorise une série de phénomènes dans le corps qui entraînent des changements dans la composition corporelle. Il réduit la quantité de graisse et augmente la quantité de tissu maigre : les muscles, les fibres et les os. Cela augmente votre dépense métabolique et améliore votre condition physique, qui correspond à la quantité d'exercice que vous pouvez faire sans vous fatiguer ou vous épuiser. Cela permet non seulement de vous sentir mieux, mais cela réduit également la pression artérielle et le « mauvais » cholestérol (faible densité, LDL) et augmente le « bon » cholestérol (haute densité, HDL). (Voir la question ci-dessous sur le cholestérol.) La pratique accrue d'un exercice physique augmente également la sensibilité du corps à l'insuline et abaisse le taux de glucose dans le sang. Elle peut également augmenter la tendance à développer une hypoglycémie et vous pourriez être en mesure de réduire votre dose d'insuline à mesure que votre condition physique s'améliore.

J'ai effectué un bilan lipidique sanguin, mais j'ai remarqué que le médecin voulait aussi vérifier les niveaux des différents types de cholestérol. Quelle est la différence entre toutes ces mesures et que signifient-elles ?

Le cholestérol est un lipide (graisse) et c'est un composant majeur des membranes cellulaires, y compris de nombreuses hormones. Il a été prouvé que son taux de concentration dans le sang, où il circule attaché à une protéine (elle est alors appelée une « lipoprotéine »), pourrait être un précieux indicateur du risque de développer une maladie vasculaire. Des niveaux élevés de cholestérol sont associés à un risque accru de crise cardiaque. Il y a deux composants majeurs au cholestérol : les lipoprotéines de basse densité (LDL) et les lipoprotéines de haute densité (HDL). LDL est connu comme étant le « mauvais » cholestérol car il est le facteur de risque le plus important pour les maladies cardiaques. HDL, de son côté, est le « bon » cholestérol, car des niveaux élevés de HDL sont associés à un faible risque de maladie cardiaque. Ainsi, un « niveau élevé de cholestérol » est une notion ambiguë, sauf si vous savez s'il est élevé en raison d'une augmentation des taux de cholestérol HDL ou LDL. Ceci est important car les valeurs de HDL peuvent être élevées chez les personnes diabétiques de type 1 (l'insuline élève le niveau de HDL) et en tant que tel n'indiquent pas un risque accru de maladie cardiaque. Ainsi, avant d'envisager un traitement pour « cholestérol élevé », votre médecin a besoin de s'assurer que c'est le « mauvais » cholestérol (LDL) qui est à blâmer. C'est un concept compliqué et nous espérons que cette explication vous aide. Visitez le site *www.lipidsonline.org* pour plus d'informations.

J'ai un diabète de type 2 et je prends les doses les plus élevées de metformine et de gliclazide, mais je ne contrôle pas bien la maladie. Mon médecin m'a dit que je pouvais éviter l'insuline si je faisais un effort déterminé pour améliorer ma condition physique et perdre du poids. Est-ce vrai ?

Oui, vous pourriez être en mesure de reporter le besoin d'insuline en améliorant votre condition physique et en perdant du poids, mais ce n'est pas une mince affaire. Il est démontré que l'exercice améliore le contrôle métabolique chez les diabétiques de type 2 le diabète étant mal contrôlé. Si vous voulez réussir, vous aurez besoin de vous mettre à une certaine forme d'exercice physique régulier. Il est préférable de vous laisser libre de faire ce choix et vous devriez prendre pour objectif de faire un type d'exercice, cinq jours par semaine, qui amènerait vos pulsations cardiaques à 100 par minute pendant une demi-heure. Vous pouvez adopter un programme de remise en forme et le poursuivre de manière régulière. Cependant, il existe un certain nombre de manières différentes d'augmenter votre niveau d'activité comme la marche rapide, la danse, la natation ou le jardinage. Il est important de planifier en détail les exercices choisis. N'oubliez pas qu'au moment décisif, il y aura de nombreuses raisons de ne *pas* vouloir faire l'exercice à un moment donné. Il serait intéressant de prévoir ces obstacles et de trouver des moyens de les contourner.

Si vous souhaitez perdre du poids, alors, combinez ce programme d'exercice physique avec un régime réduit en calories car l'exercice à lui seul n'est pas une bonne façon de perdre du poids. Si vous souhaitez adopter cette ligne de conduite, vous pouvez aller à votre centre de remise en forme où vous serez soutenu et encouragé.

LES TRAITEMENTS ANTIDIABÉTIQUES ORAUX

Je comprends qu'il existe différentes sortes d'antidiabétiques oraux. Pouvez-vous me dire quelles sont-elles et ce qui diffère d'un antidiabétique à un autre ?

Il existe cinq types de traitements normoglycémiants qui peuvent être prescrits pour les sujets atteints de diabète. Ils fonctionnent de différentes manières :

- Les sulfamides hypoglycémiants comprennent le gliclazide, glibenclamide, glipizide et le glimépiride. Ceux-ci agissent pour accroître la libération d'insuline produite naturellement par le pancréas.

- Les biguanides sont seulement disponibles sous forme de metformine (Glucophage®). Ils agissent en réduisant la sécrétion de glucose par le foie et en augmentant la sensibilité à l'insuline des tissus utilisateurs de glucose comme les muscles.
- Les inhibiteurs de l'alpha-glucosidase (acarbose ou Glucobay®). Ils inhibent le dernier stade de la digestion des glucides dans l'intestin et suppriment l'augmentation de la glycémie après les repas.
- Les glinides, régulateurs glycémiques postprandiaux, qui comprennent le répaglinide (Novonorm®). Ceux-ci stimulent la libération d'insuline par le pancréas et sont pris avec les repas. Ils peuvent être utilisés en monothérapie ou en association avec la metformine.
- Les inhibiteurs des DPE, sitagliptine, (Januira, Galvus)
- Analogues du glp1, Byetta, Victoza, aident à perdre du poids.

Je prends des comprimés de gliclazide mais je ressens souvent des étourdissements. Les comprimés pourraient-ils en être la cause ?

Le gliclazide pourrait être la cause d'une baisse de vos taux glycémiques aussi vos étourdissements pourraient provenir d'une légère hypoglycémie, en particulier si ces derniers surviennent pendant que vous faites de l'exercice physique ou avant les repas. Vous pouvez facilement vérifier cela en mesurant votre glycémie à un moment où vous vous sentez faible. Si votre glycémie est supérieure à 70 mg/l, le gliclazide n'est pas la cause de vos vertiges. Il existe bien sûr d'autres raisons pour expliquer les vertiges, qui n'ont rien à voir avec le diabète, et si votre taux de glycémie est normal, vous devriez en parler à votre médecin.

Je me laisse très souvent gagner par le sommeil et je ne me sens jamais vraiment reposé. Je prends 160 mg de gliclazide deux fois par jour, ainsi que 500 mg de metformine. Est-il possible que je prenne trop de comprimés ?

Il s'agit en effet d'une forte dose de gliclazide et votre somnolence pourrait être due à une hypoglycémie. Vous devez utiliser un lecteur de glycémie pour vérifier que votre taux ne soit pas inférieur à 4 mmol/L. Par ailleurs, les personnes ayant une glycémie élevée ont aussi souvent envie de dormir et souffrent d'un manque d'énergie. Donc, votre problème peut être dû soit à un niveau trop faible ou trop élevé de glucose dans le sang, et vous pouvez le vérifier en faisant un test de glycémie. Parlez-en à votre médecin si les résultats ne sont pas dans la fourchette normale (70-120 mg/l).

Depuis qu'on m'a prescrit du Glucophage, j'ai des sensations de nausée et des diarrhées fréquentes résultant en une importante perte de poids. Est-ce que le Glucophage en est la cause ?

Les nausées et la diarrhée sont des effets secondaires possibles de Glucophage® (metformine). La perte de poids peut être due soit à l'apport alimentaire pauvre parce que la metformine a réduit votre appétit, soit à votre diabète déséquilibré. D'une façon ou d'une autre, vous devriez arrêter la metformine ou au moins en réduire la posologie et voir si les nausées et les diarrhées disparaissent. Lorsque vous arrêtez la metformine, il se peut que vous ayez à utiliser une autre sorte de traitement ou, possiblement, des injections d'insuline. Votre médecin vous conseillera à ce sujet.

Mon médecin veut me prescrire un médicament appelé metformine. Il me dit que cela me préservera également des problèmes cardiaques. Est-ce véritablement le cas ?

La metformine a été découverte en France en 1958, et il s'agit d'un médicament aux effets cliniques prouvés. Il est reconnu qu'un certain nombre d'effets secondaires comme la diarrhée, les gaz intestinaux et les douleurs abdominales touchent jusqu'à un quart de ceux qui se voient administrer ce médicament. Cependant, la plupart des diabétiques peuvent le tolérer s'ils commencent par une faible dose et s'ils le prennent toujours au cours des repas. L'étude prospective randomisée UKPDS (**U**nited **K**ingdom **P**rospective **D**iabetes **S**tudy) a démontré que la metformine offre une protection contre les complications cardio-vasculaires. En raison des effets secondaires, la metformine a été utilisée comme traitement de « deuxième ligne » du diabète de type 2. Maintenant que tout porte à croire que la metformine présente des avantages supplémentaires, elle est devenue l'antidiabétique oral le plus utilisé en première intention dans le traitement du diabète de type 2 lorsque le régime alimentaire seul est défaillant. Il est aussi démontré que la metformine peut empêcher l'apparition du diabète chez les personnes atteintes de prédiabète (se référer au début du livre : **les causes du diabète**). Il est également utilisé dans le traitement du syndrome des ovaires polykystiques, une maladie que l'on pense associée à la résistance à l'insuline.

Ma mère âgée a pris du gliclazide pour contrôler son diabète pendant cinq ans. Récemment, ses niveaux de glucose dans le sang se sont élevés et son médecin lui a demandé de prendre en complément de la metformine et des résultats très stimulants ont été rapportés. Y a-t-il des préoccupations à avoir quant aux risques potentiellement liés à l'utilisation à long terme de la metformine ?

La metformine est un excellent médicament antidiabétique et nous ne sommes pas surpris de constater que le contrôle du diabète de votre mère s'est amélioré depuis qu'elle l'utilise en combinaison avec le gliclazide. La metformine entraîne souvent des effets secondaires, affectant principalement l'estomac et la digestion (diarrhée, constipation, nausées, perte d'appétit). Ces effets secondaires peuvent se développer après que la metformine ait été administrée pendant plusieurs années. Cependant, beaucoup de sujets ont consommé de la metformine pendant des décennies et n'ont présenté aucun effet indésirable sur le long terme.

Quelle est la cause de ce goût métallique brûlé que j'ai continuellement dans la bouche? Je suis un diabétique de 62 ans, contrôlé par des comprimés depuis ces quatre dernières années.

Vous suivez certainement un traitement à base de comprimés de metformine qui peuvent parfois provoquer un goût étrange dans la bouche. Si cette altération du goût devient gênante, vous devriez cesser de prendre ces comprimés. Les autres comprimés pour le diabète ne provoquent pas cet effet secondaire. Vous devriez consulter votre médecin pour obtenir des conseils.

J'ai du diabète contrôlé par des comprimés. La dose prescrite a été réduite de moitié, et les niveaux de glucose présents dans mes urines sont encore négatifs. Serait-il recommandé d'arrêter complètement de prendre mes comprimés pour voir ce qui se passe ? Évidemment, je redémarrerais les comprimés si du glucose apparaissait à nouveau dans mes urines.

Votre idée est probablement une bonne idée, mais vous devriez en discuter avec votre médecin. Vous devriez également vérifier votre niveau de glucose dans le sang car les tests d'urine peuvent parfois être trompeurs. À condition que votre glycémie reste contrôlée (entre 80 et 140 mg/l avant les repas et pas plus de 160 mg/l deux heures après un repas), il serait intéressant de savoir si vous pouvez normaliser votre glycémie sans comprimés. Si cela fonctionne, l'alimentation devient encore plus importante pour contrôler votre diabète et vous devriez éviter de prendre du poids. Certaines personnes diabétiques pensent que si elles peuvent se passer de comprimés, elles n'ont plus le diabète, mais ce n'est pas le cas. Il existe toujours un risque d'avoir à nouveau besoin de comprimés ou même d'insuline dans un futur plus ou moins immédiat.

Mon médecin dit que mon diabète n'est pas aussi bien contrôlé qu'il devrait l'être et il veut essayer une nouvelle classe d'hypoglycémiant oral, la sitagliptine, qui dit-il est associé à un faible risque de prise de poids.

La sitagliptine (Januvia) appartient à une classe d'hypoglycémiants oraux appelés inhibiteurs de la dipeptidylpeptidase-4 (DPP-4 ou gliptins), qui ont été développés pour prolonger l'action d'une hormone incrétine appelée GLP-1 (glucagon-like peptide-1, voir section « Injections autre que l'insuline »). Cette hormone est libérée par l'intestin tout au long de la journée et son taux augmente en réponse à un repas ; l'un de ses effets est de stimuler le pancréas à produire plus d'insuline. Le GLP-1 est normalement détruit très rapidement par une enzyme connue sous le nom DPP4 et si l'action de la DPP4 est bloquée (par un inhibiteur de DPP4) l'effet du GLP-1 se prolonge pendant plusieurs heures. Cela renforce l'effet d'abaissement de la glycémie du GLP-1. Contrairement à la plupart des comprimés utilisés pour traiter le diabète, les inhibiteurs DPP4 (gliptins) ne causent pas de gain de poids. Les gliptines peuvent être utilisés en combinaison avec d'autres hypoglycémiants oraux.

Je viens de commencer un traitement à base de comprimés GLUCOR pour mon diabète. Pourriez-vous nous expliquer comment fonctionne le Glucor ?

Le nom commercial de l'acarbose, agit en ralentissant la digestion de l'amidon et des produits alimentaires connexes. La substance active de l'acarbose ralentit la dégradation et l'absorption de nombreux glucides alimentaires, ce qui ralentit l'augmentation du taux de sucre sanguin qui peut se produire après un repas contenant des féculents. Il est un complément au traitement diététique et s'est prouvé être efficace chez de nombreuses personnes atteintes de diabète qui n'exige pas de traitement à l'insuline.

Je prends des comprimés de Glucobay® mais je me sens toujours très rassasié et gonflé juste après la prise du médicament. Serait-il préférable de ne pas les prendre ?

L'acarbose peut conduire à des effets secondaires quand vous commencez le traitement. Ces effets secondaires sont liés à son action dans le corps (voir la question précédente). Parce que l'acarbose ralentit le catabolisme des glucides, les sucres complexes peuvent alors atteindre la partie inférieure de l'intestin où ils peuvent provoquer une sensation de ballonnement donnant lieu à des gaz (flatulences) et des épisodes occasionnels de diarrhée. Il y a deux manières de réduire ce problème.

- Commencer par une dose très faible d'un comprimé de 50 mg de Glucobay® par jour, avec la première bouchée de votre plus gros repas. Augmenter la dose progressivement, en consultation avec votre médecin, jusqu'à ce que la dose optimale soit atteinte. Cela peut aller jusqu'à 100 mg trois fois par jour.
- Essayez d'exclure le saccharose de votre alimentation. Le saccharose est le sucre ordinaire que l'on ajoute en connaissance de cause pour sucrer les aliments. Il est également ajouté à de nombreux produits alimentaires par les fabricants.

Mon médecin vient de me prescrire du Novonorm ou Repaglinide, qui est, je crois, un nouvel agent antidiabétique oral. En quoi diffère-t-il de la metformine, que je prends également ?

Le répaglinide s'utilise pour prendre en charge l'équilibre du glucose sanguin des personnes atteintes de diabète de type 2. Cela signifie qu'il contrôle les niveaux élevés de glucose qui peuvent survenir lorsque des aliments sont consommés. Il s'agit d'un hypoglycémiant oral qui stimule la libération rapide de l'insuline à partir de votre pancréas lors des repas, et il doit être administré juste avant les prises alimentaires. Si un repas est sauté, le répaglinide ne doit pas être pris (contrairement à la metformine). Ces comprimés sont généralement utilisés en association avec la metformine. Ils ne doivent cependant pas être utilisés avec l'un des sulfonylurées, car ils ont une action similaire.

Je prends beaucoup de comprimés et on m'a dit que je vais probablement devoir bientôt passer à l'insuline. Quelle est la dose maximale de comprimés que je peux prendre avant que l'insuline ne soit nécessaire ?

Les doses minimales et maximales de comprimés que vous pouvez administrer chaque jour sont présentées dans le tableau 2.7. Beaucoup de patients continuent d'utiliser la dose maximale de comprimés pendant des années avec un contrôle assez pauvre de leur diabète (HbA_{1c} ou hémoglobine glyquée de plus de 7,5 %). Bien que ces personnes se sentent souvent en assez bonne condition générale, ils sont souvent beaucoup mieux quand ils passent à l'insuline – ils ont plus d'énergie et peuvent généralement adopter un régime moins strict. En outre, le fait d'avoir eu des niveaux élevés de sucre dans le sang pendant des années est un risque accru de maladie cardiaque et d'autres facteurs de risque associés au diabète, tels que des problèmes oculaires.

Que dois-je faire si je suis malade alors que je suis sous traitement antidiabétique ? Devrais-je prendre davantage ou moins de comprimés ?

Pendant la maladie, il se peut que vous n'ayez pas envie de manger, mais vous ne devez pas arrêter votre traitement car, comme pour toute maladie, on constate généralement une hausse de la glycémie.

Si votre glycémie est supérieure à 300 mg/l, vous devriez consulter un médecin.

Mon médecin m'a conseillé de faire la transition des antidiabétiques oraux à un traitement par l'insuline. Aurais-je raison de penser que je pouvais éviter de le faire si je réduis ma consommation de glucides ?

Si vous avez une surcharge pondérale, vous pourriez être en mesure d'éviter l'insuline en suivant un régime strict et en perdant de votre masse corporelle. Si, d'autre part, vous avez un poids normal ou insuffisant, vous ne devriez pas envisager de réduire votre consommation de glucides. Dans ces conditions, vous devriez certainement traiter votre diabète par de l'insuline et vous vous sentirez probablement beaucoup mieux grâce à cela.

Mon diabète a été traité avec des comprimés pendant deux ans et maintenant mon médecin m'a dit que j'avais besoin d'injections d'insuline. Est-ce que mon diabète s'aggrave ?

Si votre glycémie ne peut plus être contrôlée avec les comprimés, alors votre pancréas deviendra encore moins efficace dans la production de l'insuline, et en ce sens votre diabète va s'aggraver.

Tableau 2.7 – Antidiabétiques oraux

Nom	**Nom Commercial**	**Dosage recommandé (mg) par jour**
Sulfamides hypoglycémiants *(une ou deux fois par jour)*		
glibenclamide	Daonil, Semi-Daonil,	2,5 – 15
gliclazide	Diamicron, Diaglyk	40 -320
glipizide	Glibenese, Minodiab	2,5 – 40
glimepiride	Amarel	1-6
Inhibiteurs DPP4 (gliptines) Januira		
sitagliptine, vildagliptine, saxagliptine		15-180
Biguanide (pris 2-3 fois par jour) Ongluza		
Metformine	Glucophage Stagid	500-3 000 700
Inhibiteur de l'alpha-glucosidase *(prise 3 fois par jour)*		
acarbose	Glucor	50-600

Régulateurs de glucose prandial *(pris jusqu'à 4 fois par jour)*		
répaglinide	Novonorm	0,5 – 16
natéglinide		60-360
Association Metformine – Inhibiteurs DPP4		
Janumet		
Velnetia		
Combolyse		

Toutefois, cela ne signifie pas que vous allez souffrir de nouvelles complications et on ne va pas forcément dire que vous avez fait quelque chose de mal.

Le diabète est une maladie progressive et beaucoup de patients finiront par passer à l'insuline. Une fois que vous avez surpassé votre première crainte de faire vous-même vos injections (et la plupart des patients parviennent à gérer cela très rapidement) le traitement par l'insuline ne devrait pas changer votre vie – en fait, elle va probablement vous faire vous sentir beaucoup mieux.

Ma mère est assez âgée et va probablement être traitée par l'insuline. Y a-t-il de nouvelles façons d'administrer l'insuline qui lui simplifiera la vie ?

Des dispositifs d'administration de l'insuline tels que Innolet ont rendu plus facile l'injection d'insuline pour les personnes âgées. Cependant, il est souvent difficile de prédire si une personne âgée sera mieux avec un traitement par l'insuline plutôt que par les comprimés. Les éléments que son médecin prendra en considération sont les suivants :

- Quel niveau de malaise et de soif ressent-elle sous traitement par comprimé ?
- Quels sont les effets secondaires provoqués par les comprimés ?
- Quels sont ses taux de glycémie ?
- Quel est son niveau d'activité et de dextérité ?
- •Quel est le degré d'intérêt de commencer le traitement par l'insuline ?

De toutes ces questions, la dernière est la plus importante. Les personnes âgées ne doivent pas être mises sous pression pour démarrer une forme de traitement qu'elles redoutent. Un moyen de contourner cela est d'essayer l'insuline pour une période prédéterminée, par exemple de deux mois, et de lui permettre de décider ensuite si elle souhaite ou non poursuivre le traitement avec l'insuline ou reprendre son traitement antérieur avec des comprimés.

LES INJECTIONS DE TRAITEMENTS AUTRES QUE L'INSULINE

Mon médecin me dit qu'il existe un nouveau traitement du diabète, qui doit être administré par injection, mais qui peut m'aider à perdre du poids. J'ai toujours résisté à l'insuline parce que j'avais peur de prendre du poids, et je me demande si ce nouveau traitement pourrait être la solution.

Le nouveau traitement dont vous parlez a été développé à partir d'une hormone appelée GLP-1 (glucagon-like peptide). Il s'agit d'un groupe d'hormones produites dans l'intestin, qui ont quatre actions :

- la stimulation de la production d'insuline en réponse à l'alimentation
- l'inhibition du glucagon (une hormone qui augmente la production de glucose)
- le ralentissement de la vitesse de passage des aliments dans l'estomac
- un effet sur le cerveau qui réduit l'appétit.

L'effet global est de réduire l'apport en calories ce qui entraîne une perte de poids et réduit le glucose sanguin – une combinaison à grand potentiel dans le traitement du diabète de type 2. Le GLP-1 peut être utilisé en combinaison avec des traitements établis, mais il n'a pas besoin d'être administré par injection.

Il y a deux préparations de GLP-1 :

- L'exénatide – Byetta (produit par Lilly) a été lancé aux États-Unis en 2005 et a été autorisé au Royaume-Uni en 2007. Il doit être pris deux fois par jour, mais malheureusement, certaines personnes trouvent qu'il provoque des nausées et des vomissements.

- Le liraglutide – Victoza (produit par Novo Nordisk) est un médicament similaire qui a été autorisé en 2009 et ne doit être pris qu'une fois par jour. Il a des effets secondaires semblables.

Ma femme prend du Victoza et, au cours de la première semaine, elle a été très malade. Elle se sent maintenant mieux, mais ne mange que des plats très petits et je suis inquiet qu'elle devienne sous-alimentée, car elle perd du poids rapidement. Doit-elle continuer le traitement avec Victoza ?

Victoza (et Byetta) agissent tous deux de la même façon que certaines hormones produites dans les intestins, les incrétines, en augmentant la quantité d'insuline libérée par le pancréas et en réduisant le glucagon (voir question précédente). Un léger ralentissement de la vidange gastrique a été observé avec le Victoza qui est susceptible d'avoir aussi un effet direct sur le cerveau pour supprimer l'appétit. Ces deux derniers effets indésirables amènent les patients à se sentir rassasiés et par conséquent à manger des portions plus petites. Comme votre femme continue à perdre du poids, son diabète devrait arriver à un niveau de contrôle adéquat et elle pourrait être en mesure de réduire tout autre traitement qu'elle prend pour soigner son diabète. De nombreux patients qui perdent beaucoup de poids tout en prenant Victoza se sentent plus énergiques et plus positifs à propos de la vie. Nous recommandons que votre femme continue avec Victoza sous surveillance médicale.

TRAITEMENTS NON MÉDICAMENTEUX

Récemment, j'ai vu une coach sportif faisant la démonstration d'une technique permettant d'accéder à un état de détente complète. Elle a conclu en disant : « Bien sûr, cela ne convient pas à tout le monde, par exemple aux personnes atteintes de diabète. » Est-ce vrai, et si oui, pourquoi ?

Cela semble être un exemple de discrimination par ignorance. Il n'existe aucune justification comme quoi les sujets atteints de diabète ne devraient pas pratiquer la relaxation complète même s'ils le voulaient. Si la séance a été longue, vous pourriez éventuellement manquer une collation ou même un repas, mais comme en état de relaxation, vous brûlez très peu d'énergie, cela ne devrait pas porter à conséquence.

Mon dos m'a causé des problèmes pendant de nombreuses années et un ami m'a suggéré d'essayer l'acupuncture en dernier recours. Y aurait-il une objection à cela, étant donné que je suis diabétique ? Est-ce que cela pourrait même aider mon diabète ?

L'acupuncture est une des branches de médecine traditionnelle chinoise utilisée depuis plus de 5 000 ans. Au cours des 20 dernières années, cette discipline est devenue plus largement utilisée en Europe. En Chine, l'acupuncture a toujours été considérée comme un traitement préventif de la maladie et est considérée comme moins efficace dans le traitement curatif des pathologies. L'acupuncture tend à être utilisée par des personnes qui ont été malades (et le plus souvent dans un état de souffrance physique) pendant une longue période. Elle est le plus souvent essayée pour des pathologies comme le mal de dos, où la médecine conventionnelle n'a pas réussi à aider. Même les acupuncteurs ne prétendent pas guérir le diabète, même si cette technique est sans danger pour les sujets atteints, à condition de ne pas modifier leur prise en charge thérapeutique parallèlement au traitement par l'acupuncture. Si vous avez une neuropathie (voir chapitre 8) et avez peu de sensibilité, il est préférable d'éviter l'acupuncture dans les zones touchées.

Pensez-vous que la médecine non conventionnelle ou alternative puisse aider les personnes atteintes de diabète ?

La médecine alternative se réfère à une forme de traitement qui est prise en lieu et place d'un traitement médical conventionnel. En tant que tel, cela pourrait potentiellement être très dangereux, surtout si votre diabète est traité avec de l'insuline.

Cependant, il peut y avoir une place pour des thérapies complémentaires qui peuvent être essayées parallèlement à la médecine conventionnelle. Bien qu'il n'existe pas de preuves scientifiques indiquant que les thérapies complémentaires comme le yoga, la réflexologie, l'aromathérapie ou l'hypnose peuvent profiter à un sujet diabétique, certaines personnes qui les ont essayées disent se sentir plus détendues. Comme le stress peut avoir un effet néfaste sur le contrôle glycémique, cela peut signifier que leur diabète s'améliore en conséquence.

Il faut souligner que ces traitements doivent toujours être utilisés en complément, et non en remplacement, de votre traitement antidiabétique habituel. Vous ne devez pas modifier votre régime alimentaire recommandé ou arrêtez de prendre vos comprimés ou votre insuline ; et aucun praticien de médecine alternative digne de ce nom ne vous suggérera de le faire.

J'ai entendu dire qu'il existait des remèdes à base de plantes pour le traitement du diabète. Quelles sont-elles ?

Il y a beaucoup de plantes réputées avoir la capacité de réduire le niveau élevé de glucose dans le sang chez les personnes atteintes de diabète. L'une d'elles est une baie provenant d'Afrique de l'Ouest et l'autre est une plante tropicale appelée karela ou courge amère. Le problème est que pour obtenir un effet significatif vous avez besoin de consommer plus de karela qu'il n'est possible de consommer. Par conséquent, cette plante n'a qu'un effet minime sur la réduction de la glycémie et, comme la courge amère porte bien son nom et a un goût répugnant, vous trouverez que les traitements thérapeutiques conventionnels sous forme de comprimés sont plus pratiques, plus fiables et plus sûrs. Les plantes médicinales n'ont pas d'effet bénéfique sur le diabète traité par insuline.

J'ai lu récemment un article sur le ginseng qui stipulait que cette plante herbacée était bénéfique aux personnes atteintes de diabète. Avez-vous des informations à ce sujet ?

Le ginseng vient de Corée et on dit que sa racine en poudre a des propriétés étonnantes. Il n'existe aucune preuve scientifique qui suggère qu'il est d'une quelconque aide pour les personnes atteintes de diabète.

Une croisade évangéliste prétend guérir le « diabète sucré », les tumeurs malignes, la sclérose en plaques, et d'autres maladies. Ces allégations sont-elles correctes ?

Il existe, bien sûr, une poignée de témoignages au sujet de (prétendus) remèdes miracles pour diverses maladies graves comme le cancer, mais ils sont peu nombreux et espacés dans le temps. Un sujet légèrement en surpoids pourrait être convaincu par un guérisseur de perdre du poids et, ce faisant, il aurait l'impression d'être « guéri » du diabète mais aucun diabétique sous insuline n'a jamais bénéficié d'une mission évangélique de guérison sauf dans le sens strictement spirituel.

3 Le traitement par insuline

L'insuline a été découverte par Frederick Banting et Charles Best, au cours de l'été 1921. Le travail a été réalisé dans le Département de Physiologie de l'Université de Toronto alors que la plupart du personnel étaient en vacances. Avant que l'insuline ne soit découverte, il n'y avait pas de traitement pour les personnes atteintes de diabète et si des sujets présentaient ce qu'on appelle aujourd'hui le diabète de type 1, la mort était inévitable et intervenait habituellement dans l'année du diagnostic. Le premier homme à avoir reçu de l'insuline était un jeune garçon de 14 ans du nom de Leonard Thompson qui était en train de mourir du diabète à l'Hôpital général de Toronto. Ce fut un événement historique, qui représente le début du traitement moderne pour le diabète. Il revenait alors aux chimistes de transformer la production d'insuline en un processus industriel à grande échelle.

Il existe deux groupes de personnes qui ont besoin d'insuline. Le premier groupe présente un déficit grave en insuline et ne peut pas survivre sans elle (diabète de type 1). L'autre groupe tend à développer un diabète plus tardivement dans la vie et continue à produire de l'insuline (diabète de type 2). Ces personnes peuvent généralement être traitées, au départ, avec un régime alimentaire et des comprimés mais ils auront besoin d'insuline, tôt ou tard. Le traitement sans insuline est abordé dans le chapitre 2.

L'insuline doit toujours être administrée par injection, car à l'heure actuelle, elle est inopérante si elle est prise par voie orale. Environ un quart de toutes les personnes atteintes de diabète sont traitées avec de l'insuline. Presque toutes les personnes touchées par le diabète quand elles sont jeunes sont traitées par insuline dès que le diagnostic est posé. Les sujets diagnostiqués plus tard dans leur vie peuvent gérer leur maladie de manière tout à fait satisfaisante pendant de nombreuses années avec d'autres formes de traitement, mais beaucoup d'entre eux auront finalement besoin d'insuline pour compenser le déficit en insuline provenant de leur pancréas. La plupart des diabétiques n'aiment pas faire eux-mêmes leurs injections, mais les stylos à insuline et les aiguilles modernes sont si bien conçus que ces craintes disparaissent généralement après les premières injections. En général, elles deviennent une partie intégrante de la routine quotidienne.

TYPES D'INSULINE

Depuis la découverte de l'insuline, d'innombrables diabétiques se sont injectés avec de l'insuline extraite du pancréas de vaches et de cochons. Au cours des vingt dernières années ou plus, l'insuline humaine est devenue largement disponible. Toutefois, elle n'est pas extraite du pancréas humain de la même manière que celle provenant de porc ou de vache. Une recherche extensive a été consacrée à la production d'insuline « humaine » par génie génétique. L'insuline biosynthétique est obtenue par la déprogrammation d'un microorganisme, une bactérie *ou une levure*, qui est reprogrammé afin d'inclure la production de l'insuline, au lieu de protéine, dans son code génétique. L'insuline fabriquée de cette manière est rigoureusement purifiée et ne contient aucune trace de la bactérie d'origine.

La première insuline produite était une insuline soluble aussi appelée insuline analogue à action rapide. Injectée sous la peau, cette insuline active au bout de 30 minutes dure 4 à 8 heures. Diverses modifications ont été apportées à cette insuline d'origine afin qu'elle dure plus longtemps après l'injection. Lorsque de la protamine ou du zinc est incorporé dans l'insuline soluble, une seule injection peut durer de 12 à 36 heures. Pendant de nombreuses années, les médecins conseillaient une seule injection quotidienne, mais ils ont réalisé que ce n'était pas un bon moyen de contrôler les variations de la glycémie qui se produisent au cours de la journée. De nos jours, beaucoup de patients qui ont besoin d'insuline reçoivent des insulines analogues rapides, intermédiaires ou lentes prémélangées à raison de deux fois par jour, mais un nombre croissant de patients reçoit de l'insuline quatre fois par jour ou plus, injectée à l'aide d'un stylo à insuline (voir le paragraphe sur les ***stylos injecteurs à insuline*** plus loin dans ce chapitre). Une nouvelle génération d'insulines, aussi appelées insulines analogues, dont la composition chimique est modifiée, est également disponible sur le marché aujourd'hui. En modifiant la structure moléculaire de l'insuline, les fabricants peuvent modifier la façon dont elle agit, ce qui lui permet d'être absorbée différemment.

J'ai récemment entendu dire que l'insuline humaine pourrait être dangereuse, alors même que j'en ai pris pendant plusieurs années. Devrais-je m'inquiéter ?

Il y a eu une mauvaise publicité autour de l'insuline humaine. Un certain nombre de diabétiques passant d'un traitement à base d'insuline animale à une insuline humaine ont remarqué qu'ils subissent moins d'alertes d'hypoglycémies. Ce changement de perception peut résulter d'autres facteurs (voir le paragraphe ***Hypoglycémies*** plus loin dans ce chapitre), mais certaines personnes sont convaincues que le problème a été causé par l'insuline humaine.

Il y a eu aussi des cas de décès inattendus chez des patients qui ont changé leur traitement pour de l'insuline humaine. Ces décès pourraient être dus à un faible taux de glycémie, mais cela n'a pas été prouvé. Il n'a pas été démontré que les effectifs concernés ont augmenté depuis que l'insuline humaine a été introduite.

Je suis musulman et mon diabète est pris en charge par de l'insuline. J'ai entendu dire que l'insuline provenait du porc. Est-ce vrai ?

Oui et non. Autrefois certaines insulines étaient extraites du pancréas de porc, ou ont été obtenues par transformation de l'insuline de porc par procédé chimique. « L'insuline humaine » n'est pas fabriquée à partir de tissu humain, mais elle est appelée ainsi parce qu'elle est « semblable à l'insuline humaine originale ». Aujourd'hui nous n'utilisons que de l'insuline humaine.

Tableau 3.1 insulines disponibles en France (août 2006).

L'insuline à action rapide (analogue) qui est une insuline claire (ou limpide), a un délai d'action de 15 minutes, un pic d'action de 30 à 70 minutes et dure de 2 à 5 heures				
Nom	***Fabriquant***	***Source***	***Flacon ou cartouche***	***Stylo inject-eur prérempli***
Humalog	Lilly	Analogue	Cartouche et flacon	Stylo Humalog
NovoRapid	Novo Nordisk	Analogue	Cartouche	FlexPen
Apidra	Sanofi-Aventis	Analogue	Cartouche et flacon	Stylo Optiset
L'insuline soluble qui est une insuline claire (ou limpide), a un délai d'action de 30 minutes, un pic d'action de 2 à 3 heures et dure 4 à 6 heures				
Nom	***Fabriquant***	***Source***	***Flacon ou cartouche***	***Stylo-inject-eur prérempli***
Umulin S (soluble)	Lilly	Humaine	Cartouche et flacon	Non
Insuman Rapid	Sanofi-Aventis	Humaine	Cartouche	Stylo Optiset
Actrapid	Novo Nordisk	Humaine	Flacon	Non
* Les flacons sont des bouteilles d'insuline à utiliser avec une seringue, et les cartouches sont à utiliser avec un stylo à insuline				
L'insuline à action intermédiaire est une insuline en suspension (ou trouble) qui a une durée d'action de 4 à 8 heures				
Nom	***Fabriquant***	***Source***	***Flacon ou cartouche***	***Stylo-inject-eur prérempli***
Umulin I (isophane) (NPH)	Lilly	Humaine	Flacon et cartouche	Umulin kwik Pen
Insulatard	Novo Nordisk	Humaine	Flacon et cartouche	Innolet et Flex Pen
Insuman Basal	Sanofi-Aventis	Humaine	Flacon et cartouche	Optiset Pen
L'insuline analogue à action intermédiaire/longue est une insuline claire qui a une durée d'action de 12 à 24 heures sans pic d'action				
Nom	***Fabriquant***	***Source***	***Flacon ou cartouche***	***Stylo-inject-eur prérempli***
Levemir	Novo Nordisk	Analogue	Cartouche	Flexpen
Lantus	Sanofi-Aventis	Analogue	Flacon et cartouche	Optiset Pen et Solostar

Insuline à action prolongée				
Nom	***Fabriquant***	***Source***	***Flacon ou cartouche***	***Stylo-injecteur prérempli***
Insuline prémélangée comprenant les insulines analogues à action rapide et les insulines analogues à action intermédiaire				
Nom	***Fabriquant***	***Source***	***Flacon ou cartouche***	***Stylo injecteur prérempli***
Humalog Mix 25** Pen	Lilly	Analogue	Cartouche	Humalog Mix 25
Humalog Mix 50** Pen	Lilly	Analogue	Cartouche	Humalog Mix 50
Novomix 30	Novo Nordisk	Analogue	Cartouche	Flexpen
Novonik 50 et Novonik 70	Novo Nordisk	Analogue	Cartouche	Flexpen

Il semble qu'il y ait beaucoup de types différents d'insuline sur le marché. Pouvez-vous me donner quelques éléments complémentaires sur ces différents types ?

La gamme des insulines disponibles peut être source de confusion, même si elle se divise en quatre groupes distincts qui sont présentés dans le Tableau 3.1. Les temps d'action de chaque type d'insuline varient grandement d'un sujet à l'autre et ceux donnés dans le tableau ne doivent être considérés qu'à titre indicatif.

Les flacons mentionnés dans le tableau sont des flacons d'insuline à utiliser avec une seringue, et les cartouches sont à utiliser avec un stylo injecteur d'insuline.

Je prends un mélange d'insuline à action rapide et intermédiaire deux fois par jour et je ne comprends pas quel type d'insuline agit à quel moment de la journée.

Beaucoup de patients sont troublés par la longueur de l'action de l'insuline en particulier lorsqu'elle est prise plus de deux fois par jour. Le diagramme représenté dans la Figure 3.1 (ci-après) donne une représentation de certaines combinaisons couramment utilisées.

Cependant, en règle générale l'insuline à action rapide agit rapidement (matin et soir) et l'insuline à action intermédiaire prend plus de temps et couvre l'après-midi et la nuit. Si cela n'est toujours pas clair, nous vous recommandons un échange avec votre médecin ou une infirmière spécialiste du diabète.

Puis-je attraper le sida avec de l'insuline humaine ?

Certainement pas. L'insuline humaine est réalisée soit à partir de bactéries ou de levures « programmées » pour produire de l'insuline qui a la même structure que l'insuline humaine, ou à partir d'insuline porcine transformée par procédé chimique pour ressembler à de l'insuline humaine. De plus en plus purifiée et si possible identique à l'insuline humaine, son intérêt est de diminuer le risque d'infection.

Est-il possible d'être allergique à l'insuline ?

Très rarement. Les patients peuvent développer une allergie à l'un des additifs à l'insuline tels la protamine ou le zinc, mais l'insuline en elle-même n'est pas susceptible de provoquer une allergie.

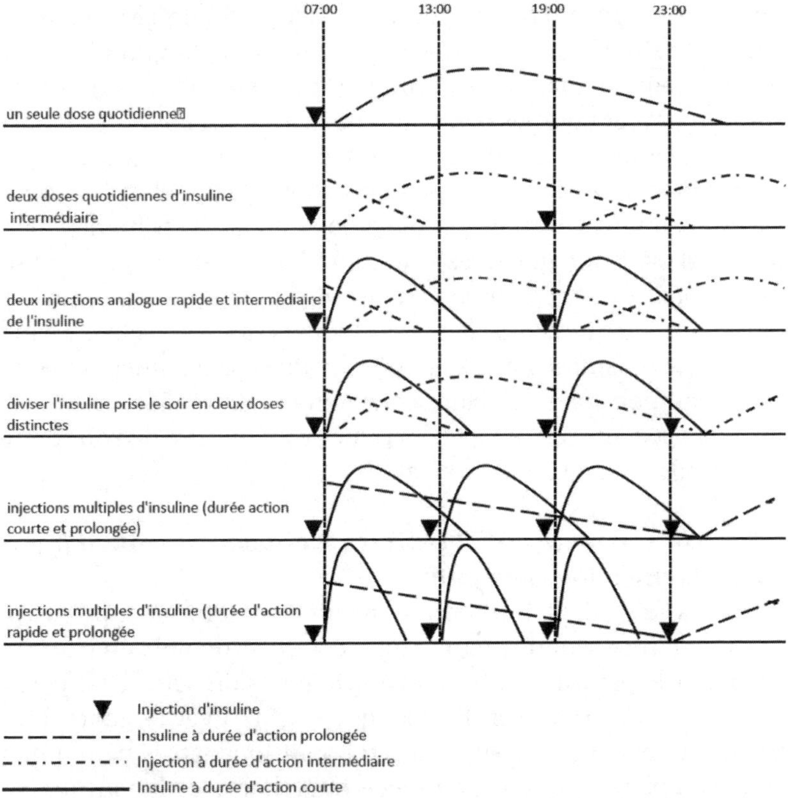

Fig. 3. 1. Schémas des cinq principales formes d'insulinothérapie.

Mon médecin veut que je passe à quatre injections par jour. Est-ce nécessaire ?

De plus en plus de patients prennent quatre injections par jour et sont en général satisfaits de cette obligation, même si cela signifie évidemment plus d'injections. S'injecter deux fois par jour à l'insuline est un compromis puisque chaque injection contient un mélange d'insuline à action courte et à action lente permettant de fournir la bonne quantité d'insuline à et entre chaque repas.

Nous avons tous besoin qu'une petite quantité d'insuline s'écoule dans notre corps tout au long de la journée pour garder notre niveau de glucose stable. On appelle « insuline basale », la quantité d'insuline nécessaire à une bonne régulation du métabolisme en l'absence de tout repas, et pour les personnes qui sont d'un poids normal, cela revient généralement à un maximum de 24 unités par jour.

La quantité d'insuline basale nécessaire varie selon les circonstances : pendant l'exercice, la maladie et après avoir bu de l'alcool, pour n'en citer que quelques-unes. En plus de cette insuline basale, nous avons également besoin d'insuline à chaque repas (insuline bolus) pour faire face aux effets des aliments sur la glycémie. Le montant réel de l'insuline nécessaire dépend du type d'aliment et en particulier la quantité de glucides consommée. Votre diététicien ou un infirmier spécialisé en diabète devrait être en mesure de vous donner des conseils généraux sur ce sujet.

Serais-je en mesure d'obtenir un meilleur contrôle si je passe à trois injections par jour ?

Si vous êtes à deux injections d'insuline par jour, vous prenez probablement une insuline prémélangée comme Novomix ou Humalog-Mix avant le petit-déjeuner et avant le repas du soir. Il est possible d'obtenir un auto contrôle glycémique efficace avec ce genre d'insuline, mais beaucoup de sujets se trouvent incapables de maintenir un niveau bas de glycémie à une certaine heure de la journée, sans courir un risque d'hypoglycémie à un autre moment. Il s'agit d'un problème inhérent aux mélanges fixes d'insuline. Le plus souvent, les taux glycémiques sont élevés au coucher après un bon dîner. Si c'est le cas, nous suggérons une adaptation thérapeutique réalisée par le patient lui-même en « divisant la dose du soir » c'est-à-dire en prenant une insuline à action rapide avant le repas du soir et une insuline à action prolongée au coucher. Cela permettra d'ajuster la dose de chaque insuline pour obtenir de bons résultats sans souffrir d'hypoglycémie pendant la nuit.

J'ai entendu des personnes se référer à l'insulinothérapie de type « basal/bolus ». Qu'est-ce que cela signifie et est-elle efficace ?

L'insuline basale est nécessaire pour maintenir une glycémie normale, lorsque le corps est dans un état basal ou de repos. Cela varie en fonction du moment de la journée et peut être affecté par la maladie et d'autres conditions. Le traitement est normalement donné sous la forme d'une insuline à action prolongée dans la nuit, qui devrait durer 24 heures. Si elle ne parvient pas à atteindre cet objectif, une autre dose d'insuline à action prolongée peut être donnée dans la matinée. Le mot *bolus* vient du latin et signifie un coup de dés ou une protubérance : il s'agit de l'insuline administrée avant que vous mangiez pour contrôler l'effet de la nourriture que vous êtes sur le point de prendre. Il s'agit normalement d'une insuline à action rapide ou analogue à action ultrarapide. Cette combinaison est maintenant largement utilisée dans le diabète de type 1 et 2 et donne aux patients une plus grande flexibilité à ce qu'ils mangent et quand.

HORAIRES

Je suis sous traitement thérapeutique à base d'une combinaison de comprimés et d'insuline et mon médecin veut maintenant me faire changer à deux voire à quatre injections d'insuline par jour. Est-ce que cette mesure va interférer avec ma vie sociale – comme de manger à l'extérieur, ou faire une autre activité ?

Non, au contraire, plus vous avez d'injections, plus cela doit rendre votre vie plus souple. La plupart des patients soumis au rythme d'une injection par jour constatent qu'ils ont besoin d'un repas dans l'après-midi, autour de 18-19 h 00. Avec une deuxième injection, ce repas peut être retardé de plusieurs heures quand l'insuline est administrée peu de temps auparavant. Avec un stylo à insuline, il est plus commode de se donner une injection lorsque vous mangez à l'extérieur.

J'ai entendu dire qu'il y avait une nouvelle insuline à action rapide qui est encore plus rapide que l'Actrapid. Ce traitement a-t-il des avantages ?

Vous avez raison, il existe maintenant cinq nouvelles insulines de synthèse « sur-mesure » : trois insulines à action rapide – l'insuline lispro (Humalog®), l'insuline aspart (NovoRapid®) et Apidra® d'Aventis. Il existe également deux versions à action prolongée : glargine (Lantus®) et détémir (Levemir®). Elles sont les premières de ce qui sera une longue série de nouvelles insulines (connues sous le nom d'analogues de l'insuline) qui seront produites dans les années à venir. Elles ont été modifiées pour les empêcher de former de grandes molécules complexes lorsqu'elles sont injectées en sous-cutanée (un processus qui se produit à des degrés divers avec d'autres insulines), accélérant ainsi leur absorption et leur action. Leur grand avantage potentiel est – au moins pour Humalog et NovoRapid – qu'elles doivent être injectées immédiatement avant le repas, et leur action correspond davantage à la digestion du repas que celle des insulines ordinaires d'aspect clair. Il en résulte un meilleur contrôle de l'augmentation de la glycémie à la suite de la digestion et de l'absorption des repas en abaissant le pic de concentration de la glycémie. Elles ont un autre avantage, provenant de leur action rapide : quand elles sont injectées avant le petit-déjeuner, elles sont moins susceptibles de provoquer des hypoglycémies avant le déjeuner car leurs effets se dissipent plus rapidement. Elles sont parfaitement adaptées aux schémas modernes d'insulinothérapie, dits « basal-bolus », qui s'appuient sur la physiologie de la sécrétion d'insuline « basale » à action lente le soir avec un « bolus » d'insuline à action rapide avant chaque repas, et sont disponibles dans des cartouches et stylos jetables.

Je souffre d'hypoglycémies nocturnes et mon médecin est tenté de me faire changer d'insuline de base pour une nouvelle insuline basale analogue à action prolongée, qui, dit-il résoudra le problème. Comment est-ce que cela va m'aider ?

Il aimerait sans doute que vous essayiez l'une des nouvelles insulines analogues. Ces dernières durent plus longtemps que votre insuline actuelle, susceptible d'être une forme d'insuline NPH. Celle-ci a été développée au Danemark il y a 60 ans et a été le traitement classique du diabète depuis ces 20 dernières années. L'insuline NPH présente l'inconvénient de ne durer que de 12 à 16 heures et dispose d'un profil d'absorption très variable. Cela signifie que même si vous prenez des doses identiques de NPH pendant plusieurs nuits consécutives, le taux d'absorption pourra varier considérablement. Cela explique pourquoi vous pouvez vous réveiller avec un taux de glycémie de 140 mg/l un matin et un taux de 350 mg/l le lendemain matin. Les deux nouvelles insulines à action prolongée ont été conçues pour pénétrer dans le sang lentement et ont une durée d'action de 24 heures. Lantus® (insuline glargine) a la durée d'action la plus longue et agit pendant 24 heures chez de nombreuses personnes. Levemir® (insuline detemir) a probablement une durée d'action plus courte que le Lantus, mais on dit qu'elle a une action plus cohérente que les autres insulines à action prolongée. La plupart des patients qui passent de l'insuline NPH à Lantus ou Levemir s'accommodent de la nouvelle insuline et trouvent souvent que leur schéma posologique [posologie et moment d'administration] est plus efficace et prévisible.

Mon infirmier praticien spécialisé voudrait que j'essaie une nouvelle insuline à action prolongée, mais il me dit qu'il existe deux options et il ne sait pas laquelle utiliser dans mon cas. Pourriez-vous s'il vous plaît élaborer une réponse ?

Il existe deux analogues d'insulines à action prolongée : l'insuline détémir (Levemir®) et l'insuline glargine (Lantus®). Elles sont destinées à durer 24 heures. Il n'y a pas beaucoup de choix entre les deux. Détémir est probablement plus courte que dans son action l'insuline glargine. Cela signifie que sous traitement par insuline basale, vous êtes plus susceptible d'avoir à prendre détémir deux fois par jour – le plus souvent avant le petit-déjeuner et avant dîner. L'insuline glargine est une solution légèrement acide et certaines personnes se plaignent que ça pique un peu quand elle est injectée.

Au cours des quatre dernières années, j'ai utilisé l'insuline Actrapid avant les repas et Insulatard au coucher. J'ai récemment changé de traitement pour NovoRapid en tant qu'insuline prandiale et je ne suis pas très satisfait. Mon contrôle du diabète s'est dégradé et j'ai l'impression d'avoir besoin de beaucoup plus de NovoRapid par rapport à la dose d'Actrapid. Cela est très décourageant car on m'avait dit que ma nouvelle insuline me rendrait la vie plus facile.

Il s'agit d'un problème commun au traitement thérapeutique basé sur la NovoRapid et il y a une explication simple. Il s'agit de la nécessité pour l'insuline basale de couvrir 24 heures par jour. Actrapid est une insuline à action plus prolongée que NovoRapid et qui dure généralement pendant la période interprandiale (entre les repas). Ainsi la prise d'Actrapid avant un repas apporte la quantité supplémentaire d'insuline pour le repas mais une fois que vous retournez à l'état basal (à jeun), l'activité d'Actrapid persiste, agissant en qualité d'insuline basale jusqu'à votre prochaine injection d'insuline. Ceci a l'inconvénient de vous exposer à un risque d'hypoglycémie avant votre prochain repas et augmente le besoin de collations entre les repas. NovoRapid (exactement comme Humalog) est conçu pour agir plus rapidement et se dissipe plus rapidement que l'Actrapid. Le risque d'hypoglycémie est réduit, cependant il existe maintenant des moments entre les repas où vous n'aurez plus d'insuline basale.

Il existe deux solutions à ce problème. La première consiste à prendre une injection supplémentaire d'Insulatard avant le petit-déjeuner. Cela durera toute la journée jusqu'à votre deuxième injection d'Insulatard au coucher. L'autre option est de passer à un analogue d'insuline à action prolongée telle que l'insuline glargine ou détémir. Celles-ci peuvent durer jusqu'à 24 heures, contrairement à Insulatard, qui ne dispose que d'une durée de 16 heures. Celui qui a remplacé votre Actrapid avec NovoRapid aurait dû prévoir ce besoin de changer votre insuline basale.

Que dois-je faire si je m'aperçois que j'ai oublié une injection ?

Il est assez facile d'oublier de vous faire une injection ou – pire encore – d'être incapable de se rappeler si oui ou non vous l'avez eu. Si cela se produit, vous devrez mesurer votre glycémie pour vous aider à décider ce qu'il faudra faire ensuite.

Si votre glycémie est élevée (plus de 250 mg/l), vous avez probablement oublié votre injection et vous devrez prendre de l'insuline à action rapide dès que possible. La dose va dépendre de la distance qui vous sépare de votre prochaine injection. Si votre glycémie est normale ou basse (140 mg ou moins) vous avez probablement fait votre injection, même si vous avez oublié que vous l'aviez faite. Il serait plus sûr de vérifier votre glycémie avant votre prochain repas et, si elle est élevée, d'avoir une dose supplémentaire d'insuline à durée d'action courte.

Est-ce que les horaires des injections sont importants ?

Une personne qui fait deux injections d'insulines par jour doit essayer de respecter les mêmes horaires d'injections à une heure près (idéalement : avant le petit-déjeuner et avant dîner).

Sauf si vous prenez Humalog ou NovoRapid, qui sont des insulines à action très rapides et qui doivent être prises juste avant un repas, il est préférable d'avoir votre dose d'insuline environ 30 minutes avant un repas, et nous évoquons plus précisément ce point dans la section suivante **« Régime et Insuline »**. Si vous avez vos repas principaux dans le milieu de la matinée et dans l'après-midi, alors vous pourriez essayer d'administrer de l'insuline aux périodes que nous vous proposons. Vous pouvez constater que l'injection ne dure pas les 18 heures jusqu'au lendemain matin, ce qui explique pourquoi la plupart des patients essaient de garder leurs deux injections à environ 12 heures d'intervalle.

POSOLOGIE

Je viens de quitter l'hôpital après une crise cardiaque. On m'a diagnostiqué un diabète, qui s'ajoute aux mauvaises nouvelles. J'ai été renvoyé à la maison avec un traitement de quatre injections d'insuline par jour, mais on m'a dit que je pourrais être en mesure d'arrêter l'insuline au bout de trois mois. Pourquoi l'insuline était-elle nécessaire ?

En général, une fois que les sujets commencent à prendre de l'insuline, ils doivent continuer le traitement pendant le reste de leur vie. Cependant, vous êtes probablement une exception à cette règle. Une étude publiée en 1995 a montré que ceux qui ont eu une crise cardiaque et un taux de sucre sanguin élevé ont eu un rétablissement optimal s'ils ont été traités immédiatement avec de l'insuline en étant encore dans l'unité de soins cardiaques et pendant trois mois après avoir quitté l'hôpital. Cela vaut pour les personnes déjà diabétiques et ceux qui (comme vous) étaient auparavant non diagnostiqués. Les patients qui ont reçu le traitement insulinique intensif à l'hôpital et pendant les trois mois suivants ont un risque beaucoup plus faible d'avoir une autre crise cardiaque au cours des 12 prochains mois. La raison exacte pour laquelle l'insuline fournirait cette protection à long terme n'est pas connue, mais les résultats de l'étude doivent être pris au sérieux.

Dans votre cas, il est probable que vous soyez examiné par un endocrinologue spécialisé en diabétologie trois mois après avoir quitté l'hôpital et il devrait donc être possible d'arrêter l'insuline et d'essayer un traitement différent pour votre diabète. Certains patients dans votre situation s'accommodent très bien de l'insuline et quand on leur offre la possibilité de l'arrêter, ils choisissent de poursuivre au motif que, à un certain moment dans l'avenir, ils seront susceptibles d'avoir à nouveau besoin d'insuline et ils ne trouvent pas l'intérêt de l'arrêter pendant quelques années.

Mon besoin en insuline est-il susceptible de varier à différents moments de l'année en raison de la météo ?

Plusieurs patients ont remarqué que leur dose d'insuline doit être modifiée par temps très chaud : certains ont besoin de s'injecter plus d'insuline et d'autres moins. C'est probablement parce que les gens réagissent différemment à une vague de chaleur. Il y a une tendance à manger moins et à faire moins d'exercice dans des conditions tropicales. Cependant, parce que le flux sanguin vers la peau est augmenté par températures chaudes, l'absorption de l'insuline injectée est accélérée. Cela signifie qu'une dose donnée ne durera pas aussi longtemps. Chacun est différent et vous devriez découvrir par vous-même comment la chaleur affecte votre glycémie.

Si mes besoins en insuline diminuent au fil des ans, cela signifie que le pancréas a progressivement commencé à produire plus d'insuline naturellement que quand j'étais plus jeune ?

Non, il est très peu probable qu'après de nombreuses années de diabète le pancréas commence à produire de l'insuline naturellement. Toutefois, cette réduction de la dose chez les personnes âgées est bien reconnue. Et cela, grâce à une quantité d'insuline plus importante que celle dont vous aviez vraiment besoin dans le passé. Depuis l'introduction de l'auto-mesure de la glycémie, beaucoup de sujets se retrouvent avec un excédent d'insuline, ou à un déséquilibre, c'est-à-dire parfois trop à un moment de la journée et pas assez à un autre. D'autres explications possibles pour les personnes âgées qui ont besoin de moins d'insuline sont liées au fait qu'elles mangent moins, deviennent plus minces, font de l'exercice, et peuvent subir des changements hormonaux.

INJECTIONS

Les stylos à insuline

Qu'est-ce qu'un stylo injecteur à insuline, et quels sont les avantages d'en utiliser un ?

Un stylo injecteur est un moyen simple d'injecter l'insuline. Il est constitué d'une cartouche d'insuline située à l'intérieur du stylo, d'un dispositif permettant de régler la dose d'insuline à administrer et d'assurer l'injection de l'insuline avec une aiguille spéciale jetable.

Après avoir composé le nombre requis d'unités d'insuline et après l'introduction de l'aiguille dans la peau, vous appuyez sur le piston ou le bouton et le stylo libère la dose correcte d'insuline. Il y a aussi des stylos qui contiennent déjà de l'insuline et ces derniers sont connus sous le nom de stylos préremplis, rechargeables ou stylos jetables. Toutes les cartouches et stylos préremplis d'aujourd'hui contiennent 300 unités d'insuline et sont susceptibles de durer plusieurs jours avant de devoir être changés. Les stylos disponibles sont listés dans le tableau 3.2. En général, les stylos sont compatibles uniquement avec les cartouches d'insuline provenant du même fabricant. Le grand avantage de ces stylos, c'est qu'ils sont plus faciles à utiliser que les seringues et les aiguilles et plus pratiques. Il est simple de faire une injection loin de la maison, par exemple au travail, dans un restaurant ou en voyage. Si votre vue n'est pas bonne, vous pouvez trouver le système de déclic du stylo injecteur d'insuline. Utile, il permet de vous assurer que vous avez injecté la dose correcte. Certains stylos émettent un clic distinct à chaque unité ou deux unités composés.

Si vous souffrez d'arthrose ou d'un défaut de sensibilité au niveau des mains, vous trouverez plus facile d'utiliser un stylo que de prélever une dose d'insuline dans une seringue classique. Tous ces stylos fonctionnent sur une simple pression des doigts pour l'injection, ce qui signifie qu'ils ne sont pas des injecteurs automatiques, mais certains peuvent être plus faciles que d'autres. Par exemple, le stylo prérempli InnoLet® a été spécialement conçu pour avoir un clic distinctif et ne demande qu'une faible pression du doigt pour injecter l'insuline.

Si vous trouvez qu'il est difficile d'injecter votre insuline en raison d'une peur des aiguilles, vous aimeriez davantage utiliser un stylo, Novo Nordisk a lancé le PenMate® qui cache l'aiguille de la vue lorsque l'injection est faite. Les PenMate ne peuvent être obtenus que sur ordonnance. Plusieurs marques de stylo sont disponibles et votre médecin vous montrera les modèles actuels. Dans une situation d'urgence la plupart des stylos sont disponibles auprès de votre centre de soins spécialisé en diabétologie. Il peut être utile d'avoir deux stylos pour que l'un d'eux puisse être utilisé en rechange en cas de bris ou de perte.

On m'a dit que j'avais besoin de quatre injections par jour. Je crains de pouvoir me tromper dans les différents types d'insulines. Que puis-je faire pour empêcher cela ?

De nombreux patients diabétiques prennent maintenant trois, quatre ou cinq injections d'insuline par jour, ce qui se traduira par l'utilisation de deux ou même trois types différents d'insuline. Il s'agit de l'insulinothérapie de type « basal/bolus » ou le schéma d'injections multiples. L'insuline de base ou insuline basale à action prolongée et la dose de « bolus » est prise lors d'un repas ou lorsqu'une importante collation est absorbée. Certaines personnes peuvent prendre un mélange fixe d'insuline le matin, une insuline à action rapide avec le repas du soir et une insuline basale au coucher. L'idée d'utiliser un traitement par multi-injections est d'essayer d'imiter la sécrétion normale d'insuline du pancréas, en donnant de petites doses d'insuline à action rapide pour les repas et une insuline à action prolongée une fois par jour pour agir comme une insuline de base. Le stylo à insuline a été initialement développé pour faciliter la vie des patients avec leurs quatre injections quotidiennes. Nous convenons qu'il peut être déroutant de se voir administrer deux ou trois insulines différentes, mais la plupart des stylos sont disponibles en différentes couleurs pour aider à distinguer les différentes insulines utilisées. Si vous utilisez des stylos préremplis, ceux-ci ont déjà un code de couleur.

Certaines personnes dont le mode de vie signifie qu'ils mangent à des heures irrégulières trouvent leur diabète beaucoup plus gérable avec un schéma de type « basal-bolus ».

Il y a plus de flexibilité, car l'insuline lente n'est pas administrée juste avant les repas et l'insuline rapide est injectée avant un repas, quelle que soit l'heure. Dans la pratique, certains patients ont aussi besoin de prendre de l'insuline à action prolongée le matin ou le midi pour « compléter » l'insuline basale du soir, mais cela dépendra du type d'insuline utilisé.

Tableau 3.2 Stylos à insuline

Fabricant	*Nom du Stylo*	*Incréments*	*Gamme de posologie*	*Insuline utilisée dans le stylo*	*Rechargeable ou Pré-rempli*
Novo Nordisk	Novopen 3 Classic	1 unité	1 – 70	Toute insuline de Novo Nordisk	Rechargeable
	Novopen 3 Fun	1 unité	1 – 71	Toute insuline de Novo Nordisk	Rechargeable
	Novopen Junior	½ unité	1 – 35	Toute insuline de Novo Nordisk	Rechargeable
	Innolet	1 unité	1 – 50	Mixtard® 30 et Insulatard	Pré-rempli
	Flexpen	1 unité	1 – 60	NovoRapid®, Levemir®et Novomix	Pré-rempli
Lilly	Humapen Luxura	1 unité	1 – 60	Toute insuline de Lilly	Rechargeable
	Savio	1 unité	1 – 60	Toute insuline de Lilly	Rechargeable
	Stylo Knit Pen	1 unité	1 – 60	Humalog® Mix50, Humalog® Mix25, Humalog,	Pré-rempli
Sanofi-Aventis	OptiClik	1 unité	1 – 80	Insuline glargine (Lantus®)	Rechargeable
	Optiset	2 unités	2 – 40	Insuline glargine (Lantus®)	Pré-rempli
	Optipen Pro	1 unité	1 – 60	Toute insuline Sanofi-Aventis	Rechargeable

INJECTEURS

Les aspects pratiques des stylos, aiguilles, seringues et flacons

Au moment où on m'a laissé sortir de l'hôpital après que le diagnostic du diabète ait été posé, on m'a remis un stylo et quelques seringues et aiguilles jetables pour mes injections. Comment puis-je en obtenir plus ?

Les stylos, seringues à insuline et aiguilles jetables pour stylos injecteurs sont disponibles sur ordonnance. Votre médecin vous fournira une prescription pour tout type de seringue d'insuline et/ou les aiguilles pour stylos à insuline que vous choisissez, et ils peuvent alors être obtenus sans frais auprès d'un pharmacien.

Quelle est la meilleure façon de se débarrasser des aiguilles provenant des seringues à insuline et des stylos.

Il existe un dispositif appelé le BD Safe-Clip® qui peut être utilisé pour couper les aiguilles de stylo ou seringues à insuline qui sont ensuite stockées à l'intérieur de l'appareil. Une fois que l'aiguille est coupée, mettez la seringue usagée ou le cylindre de l'aiguille du stylo injecteur dans un conteneur avec vos lancettes et suivez les directives de votre municipalité concernant l'élimination sûre des déchets médicaux. Certaines autorités locales peuvent fournir des conteneurs spéciaux et un service de collecte pour les personnes qui sont traitées avec de l'insuline, mais il n'existe pas de politique nationale.

Le BD Safe-Clip® est disponible gratuitement sur prescription médicale.

J'ai entendu dire que les aiguilles pour stylos et seringues jetables peuvent être réutilisées. Combien de fois peuvent-ils être réutilisées et quelles sont les règles d'hygiène et d'essuyage pour les conserver entre les injections ?

Alors que les aiguilles pour stylos et seringues jetables sont conçues pour être utilisées qu'une seule fois, certaines personnes les réutilisent. Cependant, la réutilisation des aiguilles les amène à s'émousser, et elles peuvent se plier très facilement. La pointe minuscule au bout de l'aiguille peut également se détacher et rester dans la chair. Les aiguilles sont recouvertes d'une fine couche de lubrifiant [silicone de qualité médicale] afin qu'elles glissent sous et hors de la peau, or le fait de les réutiliser supprime ce lubrifiant et peut provoquer une injection plus douloureuse. Donc, il y a de nombreuses raisons d'utiliser chaque aiguille une seule fois.

Si vous décidez de les réutiliser, assurez-vous que le film protecteur soit placé sur l'aiguille.

Il y a un nombre ahurissant de seringues et d'aiguilles sur le marché. Quels sont les meilleurs types d'aiguille à utiliser ?

En France, nous utilisons trois tailles de seringue. Elles sont utilisées avec l'insuline U100, qui est la norme de concentration de l'insuline dans la plupart des pays, contenant 100 unités d'insuline par 1 millilitre.

- La seringue de 0,5 ml. Cet article est marqué avec 50 divisions simples pour la prise d'au plus 50 unités d'insuline dans une injection.
- La seringue de 1 ml, marquée jusqu'à 100 unités en 2 divisions unitaires pour ceux qui prennent plus de 50 unités d'insuline en une seule injection.
- La seringue 0,3 ml, conçu pour les enfants ou ceux prenant moins de 30 unités d'insuline en une seule injection.

La marque la plus populaire est la seringue BD qui se complète avec une aiguille Micro-Fine TM + 12,7 mm, mais il y a plusieurs autres marques disponibles.

Toutes ces seringues sont marquées du mot INSULINE sur le côté du corps de la seringue et gradué en unités d'insuline. Aucune autre ne doit être utilisée pour injecter de l'insuline. Elles sont toutes affichées dans la Figure 3.2.

Quelle longueur d'aiguille dois-je utiliser sur mon stylo à insuline ?

Il y a plusieurs longueurs d'aiguille aujourd'hui disponibles allant de 4 à 12,7 mm. En règle générale, elles sont utilisées comme suit :

- l'aiguille 4-5 ou 6 mm est destiné aux enfants et adultes en sous poids à un poids normal, sans un pli cutané (ce qui signifie injecter directement dans la peau sans la pincer en premier) ;

- l'aiguille de 8 mm est pour les adultes de poids normal avec un pli cutané (sans le pincer) ;
- l'aiguille de 12,7 mm est pour les adultes en surpoids avec un pli cutané aussi.

Demandez à votre médecin pour la longueur de l'aiguille et la technique d'injection la plus appropriée pour vous.

Je suis malvoyant. Quels stylos ou seringues sont disponibles pour des patients comme moi, ou pour les personnes qui sont aveugles ? Y a-t-il des gadgets qui pourraient m'aider pour faire mes injections ?

On conseille à la plupart des personnes ayant une déficience visuelle d'utiliser un stylo à insuline plutôt qu'une seringue pour préparer l'insuline ou vérifier les bulles d'air. Le mécanisme de numérotation est généralement pourvu d'un clic distinctif qui vous assure que vous avez pris la dose correcte. Il est assez facile à utiliser une fois que la technique est maîtrisée, et offre un bon choix de différents types d'insuline. Ce sujet devrait être abordé avec votre médecin ou votre infirmière spécialiste du diabète.

Reportez vous au tableau Stylos injecteur à insuline plus haut dans ce chapitre.

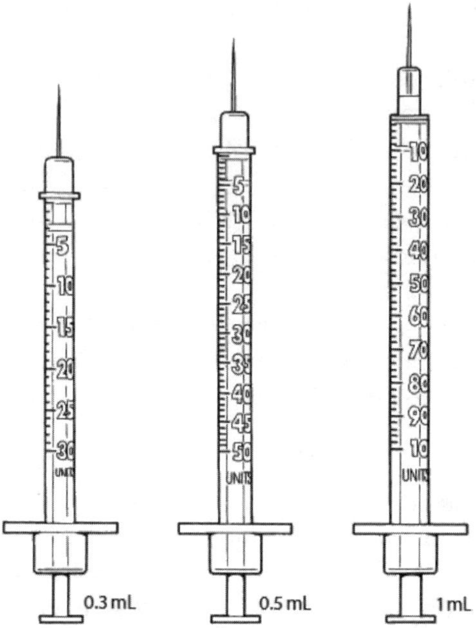

Figure 3.2 Seringues à insuline : 0,3 ml, 0,5 ml et 1 ml

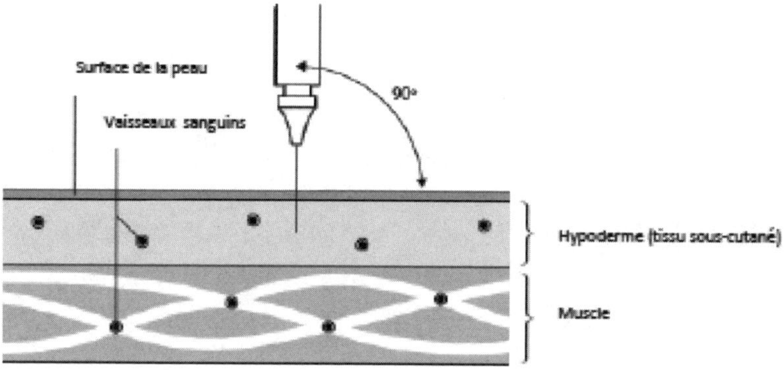

Figure 3.3 Coupe de la peau

Novo Nordisk fabrique un dispositif appelé Innolet®, qui pourrait bien vous convenir. Il s'agit d'un stylo injecteur jetable prérempli d'insuline doté d'un cadran sélecteur de dose facile à lire et d'un système de clic audible à la sélection de chaque unité. Il a des marquages en relief pour chaque 5 unités d'insuline. Il dispose également d'une surface d'appui qui vous permet de reposer l'appareil sur votre peau avant de déplacer l'aiguille vers l'avant pour l'injection. Il dispose d'une prise en main facilitée, adapté aux personnes avec des difficultés de préhension.

Où dois-je conserver mes recharges d'insuline ?

Le stock d'insuline devrait idéalement être conservé dans un réfrigérateur, mais pas dans le congélateur ou le freezer. La température idéale de stockage est comprise entre 2 et 8 °C. En dessous de 0 °C l'insuline est détruite, et à partir de 30 °C, l'action de l'insuline diminue progressivement. Si vous ne disposez pas d'un réfrigérateur, alors l'insuline peut être conservée pendant environ un mois à la température ambiante, mais éloignez-la des sources directes de chaleur tels les radiateurs et une forte lumière du soleil. Beaucoup de sujets préfèrent garder leur flacon d'insuline et/ou leur stylo à insuline qui est en cours d'utilisation à température ambiante, il peut rendre l'injection plus confortable (l'insuline froide augmente la douleur au moment de l'injection).

Dois-je essuyer le haut du flacon d'insuline ou d'une cartouche d'insuline avec de l'alcool avant de l'utiliser ?

Il est généralement admis qu'il n'est pas nécessaire de nettoyer le capuchon externe de la cartouche ou flacon d'insuline avant de l'utiliser.

Régime alimentaire et insuline

On m'a dit que j'allais devoir commencer à prendre de l'insuline après plusieurs années de régime alimentaire et de comprimés. Est-ce que mon alimentation va devoir changer ?

Il serait utile de discuter de vos habitudes alimentaires actuelles et de votre style de vie avec un diététicien avant de commencer à prendre de l'insuline. Si vous avez essayé d'éviter l'insuline en limitant la quantité de glucides que vous absorbez, on pourrait certainement vous conseiller de réguler votre consommation alimentaire en corrélation avec votre dosage d'insuline. Parce que votre diabète ne peut plus être contrôlé avec un régime alimentaire et des comprimés, il est très probable que vous éliminiez un peu de glucose dans vos urines. Il s'agit d'une perte de calories. Lorsque vous démarrez l'insuline et que votre diabète est davantage sous contrôle, cette perte de glucose dans les urines va cesser et il se peut que votre poids augmente. Par conséquent, ce serait une excellente occasion de discuter des changements possibles avec un diététicien.

Je suis une personne très mince, mais on m'a dit de surveiller mon « régime alimentaire ». Pourquoi ?

Le mot « régime » peut souvent être trompeur, car beaucoup de personnes associent un régime uniquement à la notion de régime amaigrissant. Mais « régime » désigne notre mode alimentation. Il signifie aussi un plan alimentaire prescrit pour une maladie spécifique. Pour les diabétiques, le régime alimentaire correspond à votre plan alimentaire. Cela prêterait peut-être moins à confusion si l'on disait « plan nutritionnel » ou « programme alimentaire » à la place, mais la plupart d'entre nous utilisent « régime » dans notre conversation de tous les jours car il s'agit d'un terme courant.

Tous les diabétiques, indépendamment de leur poids, devraient être encouragés à suivre un régime ou un programme alimentaire sain. Si vous prenez de l'insuline, vous devez trouver un équilibre de votre alimentation.

Les conseils à suivre sont abordés dans les points suivants :

- Mangez des aliments contenant des glucides à chaque repas. Les aliments riches en glucides sont les féculents ou les aliments sucrés tels le pain, les pâtes, les pommes de terre, le riz, les légumineuses, les céréales, les fruits, les biscuits et les crackers.
- Ne mangez que des quantités modérées de protéines, même si elles sont un élément essentiel de l'apport alimentaire de chacun. Les aliments riches en protéines sont la viande, le poisson, les œufs, le fromage, les légumes secs, y compris les produits à base de soja, et les noix.

- Soyez prudent avec les graisses. Les matières grasses sont utilisées pour l'énergie et constituent une source plus concentrée de calories que les glucides ou les protéines. Consommées en excès, les graisses peuvent entraîner un gain de poids. Des exemples de matières grasses sont l'huile, le beurre, la margarine, la crème, le saindoux, le beurre clarifié et les huiles végétales. Les aliments frits, les gâteaux et les pâtisseries sont également riches en graisses. Le choix des graisses peut également être important car les gras saturés et les acides gras trans peuvent augmenter votre risque de maladie cardiaque, aussi il est recommandé de choisir plutôt des graisses mono insaturées, comme l'huile d'olive.

La plupart des gens mangent à peu près la même quantité de nourriture chaque jour. Aussi maintenir votre consommation de glucides et de calories à peu près constante à la fois en termes de quantité tout en respectant les horaires peut vous aider à trouver un équilibre avec votre insuline. La nourriture et l'insuline peuvent être ajustées pour l'exercice physique. Un diététicien peut évaluer votre alimentation et vous conseiller sur les changements essentiels que vous devez entreprendre tout en essayant de conserver autant que possible les plus adaptés à vos habitudes alimentaires passées.

Je comprends que les différentes formes d'hydrates de carbone/glucides ont des vitesses de digestion différentes et que cela affecte la hausse de la glycémie après un repas. Je crois comprendre qu'il existe un « index glycémique » pour chaque type de glucides. Qu'est-ce que l'index glycémique ?

L'indice glycémique (IG) est un critère de classement des aliments contenant des glucides, basé sur leurs effets sur la glycémie (taux de glucose dans le sang). Chaque aliment se voit attribuer un numéro lié à son effet sur la glycémie. Les aliments ayant un IG élevé sont rapidement transformés en glucose lorsqu'ils sont consommés et provoquent une forte hausse de la glycémie. Les aliments ayant un IG faible sont transformés en glucose beaucoup plus lentement et produisent une augmentation plus progressive de la glycémie. L'IG nous dit seulement la rapidité avec laquelle un aliment augmente la glycémie quand il est mangé seul et comme nous mangeons habituellement une combinaison de plusieurs aliments cela peut changer l'IG global d'un repas. Nous ne recommandons pas d'éliminer tous les aliments avec un IL élevé parce que votre régime alimentaire doit être attrayant et plus équilibré. Les aliments à IG faible sont généralement plus rassasiants et peuvent aider à contrôler la faim ainsi que les niveaux de glucose dans le sang, de sorte qu'ils peuvent aider à perdre du poids. Vous devez être conscient du fait que la portion de glucides est également importante, donc manger de grandes quantités d'aliments avec un IG faible peut affecter votre contrôle général de la glycémie. Certains aliments à IG faible, comme les chips et le chocolat, contiennent plus de gras et de calories, donc des choix doivent être faits judicieusement. Identifier quels aliments ont un IG élevé peut être utile pour traiter les hypoglycémies, car ces derniers augmentent la glycémie plus rapidement. Le tableau 3.3 présente l'IG de certains aliments populaires.

Un index glycémique vous donnera de plus amples informations.

Combien de temps avant de manger devrais-je avoir mon injection d'insuline ?

La réponse dépend de la vitesse d'action de l'insuline que vous utilisez.

Si vous prenez l'une des insulines analogues à action rapide comme Humalog® ou NovoRapid®, vous devriez normalement vous injecter juste avant un repas. Cependant, certaines personnes préfèrent s'injecter immédiatement après le repas, quand ils savent exactement combien ils ont mangé.

Les anciennes insulines à action rapide, comme Actrapid et Umuline rapide S, prennent plus de temps à faire effet et idéalement devraient être prises 30 minutes avant votre repas. Si votre glycémie avant le repas est faible, vous devriez faire l'injection juste avant le repas ou aussitôt après.

J'ai deux injections par jour. Parfois, je trouve ça gênant de prendre mon injection du soir. Puis-je l'ignorer et prendre un repas ne contenant pas de glucides ?

Ce ne serait pas une bonne idée de vous passer de votre seconde injection (soir), car cela vous laisse sans couverture d'insuline pendant la nuit. Comme l'effet de l'injection du matin se dissipe, votre glycémie va augmenter même si vous n'avez mangé aucun glucide. Les stylos à insuline sont faciles à transporter et devraient rendre assez facile les injections dans la plupart des situations. Si vous avez besoin d'une plus grande souplesse dans votre traitement à l'insuline alors parlez-en à votre spécialiste du diabète, qui pourrait expliquer les schémas alternatifs que vous pourriez envisager.

Les personnes prenant de l'insuline ont besoin de manger des collations entre les repas ?

Parfois, elles le font. Lorsque le pancréas fonctionne normalement, il produit de l'insuline « sur demande » lorsque vous absorbez des aliments et « s'éteint » lorsque l'énergie produite par l'aliment a été utilisée. L'insuline injectée ne se « désactive » pas de cette façon. Dans la mesure où l'insuline injectée a un effet maximal à certains moments de la journée, il est important pour vous de couvrir son action en mangeant une certaine quantité de glucides, ou vous risquez une hypoglycémie. Il convient de rappeler que les glucides vont durer plus longtemps s'ils ont un index glycémique plus faible (généralement riches en fibres), car ils sont absorbés plus lentement (voir le tableau 3.3).

Prenez avant les repas un analogue de l'insuline à action très courte, comme NovoRapid® ou Humalog®. Ils sont conçus pour fournir de l'insuline pour le repas, mais n'ont pas d'effet avant les repas, de sorte que vous pouvez éviter les collations. Il y a plusieurs façons d'ajuster votre traitement à l'insuline en fonction de la vie que vous menez, alors parlez-en à votre médecin ou à une infirmière spécialiste du diabète à ce sujet.

Tableau 3.3 L'indice glycémique – tableau synthétique

Différents tableaux pourront donner des résultats légèrement différents en fonction de l'analyse.

Aliments à faible IG (55 ou moins)	***Aliments à IG moyen (56-69)***	***Aliments à IG élevé (70 ou plus)***
All-Bran®, porridge avec de l'eau (42), Special K® (54)	Muesli (56), Weet-abix® (69), Shredded Wheat® (céréales préparées à partir de blé entier)	Bran Flakes, Rice Krisp-ies®, corn-flakes, blé soufflé
Pains multigrains, pain complet à la farine moulue sur pierre (53)	pain complet (69), pain pita, pain de seigle	Pain blanc, bagels, pain français (baguette), pain sans gluten
Lentilles, orge, haricots rouges, haricots de Lima, haricots blancs, pois chiches, pois, noix*		fèves
Patate douce, chips (54) *	Pommes de terre bouillies	Pommes de terre en purée, pomme de terre en robe des champs, frites, panais
Cerises, prunes, pommes, pamplemousses, pêches, kiwis, oranges, raisins, baies, bananes (55), les mangues (55)	Raisins de Smyrnee, raisins secs, fruits au sirop en conserve, bananes bien mûres	Pastèques, dates
Pâtes de blé, spaghetti, macaroni	Riz basmati	Riz blanc, pâtes de riz
Lait, yaourts, chocolat au lait* (49)	Crème glacée	Bonbons à la jelée (Dragi-bus), bonbons en gélatine (Jelly Babies) *

* Bien que ces aliments aient un IG faible, ils ont une teneur élevée en gras et ils sont donc riches en calories.

(Les chiffres entre parenthèses indiquent IG d'un aliment donné)

Dans la mesure où je suis traité par l'insuline, dois-je manger une collation au coucher ?

Cela dépend du traitement insulinique que vous avez adopté et du niveau de votre glycémie au coucher. Si vous prenez de l'insuline mélangée deux fois par jour, vous devriez peut-être consommer une petite collation au coucher, comme un morceau de pain grillé, des fruits frais, un petit sandwich, un petit bol de céréales ou un yaourt. Il n'est pas conseillé d'aller au lit avec un taux de glycémie inférieur à 140 mg/l. Si votre glycémie est inférieure à cela, vous courez le risque d'avoir une hypoglycémie pendant la nuit. Si vous êtes sur un programme d'une insuline à action prolongée et trois injections d'insuline à action rapide (« basal-bolus ») une collation au coucher ne devrait pas être nécessaire. Si vous avez besoin d'une collation au coucher votre insuline peut nécessiter un ajustement.

Dois-je augmenter ma prise d'insuline à Noël pour faire face à l'excédent de nourriture que je vais consommer ?

Oui, vous pouvez prendre de l'insuline supplémentaire pour couvrir les glucides supplémentaires que vous mangerez lors d'une occasion spéciale, pas seulement à Noël. À Noël, la plupart des personnes (y compris les diabétiques) mangent plus et c'est très bien. Mais il est également utile de rappeler que la nourriture supplémentaire sera stockée et fera augmenter votre poids ! Toute activité supplémentaire (comme la marche ou la danse) aidera à réduire les effets de la nourriture supplémentaire.

Les aliments supplémentaires riches en glucides nécessiteront un surplus d'insuline et une approche par tâtonnement pourra être nécessaire pour déterminer l'augmentation adéquate de votre dose. Il serait plus sûr d'augmenter votre insuline par petite quantité (par exemple une à deux unités) à la fois, sauf si vous avez une expérience préalable du dosage supplémentaire dont vous avez besoin.

Est-ce bien pour moi, en tant qu'insulinotraité, de faire une grasse matinée le dimanche ou dois-je me lever et faire mon injection et prendre mon petit-déjeuner à l'heure habituelle ?

Votre traitement à l'insuline devra être adapté à votre style de vie choisi autant que possible et vous devriez être en mesure de faire la grasse matinée le dimanche si vous le souhaitez ! Un apprentissage par « essais et erreurs » pourrait être nécessaire et nous vous encourageons à vous contrôler régulièrement pour voir ce qui fonctionne pour vous. Si vous êtes sous insuline deux fois par jour et que vous retardez votre première injection de plusieurs heures, alors vous devriez peut-être réduire cette première dose, surtout si vous prenez le petit-déjeuner et le déjeuner comme un seul repas. Si vous prenez une insuline à action prolongée dès le matin, il vous est possible de modifier le timing de cette insuline de manière permanente pour vous permettre de rester au lit lorsque vous le choisirez et de faire l'insuline basale ou lente au coucher ce qui vous permettra de faire la grasse matinée. Si vous ne prenez pas d'insuline à action rapide dans la matinée, il est beaucoup plus facile d'omettre cette insuline et de manquer le petit-déjeuner. Vous devez prendre rendez-vous avec votre diabétologue pour discuter des différentes options de modification dans votre programme d'insulinothérapie en fonction de votre style de vie.

J'ai deux injections par jour : matin et soir. Je garde des heures régulières pour le petit-déjeuner et le dîner, mais je voudrais pouvoir varier l'horaire à laquelle je prends le déjeuner. Quel effet cela aurait-il sur le contrôle de mon diabète ?

Comme vous prenez deux injections par jour, il est fort probable que vous soyez sous traitement à base d'insuline mixte ou à action intermédiaire. Parce que des insulines présentent un pic d'action, il est important que vous couvriez ce pic avec de la nourriture ou vous risquez d'augmenter votre hypoglycémie. Si vous prenez un déjeuner plus tard, vous devrez peut-être inclure une collation en milieu de matinée et être prêt à augmenter votre dose pour éviter une hyperglycémie avant le déjeuner. Une approche par tâtonnement et un suivi attentif vous donneront la meilleure indication possible pour modifier le timing de votre déjeuner. Si vous sentez que vous avez besoin de plus de flexibilité dans vos heures de repas, de multiples injections peuvent être une meilleure alternative pour vous. Votre médecin peut discuter des différentes options avec vous.

Parfois, je souffre d'un manque d'appétit. Est-ce approprié de réduire ma dose d'insuline en de telles occasions ?

La réponse à cette question dépend du nombre d'injections d'insuline que vous prenez chaque jour. Si vous utilisez le schéma basal-bolus, il est facile d'omettre ou de réduire votre insuline rapide en fonction de votre apport alimentaire. Vous ne devrez jamais omettre la dose à action prolongée. Si vous prenez de l'insuline deux fois par jour, et si votre appétit est réduit, vous risquez de faire une hypoglycémie si vous sautez un repas complètement. Il n'est jamais facile de traiter cela avec un régime alimentaire variable ou erratique si vous prenez de l'insuline prémélangée, mais vous pourriez envisager de réduire la dose, en vous aidant de votre lecteur de glycémie pour décider quelle est la quantité d'insuline à prendre. Si votre appétit continue d'être faible, ou si vous perdez du poids sans le vouloir, vous devriez voir un diététicien pour obtenir des conseils sur les choix alimentaires pour palier à votre manque d'appétit.

Mon mari a pris du poids depuis que le diagnostic du diabète a été posé il y a trois mois. Quelles en sont les raisons ?

La plupart des patients perdent du poids avant que leur diabète ne soit diagnostiqué et traité. Dans le cas du diabète non contrôlé, la masse graisseuse du corps se dégrade et beaucoup de calories sont perdues sous forme de glucose dans les urines (ce sujet est abordé plus en détail dans le chapitre 1 à ***Symptômes)***. Dès que le diabète est sous contrôle, la masse graisseuse cesse de se dégrader, les calories ne sont plus perdues et la perte de poids s'arrête. Beaucoup de diabétiques, comme votre mari, commencent à prendre du poids.

S'il commence à prendre trop de poids, votre mari devrait en discuter avec son diabétologue et son diététicien. Ils vont le conseiller sur son régime alimentaire et son activité physique et, s'il prend de l'insuline, ils lui recommanderont de réduire sa consommation de nourriture et d'insuline en même temps.

J'ai pris de l'insuline pendant huit ans et pendant cette période j'ai pris beaucoup de poids. Mon médecin dit que l'insuline ne fait pas grossir, mais si c'est le cas, pourquoi ai-je pris autant de poids ?

Avant de commencer l'insuline, les sujets diabétiques perdent souvent du poids. Lorsque le diabète n'est pas contrôlé, vous perdez beaucoup de calories sous forme de glucose dans l'urine (voir ***les Symptômes*** dans le chapitre 1). Lorsque le diabète est contrôlé, les calories ne sont plus perdues dans l'urine et la perte de poids s'arrête. Il y a donc une tendance pour les patients à prendre du poids ou à reprendre le poids qu'ils avaient perdu. L'insuline bien dosée ne doit pas vous faire grossir mais si vous prenez trop d'insuline vous devez manger davantage pour éviter les hypoglycémies. Ces calories supplémentaires causeront l'augmentation de votre poids. Aussi, l'insuline peut à la base augmenter votre appétit, car elle diminue la glycémie. Essayer de perdre du poids lorsque vous êtes sous traitement à l'insuline est possible, mais cela doit être fait lentement, car vous ne pouvez pas faire de changements de régime drastique sans perturber votre contrôle du diabète. Avec une attention particulière à la réduction de nourriture et d'insuline, la perte de poids peut être atteinte, mais cela exige de la patience et de la persévérance.

Depuis que je suis passé à des injections multiples, afin d'améliorer mon contrôle et m'ajuster à mon planning de travail chargé, j'ai pris beaucoup de poids. Je suis vraiment satisfait de mon contrôle et ne cherche plus à éviter une injection d'insuline pour éviter les hypoglycémies, mais pourquoi est-ce que je continue à prendre du poids ?

Votre changement d'insulinothérapie vous aide à contrôler votre diabète et s'adapte mieux avec votre travail. C'est bien que vous ne ratiez pas vos injections d'insuline et qu'il y ait une meilleure adéquation entre votre insuline et votre prise alimentaire. Puisque vous êtes maintenant en mesure d'utiliser tous les aliments que vous mangez, l'excédent dont vous n'avez pas besoin sera stocké sous forme de graisse.

Pour contrôler votre poids, vous devez équilibrer la nourriture que vous mangez avec la quantité d'énergie que vous utilisez. Prêtez un œil attentif à votre alimentation. Peut-être que vous choisissez un régime alimentaire équilibré et sain, mais que vos portions sont trop grosses.

Si vous êtes désireux de réduire votre poids, commencez par regarder les quantités de gras et d'alcool dans votre alimentation, car ce sont les deux sources très concentrées de calories. Visez à réduire tous les aliments gras, faites le choix de produits faibles en matières grasses à la place de ceux qui en sont riches, et prenez un fruit ou un yaourt allégé au lieu de chips ou de biscuits en guise de collation. Choisissez des viandes maigres, du poisson ou de la volaille sans la peau. Incluez beaucoup de légumes. Vous devriez viser une perte de poids comprise entre 0,5-1 kg par semaine. Si vous ne progressez pas, vous devriez peut-être envisager de réduire votre consommation de féculents, avec surveillance de la glycémie et de la réduction de l'insuline pour éviter les hypoglycémies. L'exercice régulier aidera également à utiliser une partie de l'excès de calories. Si votre poids continue à être un problème, faites un journal de tous vos repas et collations pendant trois ou quatre jours, puis demander à votre médecin ou à votre diététicien de les passer en revue avec vous afin de voir où d'autres modifications peuvent être apportées.

Ma conjointe est diabétique et cherche à perdre du poids. Elle suit un régime alimentaire faible en glucides et s'y tient de manière rigide. Je ne comprends pas pourquoi elle ne perd pas de poids.

La réduction d'un groupe alimentaire unique, comme les glucides, dans son régime alimentaire ne mènera pas nécessairement à une perte de poids. Les régimes faibles en glucides sont souvent beaucoup plus élevés en graisses et en protéines de sorte que les calories consommées ne sont pas nécessairement réduites. Une approche plus efficace et plus saine serait de regarder attentivement ce qu'elle mange et de viser à réduire les aliments riches en calories comme les aliments gras et l'alcool. Le meilleur programme alimentaire sur le long terme serait d'éviter les aliments frits, d'utiliser des produits laitiers faibles en matières grasses, de prendre des quantités modérées de protéines comme de la viande maigre, du poisson, du poulet ou des substituts de viande comme du tofu ou du Quorn, d'augmenter les fruits et légumes, le choix d'aliments riches en glucides avec un index glycémique plus faible, et d'inclure une activité physique régulière. Votre partenaire peut bénéficier de l'aide et du soutien d'un diététicien.

J'ai entendu dire qu'il y avait une pilule anti-obésité qui agissait en empêchant l'absorption des graisses. Serait-elle adaptée à mon cas ? J'ai du diabète et je suis très en surpoids.

La tablette à laquelle vous faites probablement allusion est appelée Xenical® ou Ali®, le nom commercial de l'Orlistat. Il bloque la digestion des graisses et est la première pilule anti-obésité à ne pas reposer sur la suppression de l'appétit. L'Orlistat manipule les processus chimiques de digestion, en bloquant l'action des lipases (enzymes qui décomposent les graisses dans l'intestin), de sorte qu'environ 30 % de matières grasses dans votre repas ne vont pas être digérées. Cependant, il peut y avoir des effets secondaires désagréables. La graisse alimentaire qui n'est pas absorbée sera rapidement éliminée, ce qui peut entraîner des crampes d'estomac, de la diarrhée et des fuites huileuses. L'Orlistat est recommandé pour les personnes atteintes de diabète et si vous réussissez à perdre du poids, il aidera votre contrôle du diabète. Prenez conseil auprès de votre médecin ou d'associations spécialisées.

HYPOGLYCÉMIES

Depuis que ma femme a démarré l'insuline, elle a eu des épisodes d'étourdissements. Quelle est la cause de cette réaction ?

Les crises de votre femme sont susceptibles d'être dues à un niveau insuffisant de glucose dans le sang. Le terme médical est l'hypoglycémie que la plupart des gens appellent « hypo » pour faire court. Lorsque la glycémie est inférieure à 60 mg/l, le cerveau est affecté. Fortement dépendant du glucose, le cerveau ne fonctionne plus correctement et commence à produire des symptômes comme la faiblesse des jambes, une vision double ou floue, confusion, maux de tête et, dans les cas graves, la perte de conscience et des convulsions. L'hypoglycémie déclenchera également la production d'adrénaline, une hormone responsable de la transpiration, de l'accélération du rythme cardiaque et des sentiments de panique et d'anxiété. Les enfants décrivent souvent une « sensation de vertige » ou simplement de« fatigue » quand ils sont hypoglycémiques. La plupart des sujets trouvent qu'il est difficile de décrire ce qu'ils ressentent quand ils sont en hypoglycémie mais la preuve est que le glucose dans le sang est faible. S'il y a un doute sur l'exactitude de vos niveaux de glycémie, il est toujours plus sûr de prendre du glucose ou 3 morceaux de sucre n°4 si vous vous sentez étrange. Les symptômes de l'hypoglycémie sont présentés dans le tableau 3.4.

Quelle est la meilleure chose à prendre quand je suis en hypoglycémie ?

Cela dépend en très grande partie du stade à partir duquel vous reconnaissez que l'hypoglycémie se développe. Au début, le meilleur traitement serait de prendre un repas ou une collation si cela est nécessaire, ou s'il y a un certain temps avant votre prochain repas, une collation comme un fruit, un sandwich ou des biscuits.

Si votre hypoglycémie est assez bien avancée, vous devez prendre des glucides très rapidement absorbés. Il est préférable de prendre du sucre, des bonbons ou des jus de fruits ou, pour encore plus de rapidité, une boisson sucrée comme du coca ordinaire (et non « light », ½ canette est suffisante), de la limonade ou du Lucozade. Les bonnes choses à transporter dans votre poche sont également des comprimés de glucose comme Dextro Energy-car ils sont absorbés très rapidement (trois comprimés de Dextro-Energy contiennent 10 g de glucose). Ils sont également moins susceptibles d'être consommés comme des bonbons ordinaires lorsque vous n'êtes pas en hypoglycémie !

Tableau 3.4 Les symptômes de l'hypoglycémie

Cause	*Symptômes*
Réaction à l'adrénaline	Transpiration Battements de cœur Tremblement/Frissonnement Faim Anxiété Picotements
Manque de glucose du cerveau	Confusion/Difficulté à réfléchir Somnolence/faiblesse Comportement étrange (morosité) Difficulté d'élocution Nausée, perte de connaissance
Non spécifique	Maux de tête Fatigue

Je prends de l'insuline NPH deux fois par jour et je me trouve en hypoglycémie deux à trois heures après mon repas du soir. Comme je vis seul cela m'inquiète. Que puis-je faire ?

Toute personne qui a des hypoglycémies fréquentes à un moment donné de la journée peut facilement y remédier en diminuant sa dose d'insuline. Dans ce cas, si vous avez des hypoglycémies après votre dose d'insuline du soir, vous devez réduire cette quantité d'insuline avant dîner jusqu'à ce que vous cessiez d'avoir des hypoglycémies. D'autre part, les hypoglycémies avant le repas du soir pourraient être corrigées en réduisant votre dose d'insuline (NPH) du matin.

J'ai récemment perdu mes signes avant-coureurs d'hypoglycémies. Est-il probable qu'ils reviennent ?

Un contrôle très serré du diabète est connu pour réduire la reconnaissance de l'hypoglycémie. Une étude réalisée avec l'aide de personnes qui avaient perdu leurs symptômes avant-coureurs montre que lorsque les participants ont gardé leur taux de glycémie supérieur à 80 mg/l sans interruption pendant trois mois, en évitant complètement les hypoglycémies, ils ont connu une restauration partielle ou complète des symptômes avant-coureurs. Pensez-vous que votre diabète pourrait être trop étroitement contrôlé ? Si c'est le cas, il peut être utile de discuter avec votre équipe soignante et de réduire votre dose d'insuline.

Mon père est diabétique depuis 20 ans. Récemment, il a eu ce que son médecin appelle des crises d'épilepsie. Pourriez-vous me dire comment l'aider et s'il y a un remède ?

Une hypoglycémie grave peut provoquer une crise et il est important de vérifier la glycémie de votre père lors d'une attaque. Si le niveau de glucose est faible, réduire son insuline devrait arrêter les crises. Si les crises ne sont pas dues à un niveau faible de glucose dans le sang, il devrait être possible de les contrôler en faisant en sorte qu'il prenne ses comprimés anti-épileptiques régulièrement – demander à son médecin plus de détails sur ces crises.

Les réactions à l'insuline peuvent-elles finalement causer des dommages permanents au cerveau ?

Beaucoup de patients se posent des questions à ce sujet car il s'agit d'une grande source d'inquiétude. Le cerveau se remet rapidement d'une hypoglycémie et il est peu probable qu'il y ait des dommages permanents, même après une attaque sévère avec convulsions. Une hypoglycémie très prolongée peut se produire chez une personne atteinte d'une tumeur produisant de l'insuline, et si une personne est inconsciente pendant des jours alors le cerveau ne se rétablit pas complètement. Ce n'est pas susceptible de se produire chez les sujets diabétiques, chez qui l'effet de l'insuline disparaît après quelques heures. Toutefois, il existe un nombre de preuves selon lesquelles des sujets qui ont eu des hypoglycémies très fréquentes pendant de nombreuses années peuvent être plus à risque de démence en fin de vie.

J'ai entendu dire qu'il existait une hormone possédant des propriétés antagonistes de l'insuline appelée le glucagon. Est-ce similaire au glucose et peut-il servir à corriger la glycémie en cas d'hypoglycémie ?

Le glucagon est une hormone qui, comme l'insuline, est produite par le pancréas. Sécrété, il agit sur les cellules hépatiques en stimulant la libération du glucose en réserve dans le foie. Il peut également être injecté chez le patient diabétique en cas d'hypoglycémie notamment si le sujet est inconscient ou trop agité pour avaler du glucose. Il peut être conservé en solution injectable comme l'insuline. Il est conditionné en kit (kit de glucagen®) constitué d'un flacon contenant la poudre de glucagon et d'une seringue contenant le solvant présenté séparément. Le procédé de dissolution du glucagon et le prélèvement avec la seringue peuvent s'avérer difficiles, surtout si vous vous sentez pris de panique. Il est conseillé, pour vous-même et la personne qui vous assistera probablement, de demander une démonstration des prélèvements du glucagon à votre médecin.

Le glucagon n'a qu'un effet à courte durée et il est donc important de prendre ensuite un peu de sucre par voie orale pour prévenir une nouvelle perte de connaissance. Lorsque les enfants recoivent une injection de glucagon, leur taux de glucose dans le sang peut augmenter fortement et les rendre malades, donc ils ne voudront pas prendre plus de sucre. Il est préférable de faire un test sanguin pour aider à décider si plus de glucose est vraiment nécessaire immédiatement. Des glucides complexes « lentement assimilables », dit sucres lents (comme les biscuits) doivent être administrés dès qu'ils se sentent assez bien pour manger, car le niveau de glucose dans le sang peut chuter à nouveau plus tard.

Quand j'ai récemment administré à ma femme une injection de glucagon, elle a vomi. Est-ce normal ?

Certains sujets vomissent quand ils reprennent conscience après une injection de glucagon, en particulier les enfants. Si seulement la moitié du contenu du flacon est donnée (0,5 mg), cela sera généralement suffisant pour corriger l'hypoglycémie, mais moins susceptible de causer des malaises.

Mon diabète a été contrôlé par des comprimés pendant 20 ans, mais il y a deux ans mon médecin m'a recommandé de commencer un traitement par insuline. Je suis bien contrôlé, mais mon sommeil est souvent perturbé par des rêves, ou alors je me réveille avec une sensation de faim. Pouvez-vous me conseiller la démarche à suivre si cela arrive ?

Vous pouvez vous trouver en hypoglycémie pendant la nuit. Il a été démontré que beaucoup de diabétiques ont un faible taux de glycémie au petit matin et, à condition qu'ils se sentent bien et dorment bien, cela n'a probablement aucune importance. Toutefois, si vous vous réveillez régulièrement avec des symptômes d'hypoglycémie (comme la sensation de faim) ou si vous avez des cauchemars, vous devriez d'abord vérifier si vous êtes en hypoglycémie en mesurant votre glycémie aux alentours de 3 heures du matin quand elle est en général à son niveau le plus faible. Si le contrôle révèle un niveau inférieur à 70 mg/l, vous devriez réduire votre dose d'insuline à action intermédiaire du soir. Si votre glycémie est alors élevée avant le petit-déjeuner, le lendemain, une injection d'insuline à action intermédiaire prise avant d'aller au lit au lieu d'avant le repas du soir, peut résoudre votre problème.

Ai-je raison de penser que seules les personnes prenant de l'insuline peuvent avoir des hypoglycémies ?

Non. Certains des comprimés utilisés pour le traitement du diabète de type 2 peuvent également causer des hypoglycémies. Les plus couramment utilisés sont le glibenclamide (Amarel®, Daonil®) et le gliclazide (Diamicron®). Ces hypoglycémies seront réglées avec le glucose de manière habituelle, mais, parce que les comprimés ont une action plus longue que l'insuline, l'hypoglycémie peut survenir après plusieurs heures. Toute personne ayant des hypoglycémies avec des comprimés a probablement besoin de réduire la dose. La metformine, cependant, ne cause pas de crise d'hypoglycémie.

4 | Surveillance et contrôle

La clé d'une vie réussie avec le diabète réside dans un bon contrôle de la glycémie. On ne peut juger le degré de votre réussite que par les mesures des réactions de votre corps au traitement. Si vous souffrez de diabète, le fait que vous vous sentiez bien ne signifie pas nécessairement que votre glycémie soit bien contrôlée. Ce n'est que lorsque le diabète est mal contrôlé que vous saurez que quelque chose ne va pas. Si votre glycémie est trop basse, vous pouvez être conscient des symptômes d'hypoglycémie – si ces derniers ne sont pas traités, cela peut évoluer vers un état d'inconscience (coma hypoglycémique). À l'opposé, lorsque la concentration de glucose dans le sang augmente très rapidement, vous allez peut-être observer une augmentation de la soif et une fréquence excessive de mictions – si cela n'est pas traité, cela peut évoluer vers des nausées, des vomissements, de la faiblesse, et finalement un obscurcissement de la conscience et le coma (un état appelé acidocétose). Il est évident depuis longtemps que de vous fier uniquement à vos sensations est trop imprécis, même si certains sujets peuvent être en mesure de « sentir » des changements subtils dans leur contrôle du diabète. Pour cette raison, de nombreux tests ont été développés pour permettre une mesure précise de contrôle et, tandis que les années passent, ces tests deviennent plus efficaces et précis.

La participation du patient atteint de diabète au suivi et au contrôle de sa propre maladie a toujours été primordiale pour la réussite du traitement. Avec le développement de l'autosurveillance glycémique, cela est devenu encore plus évident : la surveillance vous permet de mesurer avec précision le degré d'efficacité de votre contrôle afin de trouver l'équilibre entre les effets contradictoires de l'alimentation, de l'exercice et de l'insuline, et d'effectuer des ajustements afin de maintenir cet équilibre. Au tout début, après la découverte de l'insuline, les tests d'urine étaient les seuls tests disponibles qu'il fallait même effectuer dans de petits laboratoires. Les analyses d'urine ont toujours eu l'inconvénient de n'être qu'un indicateur indirect de ce que vous avez vraiment besoin de savoir : le niveau de glucose dans le sang. La surveillance de la glycémie est devenue disponible pour les patients atteints de diabète à partir de 1977 et est maintenant largement acceptée. Comme toute personne ayant contrôlé ses niveaux de glucose sanguin le sait, ceux-ci varient considérablement au cours de la journée ainsi que d'un jour à l'autre. Aussi, une simple lecture lors d'une visite deux fois par an en consultation de diabétologie est limite pour l'évaluation à long terme du succès ou de l'échec de la prise en charge globale de la maladie.

Le dosage d'hémoglobine A1c (hémoglobine glycosylée ou glyquée HbA1c) est un test de laboratoire très fiable pour le suivi à long terme de la glycémie moyenne (en tenant compte des pics et creux) sur un intervalle de deux à trois mois. Un sujet atteint de diabète doit viser un objectif d'un taux d'HbA1c de 7 %, ce qui indique que la glycémie a été stabilisée dans une plage de valeurs normales. À condition qu'il n'y ait pas eu de crises problématiques d'hypoglycémie, cela signifie que l'équilibre du diabète a été excellent et aucune autre modification au traitement n'est nécessaire. Atteindre un niveau normal d'HbA1c et le maintenir aussi proche que possible de la norme est un objectif important. Tout le monde ne peut y arriver, mais il est sans aucun doute le moyen le plus efficace de prévenir le développement de complications à long terme.

Une étude de renommée mondiale menée en Grande-Bretagne, l'étude UKPDS (**U**nited **K**ingdom **P**rospective **D**iabetes **S**tudy) a confirmé ces résultats pour les personnes atteintes de diabète de type 2 également. Ce projet de recherche a eu lieu sur plus de vingt ans dans 23 centres en Angleterre, en Écosse et en Irlande du Nord. Plus de 5 000 patients atteints de diabète de type 2 nouvellement diagnostiqués se sont soumis à des essais cliniques et les résultats ont montré que le maintien de l'HbA1c à 7 % réduit le risque de complications du diabète. Pour plus de détails, voir la question qui suit.

POURQUOI SURVEILLER ?

J'ai développé le diabète à l'âge de 56 ans et je parviens mal à contrôler ma glycémie avec des comprimés. Cependant, je me sens parfaitement bien et je me demande pourquoi mon médecin souhaite tellement que j'ai un bon contrôle de la maladie.

Jusqu'en 1998, il y avait des doutes quant à la nécessité d'un contrôle strict de la glycémie chez les diabétiques de type 2, qui correspond au type le plus commun de diabète se développant plus tard dans la vie. Les résultats d'un vaste projet de recherche britannique – l'étude *Prospective Diabetes Study* (UKPDS) – ont ensuite été publiés, et ont fourni des preuves claires que le risque de complications liées au diabète de type 2 était plus élevé chez les personnes avec des niveaux élevés de glucose dans le sang et donc d'HbA1c. Les 5 000 personnes atteintes de diabète qui ont participé à l'étude ont été séparées au hasard en deux groupes, l'un avec un contrôle strict et l'autre avec des taux glycémiques sanguins plus élevés. Le groupe avec un contrôle plus serré s'accompagne d'une réduction de 25 % des maladies des yeux et de 16 % de risque d'une crise cardiaque.

L'étude a confirmé que pour la plupart des sujets atteints de diabète de type 2, l'état se détériore progressivement avec le temps. Ainsi les sujets qui sont initialement bien contrôlés par des comprimés, auront le plus souvent besoin d'insuline quelques années plus tard. L'étude UKPDS a également montré que les personnes atteintes de diabète de type 2 bénéficient d'un contrôle très strict de la pression artérielle, ce qui réduit les risques de maladies cardiaques, accidents vasculaires cérébraux et des problèmes oculaires. Lorsque l'étude épidémiologique UKPDS a été arrêtée en 1997, les patients qui y ont pris part ont été suivis pendant 10 ans et les résultats ont été publiés en 2008. Ces résultats ont montré que, lorsque l'étude a pris fin, la différence du contrôle glycémique entre les deux groupes était nulle et tous les patients avaient le même niveau de contrôle au cours des 10 années suivantes. Cela étant, les patients qui avaient un contrôle strict dans les années qui suivent le diagnostic avaient moins de risques de complications liées au diabète, y compris le risque de crise cardiaque, et cette réduction du risque a été maintenue pendant les 10 années qui suivirent. Le message est qu'un contrôle adéquat du glucose sanguin dans les premières années conduit à des bénéfices sur le long terme et donc il faut traiter la maladie précocement !

J'ai du diabète de type 2 et je suis traitée avec de l'insuline. Je ne souhaite pas tester mon sang et me sens parfois coupable à ce sujet. Combien de fois ai-je vraiment besoin de tester ?

Lorsque vous avez démarré votre traitement à l'insuline, vous avez probablement reçu le soutien de votre famille et de vos collègues de travail et établi un contact étroit avec un praticien de la santé. Cela peut s'avérer déprimant quand, une fois les premières manifestations d'intérêt estompées, vous avez à accepter le fait que la routine du diabète ne s'en ira jamais. Cela correspond au moment où les diabétiques peuvent arrêter de faire des tests sanguins réguliers. Nous avons interrogé un certain nombre de personnes qui ont abandonné les tests et ce sont les raisons les plus courantes qu'ils donnent.

- Les tests sont difficiles et sanglants.
- Je n'ai pas le temps/cela ne vaut pas la peine de tester mon sang.
- Il n'est pas nécessaire de faire des tests si on se sent bien.
- Tester mon sang, me fait prendre conscience que je suis diabétique.
- Il est gênant/embarrassant de tester son sang en public ou au travail.
- Les injections d'insuline sont essentielles, les tests sanguins ne le sont pas.
- Un mauvais résultat au test me fait me sentir encore plus déprimé au sujet de mon diabète.
- Il est inutile de tester mon sang car je n'utilise pas les résultats.

Ce sont les opinions des personnes qui vivent avec le diabète et elles doivent être respectées. Cependant, nous croyons que, si vous avez besoin d'insuline, vous ne pourrez obtenir un bon contrôle de la maladie qu'en vous soumettant à des analyses de sang car il n'y a pas d'autre moyen de savoir exactement où vous en êtes avec votre diabète. Il n'existe aucune règle immuable quant à la fréquence à laquelle vous devriez vous tester et vous devriez être déterminé par les informations que vous avez concernant les bénéfices de faire des tests sanguins. Vous devriez évidemment vérifier s'il est important de connaître votre niveau de glucose, par exemple lors de la conduite automobile, pour confirmer une hypoglycémie ou quand vous vous sentez mal, ou avant un exercice physique. En d'autres occasions, vous pouvez simplement vouloir vérifier que votre taux de sucre sanguin est dans la norme. Pour plus de détails, voir les conseils sur la surveillance de la glycémie.

Au cours des 12 derniers mois, j'ai dû augmenter mes doses d'insuline plusieurs fois, mais elles se sont révélées être incapables de me faire atteindre un résultat de test sanguin proche de la norme. J'ai du diabète depuis 25 ans et jusqu'à l'année dernière, j'ai toujours été bien contrôlé. Qu'est-ce qui s'est passé ?

Voici quelques raisons pour lesquelles vos niveaux de glucose dans le sang auraient pu augmenter insidieusement et pourquoi vous avez besoin de plus d'insuline après de nombreuses années de bonne conduite :

- Moins d'exercice, ce qui signifie que plus d'insuline est nécessaire pour chaque prise alimentaire,
- Augmentation de la quantité de nourriture que vous mangez,
- Augmentation du stress ou de troubles émotionnels,
- Toute maladie qui s'éternise, conduit à un besoin accru d'insuline,
- Des problèmes techniques avec des injections telles que l'apparition de protubérance sur la peau à cause d'injections d'insuline répétées au même endroit (les lypodystrophies),
- Une prise de poids liée à l'âge,
- Un traitement avec certains médicaments, en particulier des corticoïdes, un divrétique.

En dehors de ces raisons identifiées, certains sujets trouvent que la dose d'insuline dont ils ont besoin peut varier dans des proportions assez importantes, sans aucune explication évidente.

Le stress peut-il faire monter la glycémie ?

Oui, mais la réponse varie d'une personne à l'autre. Chez certaines personnes, le stress a tendance à faire monter la glycémie alors que pour les autres, il peut augmenter le risque d'hypoglycémie.

SURVEILLANCE DU DIABÈTE DE TYPE 2

Mon médecin traitant affirme que les tests sanguins sont très chers et il veut que je réduise mon nombre de tests. Je prends de la metformine et du gliclazide pour contrôler mon diabète. À quelle fréquence devrais-je être testé ?

Il y a une grande pression sur les médecins pour réduire leurs dépenses en matière de médicaments et dans la mesure où les bandelettes réactives pour les tests sanguins sont très chères, celles-ci sont souvent choisies comme cible pour la réduction des coûts. La plupart des bandelettes coûtent jusqu'à environ €32 par boîte de 50. Il est triste de constater que certaines personnes atteintes de diabète vont tester leur glycémie très fréquemment et ne feront pas usage des résultats. Les patients sous comprimés pour le diabète n'ont certainement pas besoin de tester leur sang aussi souvent que ceux qui prennent de l'insuline, mais il y a des raisons importantes et valables pour que vous ayez besoin d'avoir la possibilité de vérifier votre taux de glycémie sanguine.

Tout d'abord, il est utile de choisir une journée typique et de vous tester au hasard un certain nombre de fois pour trouver l'amplitude de vos taux de glycémie. Vous pouvez constater que deux heures après un repas vos taux glycémiques grimpent jusqu'à des niveaux supérieurs à 200 mg/l. Ensuite, si vous avez un esprit critique, vous aurez envie de découvrir quels aliments en sont responsables. Ainsi, la surveillance de la glycémie est un outil éducatif puissant qui peut vous aider à découvrir l'effet des différentes denrées alimentaires. Tester votre sang entre deux fois par semaine et quatre fois par semaine, selon le type de traitement que vous prenez est raisonnable. Aussi longtemps que vous voulez obtenir des informations utiles, sur la base desquelles vous allez agir, vous devriez continuer à tester votre glycémie. Aujourd'hui la Sécurité sociale rembourse 200 tests par an. Au-delà, les tests sont à votre charge.

TEST DE GLYCÉMIE

Quel est l'écart normal des taux glycémiques chez une personne qui ne souffre pas de diabète ?

Avant les repas, l'écart est compris entre 70 et 110 mg/l. Après le repas, il peut s'élever jusqu'à 180 mg/l en fonction de la teneur en glucides du repas. Aussi longtemps qu'une personne sans diabète ne s'alimente pas, la concentration de glucose dans le sang ne descend jamais en dessous de 60 mg/l, et peut importe combien elle mange, elle ne va jamais au-dessus de 180 mg/l.

Est-ce que la surveillance de la glycémie est adaptée pour les personnes dont le diabète est contrôlé par des comprimés ?

Oui, c'est vrai. Tous les diabétiques, qu'ils soient contrôlés par le régime alimentaire seul, l'association du régime alimentaire et des comprimés, ou de l'insuline, devraient s'efforcer d'effectuer un contrôle parfait de leur diabète.

Traditionnellement, les mesures étaient réalisées par des tests d'urine réguliers faits à la maison. Depuis 1977, il y a eu un mouvement pour encourager les patients à faire leurs propres mesures par des tests de glycémie capillaire.

Cette forme de surveillance a d'abord été perçue comme étant la plus appropriée pour les patients traités à l'insuline. Cependant, une plus grande expérience a montré que l'autosurveillance glycémique convient aussi bien aux patients traités avec un régime alimentaire ou avec des comprimés.

L'inconvénient d'avoir à se piquer le doigt pour obtenir une goutte de sang est largement compensé par la plus grande précision et fiabilité des lectures ainsi obtenues. Puisque les bandelettes de test glycémique sont chères, il est important d'utiliser les résultats des tests, soit en augmentant votre connaissance et compréhension sur les effets de différents aliments ou activités (ou les deux) sur la glycémie, ou en modifiant votre traitement en corrélation avec les informations que vous obtenez à partir des résultats des tests.

Dois-je garder mes bandelettes de test glycémique dans le frigo avec mon insuline ?

Non, il est important de les garder au sec car toute humidité aura une incidence sur leur réactivité. Le flacon de bandelettes de test doit être conservé dans un endroit frais et sec, et ne pas être exposé à des températures extrêmement élevées. Vous devez mettre le couvercle sur le récipient immédiatement après avoir enlevé une bandelette (sauf si les bandelettes sont individuellement enveloppées de papier d'aluminium). Beaucoup de ces bandelettes contiennent des enzymes, qui sont des substances biologiques qui ne durent pas éternellement, et elles ne doivent jamais être utilisées au-delà de leur date d'expiration. Si vous avez des raisons de douter du résultat d'un test sanguin, il est préférable de répéter le test en utilisant un nouveau flacon de bandelettes.

J'ai fait un test de tolérance au glucose et mon glucose sanguin le plus élevé était de 350 mg/l. Cependant, mon analyse d'urine est négative pour le glucose. Y a-t-il une manière de tester mon niveau de glycémie sanguine sans passer par le laboratoire ?

Vous semblez avoir un « seuil rénal du glucose » élevé (voir le paragraphe ***Urine*** plus loin dans ce chapitre). Cela signifie que ce n'est qu'à partir de très fortes concentrations de glucose dans le sang que tout votre glucose s'écoule dans vos urines. Dans votre cas, les tests d'urine sont des tests inutiles et les tests sanguins sont essentiels. De nos jours, la plupart des patients surveillent leur glycémie à la maison en utilisant les lecteurs compacts et pratiques qui sont largement disponibles. Il existe plusieurs techniques d'analyses sanguines et la plupart des bandelettes peuvent être utilisées uniquement avec le lecteur conçu spécialement pour cette bandelette. Votre médecin sera en mesure de vous montrer les différentes bandelettes et les lecteurs qui sont disponibles et votre choix doit être fait après discussion avec ce dernier. Toutes les méthodes différentes donnent de bons résultats à condition qu'elles soient utilisées judicieusement et avec les instructions appropriées. Les lecteurs de glycémie sont disponibles sur prescription, ainsi que les bandelettes. Vous trouverez plus d'informations sur les bandelettes et les lecteurs plus loin dans ce chapitre, et le tableau 4.2 énumère les lecteurs actuellement disponibles.

Je me sens en hypoglycémie quand ma glycémie est normale et je ne me sens bien que quand elle est élevée. Je me sens très malade quand mon médecin essaie de garder ma glycémie à un niveau normal. Suis-je dépendant d'une glycémie élevée ?

Lorsque vous avez eu un mauvais contrôle de votre diabète depuis plusieurs années, les tissus du cerveau et d'autres tissus présents dans le corps peuvent s'adapter à une forte concentration de glucose dans le sang. En conséquence, vous pouvez vous sentir à la fois en hypoglycémie lorsque votre glycémie est normale ou même élevée. Les perspectives à long terme pour les personnes dans votre situation ne sont pas bonnes, sauf si vous pouvez vous rééduquer pour tolérer des niveaux normaux de glucose dans le sang sans avoir de malaise. Ceci est possible mais exige de la détermination et une véritable compréhension des dangers à long terme d'un taux de glycémie élevé.

Votre problème peut être surmonté par des mesures glycémiques régulières et une baisse progressive de la glycémie afin que votre corps ait la possibilité de s'adapter à des niveaux inférieurs. Vous devez croire que, même si vous vous sentez mal, aucun dommage ne vous sera fait si votre glycémie reste supérieure à 80 mg/l. Cela peut prendre jusqu'à six mois pour que ce processus de rééducation puisse prendre effet, mais cela en vaut la peine.

J'ai remarqué que le contrôle de ma glycémie est seulement bon pendant une semaine par mois et c'est la semaine avant mes règles. Quelle en est la raison et que dois-je faire à ce sujet ?

Chez certaines femmes, la dose d'insuline nécessaire pour contrôler le diabète varie en fonction du cycle menstruel. Votre question implique que vous devenez plus sensible à l'insuline dans la semaine avant vos règles et vous avez probablement besoin de plus d'insuline dans les autres moments de votre cycle. Il n'y a aucune raison de ne pas essayer d'élaborer un programme où vous réduiriez votre dose d'insuline dans la semaine précédant vos règles et l'augmenteriez à d'autres moments.

La variation est due à différentes hormones provenant des ovaires au cours du cycle menstruel. Certaines de ces hormones ont un effet anti-insuline. Le même genre d'effets peut se produire quand une femme prend des comprimés contraceptifs oraux (la pilule) ou quand elle est enceinte. Vous devriez essayer de faire des ajustements de la dose d'insuline afin de compenser ces changements hormonaux et de maintenir l'équilibre de la glycémie à des valeurs normales. Votre endocrinologue/diabétologue est la meilleure personne à qui demander des conseils précis sur la façon de faire ces ajustements.

J'ai utilisé Mixtard pour contrôler mon diabète pendant plusieurs années. Je prends 36 unités avant le petit-déjeuner et 24 unités avant mon repas du soir. Mes analyses de sang sont normalement assez bonnes, à l'exception de l'heure du coucher où mon niveau glycémique atteint 300 mg/l. Mon médecin dit que mon contrôle du diabète n'est pas assez bon et il veut que je m'administre plus d'injections chaque jour. Quelle est votre opinion à ce sujet ?

Deux injections quotidiennes d'insuline sont habituellement un bon compromis. Il semble que votre dose du soir ne fournisse pas assez d'insuline à action rapide pour faire face à votre repas du soir, bien que le composant à action prolongée de Mixtard soit en mesure de fournir suffisamment d'insuline de base la nuit. Une solution assez simple consiste à « diviser la dose du soir ». Vous devriez prendre une dose d'insuline à courte durée d'action avant le repas du soir et un peu d'insuline de base au coucher. Les doses devraient être ajustées en fonction des résultats des examens sanguins. Cette nouvelle disposition aurait l'avantage supplémentaire de vous donner la possibilité de varier votre dose d'insuline avant le repas en fonction de ce que vous voulez manger.

Table 4.2 Lecteurs de Glycémie Sanguine

Fabricant	***Nom du Lecteur de Glycémie***	***Nom des Bandelettes de Test***	***Quantité de sang (en microlitre µl)***	***Écarts de résultats (en millimoles/l)***	***Temps du Test (en secondes)***
Abbott Diabetes Care (Assistance téléphonique 0500 467 466)	Medisense Optium Xceed	Medisense Optium Plus Electrodes (aussi Medisense B CETONE, électrode pour mesure de la cétonémie)	0,6	1,1-27,8	5
	Freestyle papillon	Freestyle	0,3	1,1-27,8	5
	Freestyle Freestyle Mini	Freestyle	0,3	1,1-27,9	7
ADL Healthcare Diagnostics (Assistance téléphonique 0800 08 588 08) **truetrack@adlhealthcare.co.uk**	TrueTrack SmartSystem	TrueTrack SmartSystem	1	1,3-33,3	10
Bayer HealthCare (Assistance téléphonique 0845 600 6 030) **www.ascensia.co.uk**	Ascensia Contour XT	Ascensia Microfill bandelettes de test (10 disques)	0,6	0,6-33,3	15 30

CDx Ltd (Assistance téléphonique 0191 564 2036) **www.cdx.uk.com**	SensoCard Plus (kit lecteur de glycémie parlant)	SensoCard	0,5	1,1-33,3	5
LifeScan (Assistance téléphonique 0800 121 200) **www.lifescan.co.uk**	One Touch Ultra One Touch Ultra Easy	One Touch Test Strips One Touch Test Strips	1 1	1,-33,3 1,1-33,3	5 5
Menarini (Assistance téléphonique 0800 243 667) **visio@menarinidiag.co.uk**	GlucoMen® visio GlucoMen® PC GlucoMen® Glyco	GlucoMen® Visio Sesors GlucoMen® GlucoMen®	0,8 2,0 2,0	1,1-33,3 1,3-33,3 1,3-33,3	10 30 30
Roche Diagnostics (Assistance téléphonique 0800 701 000) **www.accu-chek.co.uk**		Accu-chek® Aviva Accu-chek® Active Strips Compact Plus Advantage Plus	0,6 2 1,5 4	0,6-33,3 0,55-33,3 0,55-33,3 0,55-33,3	5 5 5 25

note pour le lecteur : Le tableau ci-dessus propose une sélection de lecteurs de glycémie actuellement disponibles. Cette liste est constamment mise à jour. Une liste plus exhaustive peut être trouvée dans le British National Formulary (BNF) ou sur le site www.diabetes.co.uk.

Quel est le meilleur endroit pour prélever du sang afin de mesurer le taux de glucose sanguin ?

Il est généralement plus facile d'obtenir du sang au bout des doigts. Vous pouvez utiliser la pulpe, qui est la partie charnue du doigt, ou sur les côtés du bout des doigts. Les côtés du bout des doigts sont moins sensibles que la pulpe. Certaines personnes préfèrent utiliser la zone située juste en dessous du lit unguéal. Il peut être nécessaire pour des sujets comme des guitaristes, pianistes ou dactylographes d'éviter la pulpe du doigt. Ils existent quelques lecteurs de glycémie qui permettent de prélever du sang sur le bras (voir la question sur les tests de glycémie sur les bras plus tard dans ce chapitre).

Quel est le meilleur dispositif de lancette (fine aiguille piquant légèrement la peau pour permettre d'avoir un échantillon de sang) ?

Toutes les lancettes (stylos auto piqueurs à usage unique) sont très semblables et il y a peu d'éléments permettant de les distinguer. Les lancettes peuvent être utilisées soit seules ou en combinaison avec un dispositif automatique. Elles peuvent être obtenues sur prescription de votre médecin. Alternativement, elles peuvent être achetées auprès d'un pharmacien.

Les dispositifs automatiques fonctionnent sur le principe d'un embout qui dissimule l'aiguille de la lancette tout en perçant la peau très rapidement et à une profondeur contrôlée. Le lecteur que vous utilisez sera accompagné d'un stylo auto piqueur.

Dois-je nettoyer mes doigts avec de l'alcool ou avec un antiseptique avant de les piquer ?

Nous ne vous recommandons pas d'utiliser de l'alcool pour le nettoyage de vos doigts. L'alcool ou un antiseptique pourrait interférer avec la bandelette de test et causer des douleurs si vous avez récemment piqué le même doigt. Nous vous conseillons de vous laver les mains avec du savon et de l'eau chaude ou de l'eau seulement, et séchez-les soigneusement avant de piquer votre doigt. La principale motivation à avoir un doigt propre est d'enlever toute contamination, comme la nourriture, qui peut fausser les résultats des tests de glycémie.

Est-ce que le fait de piquer constamment mes doigts va les endolorir ?

Vous pouvez constater que vos doigts sont douloureux pendant la première semaine ou deux après le début de votre contrôle glycémique, mais cela semble se calmer avec le temps. Nous avons observé beaucoup de patients qui ont mesuré leur glycémie régulièrement trois ou quatre fois par jour pendant plus de 15 ans et qui n'ont pas de problèmes de doigts endoloris. Les lecteurs les plus modernes utilisent de très petites quantités de sang et vous n'avez donc pas besoin de piquer le doigt trop brutalement ! N'utilisez pas toujours le même doigt – essayez d'utiliser à tour de rôle différents doigts.

Est-ce que mes doigts vont prendre beaucoup de temps à guérir après les avoir piqués et ai-je plus de risques de contracter une infection ?

Vos doigts doivent guérir aussi rapidement que ceux d'une personne sans diabète, mais assurez-vous que vous utilisez des lancettes appropriées. Les risques d'infection suite à une piqûre au niveau du doigt sont minimes, un seul cas a été relevé sur des centaines de milliers de patients. Tant que vos mains sont propres quand vous prélevez votre échantillon de sang, vous ne devriez pas avoir de problème.

Il y a un nombre ahurissant de bandelettes et de lecteurs sur le marché. Quels sont les meilleurs à utiliser ?

Il y a quelques années la plupart des patients utilisaient des bandelettes sans lecteur de glycémie. Cela nécessitait l'exécution d'une procédure compliquée pour obtenir un résultat précis de la glycémie sanguine. Maintenant, au Royaume-Uni, vous ne pouvez utiliser une bandelette qu'avec un lecteur. Les lecteurs ont un niveau très similaire de fiabilité et de performance. Il y a de petites différences, par exemple la quantité de sang nécessaire pour effectuer un test ou le temps qu'il faut pour que le lecteur produise les résultats (voir le tableau 4.2). Presque tous les systèmes de lecteurs peuvent être téléchargés sur un PC et le logiciel est généralement disponible gratuitement auprès des fabricants.

L'analyse de sang ne consiste pas simplement à faire le test, mais à analyser les résultats. Votre professionnel de la santé vous montrera comment utiliser votre appareil, et vous aurez besoin de plus de temps pour discuter de vos résultats et de ce que vous pourriez avoir besoin de changer afin d'atteindre les niveaux souhaités.

Les bandelettes et les lecteurs sont disponibles sur prescription de votre médecin et remboursés par la Sécurité sociale.

J'ai récemment commencé à tester mon taux de glycémie sanguine, mais mes résultats ne sont pas comparables avec les résultats de mon hémoglobine glyquée. Quelle en est la raison ?

Il n'est pas clairement décrit si vos résultats glycémiques sont comparés avec des tests de glycémie faits à l'hôpital ou à un autre test connu sous le nom d'HbA1c, test d'hémoglobine glycosylée [ou glyquée] ou encore test de glycémie à long terme. Le taux d'HbA1c est généralement mesuré deux ou trois fois par an. Le test mesure la concentration de glucose accumulé au cours d'une période de maximum de 2-3 mois (voir ***hémoglobine A1C***, plus loin dans ce chapitre). La recherche prouve que, pour éviter les complications liées au diabète, les résultats de l'HbA1c devraient être inférieurs à 7 % (voir l'introduction de ce chapitre). Le taux d'HbA1c est souvent décrit comme une moyenne du taux de glucose dans le sang, mais à proprement parler, il ne s'agit pas d'une moyenne. Par exemple, si votre résultat d'HbA1c est de 12 %, votre taux de glycémie sanguine est susceptible d'être en moyenne d'environ 380 mg/l. Lorsque vous effectuez un test de glycémie à la maison, vous mesurez le résultat à l'instant même où vous réalisez le test. Deux heures plus tard, le résultat pourrait être beaucoup plus bas ou beaucoup plus élevé. Le taux d'HbA1c ne permet pas de mesurer les pics et les creux mais d'apprécier l'équilibre glycémique chez le diabétique sur les deux à trois mois précédents.

J'ai du diabète de type 2 et je viens tout juste d'être placé sous traitement avec des comprimés. Je teste mon urine, mais je préfère tester ma glycémie sanguine. Pourquoi mon médecin ne semble-t-il pas désireux de me prescrire des bandelettes de test sanguin ?

L'autosurveillance de la glycémie des diabétiques de type 2 est un domaine controversé. Certains professionnels de la santé estiment que rien ne prouve que les tests sanguins aident les patients à améliorer leur contrôle du diabète. L'analyse de sang est assez coûteuse et on pourrait objecter que, si elle n'améliore pas la condition des patients alors la dépense n'est pas justifiée. Toutefois, vous pouvez avoir le sentiment que l'autosurveillance glycémique pourrait vous aider à mieux comprendre votre diabète. Par exemple, elle peut vous dire ce qui se passe si vous faites de l'exercice ou manger un repas conséquent. L'analyse de sang peut vous donner le sentiment d'avoir plus de contrôle de votre maladie. Vous pouvez discuter avec votre médecin ou votre infirmier sur la façon dont vous pensez pouvoir bénéficier de l'autosurveillance glycémique.

Les lecteurs de glycémie sont-ils assez précis pour une utilisation quotidienne ?

Les résultats obtenus lorsque vous utilisez un lecteur vont, pour la plupart, différer légèrement des résultats obtenus en laboratoire ou même des résultats produits par des lecteurs de marques différentes parce que des moyens technologiques différents sont utilisés. Ces légères différences n'ont pas d'importance et les bandelettes et lecteurs sont suffisamment précis pour un usage domestique à condition que votre technique soit correcte. Si vous craignez que vos résultats soient inexacts, vous pouvez vérifier le lecteur vous-même en utilisant le système de contrôle qualité fourni avec l'appareil. Vous pouvez appeler le service d'assistance du fabricant du lecteur (voir le tableau 4.2) pour obtenir des conseils ou contacter votre infirmier spécialiste du diabète qui peut vérifier à la fois votre appareil et votre technique.

J'ai entendu dire qu'il existait une montre que l'on peut porter pour mesurer les niveaux glycémiques automatiquement. Est-ce vrai ?

Vous pensez à la GlucoWatch®, développée par une société californienne appelée Cygnus Inc. Malheureusement, il y a eu de nombreux problèmes technologiques avec ce produit et donc la GlucoWatch est actuellement indisponible. Ce dispositif est porté comme un bracelet-montre qui mesure la glycémie à partir du liquide interstitiel toutes les 10-20 minutes selon le modèle. La montre a dû être équipée d'un capteur qui ne durait que 12 heures et était cher à l'achat.

J'ai entendu dire qu'il est maintenant possible d'obtenir un lecteur qui puisse mesurer le taux de glycémie dans le sang en permanence sans qu'il soit nécessaire de se piquer les doigts de manière répétée. Comment puis-je m'en procurer un ?

Les lecteurs qui fournissent une lecture continue de la glycémie sont disponibles à des fins de recherche et pour une utilisation à court terme. L'objectif final est de connecter ces lecteurs à une pompe à insuline permettant à la dose d'insuline d'être commandée par le niveau de glucose dans le sang – un véritable « pancréas artificiel ». La technologie est prometteuse mais pas complètement développée. À l'heure actuelle le dispositif Medtronic Minimed peut mesurer la glycémie en continu pendant trois jours et de nombreux centres de diabétologie détiennent de tels lecteurs. Ils peuvent être prêtés à des patients qui ont des problèmes avec leur diabète et sont utilisés pour identifier les tendances glycémiques, soit en hausse ou en baisse. Ils ne produisent pas une lecture immédiate, mais les mesures peuvent être téléchargées sur un ordinateur et être imprimées sur une courbe de trois jours de la glycémie. Malheureusement, les sondes d'une durée de trois jours sont coûteuses et ne sont pas encore pratiques pour une utilisation à long terme.

J'ai du mal à obtenir suffisamment de sang pour effectuer un test de glycémie. Existe-il des méthodes pour rendre cela plus facile ?

La bonne nouvelle est que la plupart des nouveaux lecteurs n'ont besoin que de petites quantités de sang afin de réaliser un test (voir le tableau 4.2). Toutefois, si vous rencontrez des difficultés à obtenir suffisamment de sang alors essayez de réchauffer vos mains en les lavant à l'eau chaude avant de commencer, et séchez-les soigneusement avant de piquer votre doigt. Quand vous pressez votre doigt pour faire sortir du sang, essayez d'« extraire » le sang doucement, en permettant au doigt de récupérer entre chaque pression. Ne pressez pas fort au point de couper la circulation et de rendre votre doigt tout blanc.

Je suis sur le point d'acheter un lecteur de glycémie qui permet au sang d'être prélevé sur le bras. Y a-t-il des problèmes avec les prélèvements effectués sur les bras ?

Au moment de l'écriture de ce livre, trois lecteurs permettent d'effectuer les prélèvements d'échantillons de sang sur le bras. Il s'agit des lecteurs OneTouch® Ultra de LifeScan, et le FreeStyle® Freedom et Freestyle Mini d'Abbott. Le OneTouch Ultra et les FreeStyle utilisent des bandelettes qui permettent d'absorber un petit échantillon de sang, ce qui rend le prélèvement sur les bras possible. Sous certaines conditions, des échantillons prélevés sur le bras peuvent différer de façon significative des échantillons prélevés sur le bout des doigts, notamment quand la glycémie est fortement affectée :

- après un repas ;
- après une dose d'insuline ;
- lors d'une activité physique.

Les échantillons prélevés sur les bras doivent seulement être utilisés pour tester la glycémie *avant*, ou *plus de deux heures après* un repas, une prise d'une dose d'insuline ou une activité physique. Les prélèvements au bout des doigts doivent être effectués chaque fois que vous craigniez d'être en hypoglycémie (comme avant de conduire une voiture), car les prélèvements sur les bras peuvent ne pas détecter une hypoglycémie. L'obtention d'une quantité suffisante de sang sur le bras n'est pas aisée, mais pour certains patients, il s'agit d'une alternative appropriée à une piqûre au niveau du doigt. Votre professionnel de la santé doit être consulté avant de commencer les prélèvements sur l'avant-bras.

Je tiens à mesurer moi-même mes niveaux de glucose dans le sang, mais comme je suis devenu aveugle, je ne sais pas si cela est possible. Comment cela peut-il être fait ?

Après une longue période pendant laquelle aucun lecteur glycémique parlant n'était disponible il existe maintenant la nouvelle SensoCard® Meter Plus, qui dispose d'une synthèse vocale complète et indique vocalement au patient les instructions sur son mode opératoire et les résultats d'analyse (voir le tableau 4.2). Le lecteur a récemment baissé de prix. Les bandelettes sont disponibles sur ordonnance et votre pharmacien devra contacter la société, Cobolt Systems Ltd, directement. Elle fournit également une solution de contrôle pour vérifier que l'appareil fonctionne correctement, et un logiciel pour télécharger les résultats depuis un ordinateur.

URINE

Je ne comprends pas pourquoi le glucose, mal absorbé par les cellules, s'accumule alors dans le sang et se déverse dans les urines seulement quand il dépasse un certain niveau. Je crois comprendre que ce niveau est connu comme le seuil rénal ou seuil d'élimination – pourriez-vous me l'expliquer avec un peu plus de détails ?

L'urine est formée par filtration du sang dans les reins. Lorsque la concentration de glucose dans le sang est inférieure à 180 mg/l, le glucose filtré dans l'urine est ensuite réabsorbé dans la circulation sanguine. Lorsque le niveau de glucose est supérieur à environ 180 mg/l (seuil rénal) la capacité du rein à retenir le sucre dans le sang est dépassée, la réabsorption du glucose filtré n'est plus totale et le glucose apparaît dans les urines. Une fois que le niveau dépasse 180 mg/l, la quantité de glucose dans l'urine est proportionnelle à la quantité de glucose dans le sang. En dessous de 180 mg/l, cependant, il n'y aura pas de glucose dans l'urine et, dans la mesure où le niveau de glucose dans le sang ne dépasse jamais 10 mg/l chez les personnes non diabétiques, on ne trouvera pas de glucose dans les urines, sauf si elles sont porteuses d'une maladie spécifique appelée glycosurie rénale.

Qu'est-ce que cela signifie si j'ai beaucoup d'acétone, mais pas de glucose dans mes résultats d'analyse d'urine ?

La recherche d'acétonurie dans les urines peut être assez déroutante et, sauf s'il existe des raisons particulières de le faire, nous ne la recommandons pas pour une utilisation courante. Certaines personnes semblent développer des corps cétoniques dans les urines très facilement, en particulier les enfants, les femmes enceintes et les personnes qui suivent un régime strict pour perdre du poids. Habituellement, si le glucose et les corps cétoniques apparaissent ensemble, ils indiquent un mauvais contrôle du diabète, bien que cela se dissipe rapidement de sorte que le glucose et les cétones présents dans la matinée risquent de disparaître avant midi. S'il s'agit d'une caractéristique permanente, votre diabète doit être mieux contrôlé, probablement en augmentant la dose d'insuline.

En de rares occasions, l'acétone peut apparaître dans l'urine sans glucose. Ceci est plus susceptible de se trouver dans le premier jet du matin et se produit probablement parce que l'insuline prise la nuit précédente se dissipe. Dans ces circonstances, ce n'est pas sérieux et aucune action n'est nécessaire.

Enfin, l'acétone sans glucose dans l'urine se retrouve fréquemment chez les personnes qui tentent de perdre du poids grâce à une restriction calorique. Quiconque suivant un régime strict et perdant du poids va brûler de la graisse corporelle, ce qui provoque la présence d'acétone dans les urines. Pourvu qu'il n'y ait pas un excès de glucose dans les urines, cette acétone n'est pas préoccupante et indique probablement que vous perdez du poids en décomposant la graisse corporelle.

Pourquoi n'obtient-on pas une vraie mesure de la glycémie sanguine à travers un test d'urine (comme dans mon cas) ?

Dans la plupart des cas, l'urine ne contient du glucose que lorsque sa concentration dans le sang est supérieure à une certaine quantité (généralement 180 mg/l), donc en dessous de ce niveau des tests d'urine ne donnent aucune indication sur la concentration de glucose dans le sang. Le niveau à partir duquel le glucose se déverse dans l'urine (le seuil rénal, expliqué plus tôt) varie d'une personne à l'autre et vous pouvez l'évaluer vous-même seulement en faisant des tests de glycémie sanguine et tests d'urine simultanément. Si vous avez un seuil rénal du glucose faible, vous devriez abandonner les tests d'urine et vous en remettre entièrement à des tests sanguins pour fournir des renseignements sur votre diabète. Toutefois, aux stades précoces du diabète de type 2, lorsque les patients sont bien contrôlés par le régime alimentaire seul, ou peut-être avec un seul antidiabétique oral, il peut y avoir une place pour les tests d'urine. Certaines personnes préfèrent cela à se piquer le doigt pour une mesure de la glycémie et les bandelettes urinaires réactives ont l'avantage d'être beaucoup moins chères que les bandelettes de test de glycémie sanguine. Si vous utilisez des tests d'urine pour surveiller le contrôle de votre diabète de type 2, vous devriez avoir comme objectif d'avoir une urine dépourvue de glucose en tout temps et confirmer avec des mesures de l'HbA1c que vous êtes et maintenant bien contrôlé.

Je souffre du diabète depuis quelque temps. Je suis curieux de savoir quel type de tests est effectué sur mes échantillons d'urine quand ils sont prélevés au laboratoire.

Les échantillons d'urine sont testés pour plusieurs choses, mais les plus courantes sont le glucose, l'acétone et l'albumine (protéine). Ces tests servent uniquement à un contrôle ponctuel et sont destinés à compléter vos propres tests effectués à la maison. Les centres de soins aux diabétiques ont encore tendance à tester le pourcentage de glucose dans les urines, même si le taux d'HbA1c est un bien meilleur indicateur pour le contrôle du diabète. La détection de l'acétone est d'une valeur limitée, puisque certaines personnes produisent des cétones très facilement et d'autres presque pas du tout, mais la présence de grandes quantités d'acétone combinée avec du glucose montre que le diabète est très mal contrôlé.

La présence de protéines dans l'urine peut indiquer soit une infection dans l'urine ou la présence d'une maladie rénale, qui chez les personnes atteintes de diabète est susceptible d'être la néphropathie diabétique, une complication à long terme du diabète (voir chapitre 8). Un test plus récent est la recherche de microalbuminurie, le test détecte des quantités microscopiques d'albumine dans l'urine et peut montrer des signes de lésions rénales très tôt.

J'ai des antécédents familiaux de diabète. Ma fille a récemment testé son urine et on a trouvé 2 croix de glucose. Cependant, sa glycémie était de 155 mg/l. Elle a subi un test de tolérance au glucose qui s'est avéré normal. Pourrait-elle avoir le diabète ou pourrait-il y avoir une autre raison pour laquelle elle présente du glucose dans ses urines ?

Il est très peu probable qu'elle souffre de diabète si le test de tolérance au glucose s'est avéré normal. Si elle avait du glucose dans ses urines lors du test de tolérance au glucose alors que toutes les mesures glycémiques avaient des valeurs strictement normales, alors cela indique qu'elle a un faible seuil rénal du glucose (tel que discuté au début de ce chapitre). Si c'est le bon diagnostic, il est important de savoir si elle présente du glucose dans ses urines dès le matin à jeun ou seulement après qu'elle a mangé. Les sujets qui présentent du glucose dans leurs urines au cours de l'état de jeûne n'ont pas une incidence accrue de survenue d'un diabète, et la maladie (appelée glycosurie rénale) est héréditaire. En revanche, si votre fille présente du glucose dans ses urines seulement après les repas contenant des féculents et du sucre, cette condition peut parfois progresser vers le développement du diabète.

HÉMOGLOBINE A1C

Lors de ma dernière visite à la clinique, j'ai effectué le test d'hémoglobine A1c – également appelé taux d'HbA1c, hémoglobine glyquée – Quel est l'objet de ce test sanguin et quels en sont les résultats normaux ?

L'hémoglobine A1c est une substance contenue dans les globules rouges du sang (hémoglobine A ou HbA) qui transporte l'oxygène de l'appareil respiratoire vers les différents organes du corps. Le taux d'HbA1c est calculé comme un pourcentage de l'hémoglobine totale et peut être mesuré en laboratoire. L'HbA1c se compose d'HbA combinée avec du glucose par une liaison chimique. La quantité d'HbA1c est proportionnelle à la glycémie moyenne ce qui correspond à la durée de vie des 120 derniers jours des globules rouges contenant de l'hémoglobine HbA dans le système sanguin.

Le test de *l'hémoglobine A1c* (HbA1c) *constitue le moyen de surveillance glycémique le plus fiable* afin d'établir un profil glycémique adéquat pour les ajustements de la thérapeutique du diabète. Les tests de glucose sanguin, que nous avons utilisés pendant de nombreuses années, fluctuent de façon trop erratique avec les injections, les repas et autres événements pour qu'un échantillon isolé prélevé lors d'une seule visite à la clinique puisse fournir beaucoup d'informations sur le contrôle global de la glycémie. Le test HbA1c calcule la moyenne des pics et des creux de la glycémie au cours des deux ou trois derniers mois.

Les valeurs normales varient légèrement d'un laboratoire à l'autre et cela peut se révéler être une source de confusion car les résultats de différents centres d'analyses ne peuvent être comparés directement sans que l'on connaisse la fourchette moyenne spécifique à chaque centre. Les valeurs normales sont situées habituellement entre 4 %

et 6 %, mais vous devez vérifier la fourchette normale pour votre propre laboratoire. Pour un diabétique mal contrôlé, ou un diabétique récemment diagnostiqué, la valeur de l'HbA1c peut être aussi élevée que 15 %, ce qui reflète un taux de glycémie régulièrement élevé au cours des deux ou trois derniers mois. Si le contrôle est bon, le taux d'HbA1c sera dans la fourchette cible de 6,5-7,5 %, alors qu'un patient qui maintient son taux de glycémie bas en prenant trop d'insuline peut avoir une valeur inférieure à la normale, soit inférieure à 6 %. L'HbA1c est parfois mesurée non plus en pourcentage de l'hémoglobine mais en nouvelles unités appelées mmol/mol. La moyenne serait inférieure à 48, ce qui est l'équivalent de moins de 6,5 %. Pour aider à faire la transition vers cette unité de mesure, la plupart des laboratoires rapporteront à la fois le taux d'HbA1c en pourcentage et dans les nouvelles unités. La méthode de dosage de référence est dite méthode HPLC.

Je viens d'effectuer un test de fructosamine, mais je n'ai pas eu envie de demander à quoi cela servait. À quoi correspond ce test ?

Le test de fructosamine est le nom d'un test qui est similaire à l'HbA1c en ce qu'il indique le niveau moyen de glucose dans le sang pendant une période de temps, dans ce cas les deux à trois semaines avant que le test soit effectué (par rapport à une période de deux à trois mois en amont pour l'HbA1c). Il mesure la quantité de glucose liée aux protéines dans le plasma sanguin (le liquide de couleur jaune pâle dans lequel les globules rouges sont en suspension) : plus la concentration en glucose dans le sang est élevée, plus le taux de fructosamine sera élevé. Les avantages de ce test sont qu'il est généralement plus rapide et moins coûteux pour les laboratoires. Les valeurs normales peuvent varier d'un laboratoire à l'autre en fonction de la manière dont l'analyse est effectuée, en général, une valeur inférieure à 59 g/l est la valeur normale d'un laboratoire typique. Ce test est souvent réalisé au cours de la grossesse en cas d'anomalie de l'hémoglobine.

J'ai du diabète depuis dix ans et maintenant je prends de l'insuline. Je fréquente régulièrement un centre de prise en charge globale du diabète tous les trois mois et j'effectue des tests sanguins à la maison avec mon propre lecteur glycémique. Lors de ma dernière visite, le spécialiste que j'ai rencontré a dit qu'il n'avait pas besoin de me revoir avant un an parce que mon taux d'HbA1c était systématiquement normal – pourquoi a t-il préconisé cela ?

Il semble que votre médecin ait une grande confiance dans votre capacité à contrôler votre diabète. Aussi longtemps que vous pouvez le maintenir sous contrôle de cette façon, il considère que de le rencontrer une fois par an est suffisant. Il peut alors passer plus de temps avec d'autres personnes qui ne réussissent pas autant que vous à contrôler leur diabète. Mais cela peut être décevant d'être « abandonné à votre sort » pendant une période aussi longue. Vous pouvez être suivi par votre médecin généraliste, qui peut être en mesure de fournir le soutien dont vous avez besoin.

Je suis traité uniquement par un régime diététique. Je trouve qu'il est très difficile de s'en tenir à mon régime seul ou de faire les tests entre les visites, mais je suis toujours très strict pendant les quelques jours qui précédent mes visites et mon test de glycémie est habituellement normal. Lors de ma dernière visite ma glycémie était de 0,90 g/l, mais le médecin a dit qu'il était très mécontent de mon contrôle parce que le taux d'HbA1c était trop élevé à 10 % – que voulait-il dire ?

Votre expérience démontre l'utilité de tests de l'HbA1c, parce que vous avez été vous-même induit en erreur ainsi que vos conseillers médicaux sur votre capacité à faire face à votre diabète. Le taux d'HbA1c a porté cette question à la lumière. Parce que le taux d'HbA1c reflète la glycémie moyenne au cours des deux ou trois mois précédents, vos tentatives de dernière minute pour obtenir un contrôle de votre diabète avant votre visite à la clinique ont suffi uniquement à diminuer votre glycémie, mais pas le taux d'HbA1c qui reste élevé.

Le résultat de mon dernier test HbA1c a été considéré comme étant faible, à 6 %. Les lectures glycémiques sont apparemment normales, en moyenne environ 0,90 g/l. Le spécialiste m'a demandé de régler mon réveil et de vérifier ce taux à 3 heures du matin – pourquoi me demande-t-il cela ?

Un taux d'HbA1c faible suggère, qu'à un certain stade, vos niveaux glycémiques sont anormalement faibles. Si vous n'êtes pas sujet à des crises d'hypoglycémie pendant la journée, alors il est possible qu'elles se produisent la nuit et que vous dormiez sans vous en rendre compte. En faisant des tests de glycémie à 03 h 00 du matin, vous devriez être en mesure de déterminer si tel est le cas. Par ailleurs, vous n'aurez à faire ces essais nocturnes que jusqu'à ce que vous ayez établi si oui ou non vous avez des hypoglycémies pendant la nuit – ils ne vont pas faire partie intégrante de votre routine quotidienne !

Mon diabète est traité par des comprimés de gliclazide. En suivant un régime strict, j'ai perdu du poids jusqu'à passer légèrement en dessous de mon objectif. On me dit que mon test HbA1c est encore trop élevé à 9 % et ne semble pas être en baisse, malgré le fait que je continue de perdre du poids. Je ne pouvais pas tolérer la metformine et je suis très strict sur ce que je mange. Lors de la dernière visite à la clinique le docteur m'a prescrit des injections d'insuline. J'ai toujours redouté ce moment – A-t-il raison ?

Il est normal de ne pas aimer l'idée de commencer un traitement thérapeutique à base d'injections d'insuline, mais il semble que votre diabète soit hors de contrôle et c'est la cause de votre perte de poids. Puisque vous ne pouvez pas tolérer la metformine, le seul traitement disponible est l'insuline. Naturellement vous êtes inquiet mais il y beaucoup de chances que les injections vous paraîtront plus faciles que vous ne le pensez. La plupart des patients s'en accommodent très bien une fois qu'ils se sont habitués à ces injections et qu'ils se sentent beaucoup mieux une fois que leurs taux glycémiques sont moins élevés.

CENTRES DE SOINS POUR DIABÉTIQUES

Mon médecin souhaite tester mon urine chaque année pour « rechercher des preuves ». Cela semble très effrayant. Pouvez-vous s'il vous plaît m'expliquer de quoi il s'agit ?

Le test est appelé recherche de microalbuminurie. Pendant des années, le personnel médical dans les services de diabétologie a demandé un échantillon d'urine afin de détecter de faibles quantités de protéines. Ceci est un test rudimentaire qui n'est positif que lorsqu'il y a beaucoup de protéines présentes dans les urines. Le nouveau test est très sensible et détecte d'infimes traces d'albumine (protéine la plus commune de l'organisme). La recherche a montré que la protéine détectée dans ces petites quantités est le premier signe de lésions rénales, mais à ce stade précoce, elles peuvent être réversibles en maintenant la pression artérielle inférieure à 135/75 et le contrôle de la glycémie – taux d'HbA1c à 7 % ou moins. Le dosage de la micro-albuminurie peut être fait sur un échantillon d'urine au laboratoire. Le résultat doit être inférieur à 30 mg/l. Lorsqu'elle dépasse 30 mg/l et qu'elle n'est pas traitée, la quantité de protéines dans les urines augmentera jusqu'à ce qu'elle puisse être détectée par des bandelettes classiques de contrôle urinaire. Sur une période de plusieurs années, cela peut évoluer vers l'insuffisance rénale et la nécessité éventuelle d'une dialyse ou d'une greffe de rein. Au stade précoce de la microalbuminurie, ce processus est réversible par le contrôle de la pression artérielle et de la glycémie. Il est prouvé que les patients présentant une pression artérielle normale et une microalbuminurie peuvent être pris en charge par un traitement avec un comprimé appelé un inhibiteur ou ICE.

J'ai du diabète depuis dix ans et j'ai l'habitude d'être suivi en service de diabétologie à l'hôpital une fois par an. Maintenant, mon spécialiste du diabète m'a demandé de le voir tous les trois mois. Y a-t-il une explication à cette préconisation ?

Quand le diabète était considéré comme une « maladie d'hôpital », les services spécialisés avaient tendance à être surchargés et en raison de la pression des chiffres, les patients étaient généralement vus tous les 6 ou 12 mois. Il est universellement admis que tous les diabétiques devraient avoir une série annuelle de contrôles de sorte que le maximum de temps entre chaque rendez-vous soit de 12 mois.

Lorsque les résultats de l'étude UKPDS ont démontré l'importance d'un bon contrôle dans la prévention des complications, il est devenu clair que le contact régulier avec les professionnels de la santé était nécessaire pour atteindre et maintenir un contrôle serré. Les patients participant à cette étude ont été vus tous les trois mois. Il est important d'avoir une prise en charge régulière et structurée du diabète et vous devez convenir conjointement avec votre médecin et votre personnel de soins de l'intervalle entre les visites.

Je viens d'apprendre que mon rendez-vous au service de diabétologie à l'hôpital a été annulé et que mon médecin traitant va assurer la prise en charge thérapeutique de mon diabète. Pour quelle raison ?

De plus en plus de patients sont maintenant traités par les médecins généralistes. Ils initient les traitements à base d'insuline pour les diabétiques de type 2.

Nous sommes maintenant plus conscients du lien très fort qui existe entre le diabète de type 2 et les maladies cardiaques et AVC. Les médecins généralistes ont l'habitude de traiter les facteurs de risque de ces maladies, notamment la pression artérielle et le taux de cholestérol élevé, et sont bien placés pour assumer la responsabilité globale de la prise en charge des patients atteints du diabète de type 2. Les médecins qui se sentent à l'aise pour aider les diabétiques de type 2 à ajuster leurs doses d'insuline peuvent assumer la responsabilité de certains patients diabétiques de type 1 et ne doivent pas hésiter à faire appel à des spécialistes quand ils sentent qu'ils ont besoin de conseils.

Tableau 4.1

Diabetes UK

Quels sont les soins à attendre de votre équipe soignante ?

Que vous veniez d'être diagnostiqué ou que vous ayez du diabète depuis un certain temps, il est important que vous obteniez régulièrement des soins de santé de haute qualité. Cela aidera à s'assurer que votre diabète, votre pression artérielle et vos taux sanguins de lipides sont bien contrôlés et servira aussi à détecter des signes précoces de complications de sorte qu'elles puissent être diagnostiquées et traitées avec succès.

Pour obtenir le meilleur traitement possible de votre diabète, vous devez travailler en collaboration avec des professionnels de santé en tant que membres à part entière de votre équipe de spécialistes du diabète. Il est essentiel que vous compreniez votre diabète autant que possible afin que vous soyez un membre efficace de l'équipe.

Vous devez échanger avec votre conseiller ou votre médecin traitant sur les rôles et les responsabilités des personnes en charge du traitement de votre diabète et identifier les principaux membres de votre propre équipe soignante.

LES MEMBRES DE VOTRE ÉQUIPE SOIGNANTE

- Vous-même
- Médecin-conseil/diabétologue
- Médecin généraliste
- Infirmier(e)
- Diététicien
- Optométriste/ophtalmologiste
- Pédicure/Podologue
- Psychologue, autres médecins spécialistes, cardiologue
- Pharmacien
- Dentiste

Il se peut que vous voyiez quelques membres de votre équipe soignante plus souvent que d'autres.

QUAND VOUS VENEZ D'ÊTRE NOUVELLEMENT DIAGNOSTIQUÉ

Lorsque vous venez d'être diagnostiqué, votre médecin doit :

- Faire un examen médical complet.
- Travailler avec vous pour élaborer un programme de soins qui vous convient et comprend des objectifs de gestion du diabète – ce qui peut prendre la forme d'un journal que vous conserverez.

• Vous expliquez ce qu'est le diabète et discuter de votre traitement et de l'équipement dont vous aurez besoin.
• Éventuellement convenir d'un échange entre vous et un diététicien diplômé d'état, qui s'enquerra de connaître vos habitudes alimentaires, et vous donnera des conseils sur la façon d'adapter votre régime alimentaire habituel à votre diabète – une réunion de suivi devrait être organisée pour des conseils plus détaillés.
• Vous informer sur le diabète et les effets bénéfiques d'un régime alimentaire, de l'exercice et d'un bon contrôle du diabète.
• Discuter des effets du diabète sur votre travail, la conduite, les assurances, les frais d'ordonnance, et si vous êtes conducteur, si vous avez besoin d'informer le Bureau des permis de conduire de la Préfecture de Police et votre compagnie d'assurance.
• Vous fournir une information régulière et appropriée et des programmes éducatifs, sur l'alimentation et la prévention podologique par exemple.
• Vous donnez des informations sur les services d'une association de patients diabétiques comme l'AFD ou son antenne locale.

QUAND VOTRE DIABÈTE EST RAISONNABLEMENT CONTRÔLÉ

Une fois que votre diabète est raisonnablement contrôlé, vous devez:
- Voir un médecin généraliste tous les 3 mois ou tous les 6 mois.
- Rencontrer un médecin diabétologue si vous avez des difficultés à équilibrer votre diabète.

SUR UNE BASE RÉGULIÈRE

Sur une base régulière, votre médecin généraliste doit:

• Travailler avec vous pour surveiller votre prise en charge thérapeutique, y compris vos objectifs de gestion du diabète.
• Vous laissez participer aux décisions concernant votre traitement ou vos soins.
• Vous laissez gérer votre propre diabète à l'hôpital après une discussion avec votre médecin, si vous vous portez suffisamment bien pour le faire et si c'est ce que vous souhaitez.
• Organiser des réunions de conseil avant et après la grossesse, en collaboration avec une équipe d'obstétrique à l'hôpital, que vous envisagiez une grossesse, ou que vous soyez déjà enceinte.
• Favoriser le soutien d'amis, de conjoints et/ou des parents.
• Vous fournir des séances éducatives et des rendez-vous si vous le souhaitez.
• Vous donnez des conseils sur les effets du diabète et de ses traitements quand vous êtes malade ou prenez d'autres médicaments.

AVEC VOTRE TRAITEMENT

Si vous êtes traité par des injections d'insuline, vous devez :

• Avoir de fréquentes visites pour vous montrer comment vous injecter, prendre soin de votre insuline et des seringues et vous débarrasser des objets pointus ou tranchants (aiguilles). On devra aussi vous montrer comment tester votre glycémie et vous devez apprendre à vérifier votre taux de corps cétoniques (ketones, en anglais) et vous informer de ce que signifient les résultats et comment les interpréter.

• Recevoir, ou vous prescrire une ordonnance pour les médicaments et l'équipement dont vous avez besoin.

• Discuter des hypoglycémies : quand et pourquoi elles peuvent se produire et la façon de les traiter

Si vous êtes traité par des médicaments, vous devez :

• Recevoir des instructions sur des analyses de sang ou d'urine et que l'on vous explique la signification des résultats et comment les interpréter.

• Recevoir, ou vous faire prescrire une ordonnance pour les médicaments et l'équipement dont vous avez besoin.

• Discuter des hypoglycémies : quand et pourquoi elles peuvent se produire et la façon de les traiter.

Si vous êtes traité seulement par un régime alimentaire, vous devez :

• Recevoir des instructions sur des analyses de sang ou d'urine et que l'on vous explique la signification des résultats et comment les interpréter.

• Recevoir, ou vous faire prescrire une ordonnance pour les médicaments et l'équipement dont vous avez besoin.

On m'a dit que mon médecin traitant serait récompensé financièrement si mon taux d'HbA1c est inférieur à 7,5 %. Cela peut-il être vrai ?

Cela peut paraître un peu surprenant, mais il est vrai que le gouvernement a récemment modifié la façon dont les médecins généralistes sont payés par la négociation d'un nouveau contrat basé en partie sur le niveau de soins obtenu, c'est le revenu sur objectif de Santé publique. Pour de nombreuses maladies, il est évident que si certains objectifs sont atteints, les résultats pour les patients seront nettement améliorés. Ainsi, nous savons que pour les personnes atteintes de diabète le risque de complications est significativement réduit si le taux d'HbA1c est inférieur à 7,5 %. De même, une pression artérielle inférieure à 140/80 et un taux de LDL cholestérol inférieur à 1 g/l permettra de réduire le risque de crise cardiaque et d'accident vasculaire cérébral. Le gouvernement estime que l'attribution de primes pour les médecins généralistes en récompense d'objectifs atteints fera grimper les normes de soins. Les premiers signes indiquent que cette stratégie a eu un certain succès.

Mon médecin fait pression sur moi pour améliorer le contrôle de mon diabète. J'ai entendu dire que c'est parce qu'ils seront payés plus si je parviens à abaisser mon taux HbA1c à 7,4 %. Pourquoi devrais-je faire cela juste pour augmenter le revenu de mon médecin ?

Bien que vous puissiez avoir l'impression que l'abaissement de votre taux d'HbA1c soit plus bénéfique pour votre médecin que pour vous-même, il est important de se rappeler que la raison pour laquelle le gouvernement a introduit ces objectifs pour les médecins généralistes, c'est qu'il existait suffisamment de preuves pour démontrer que les diabétiques ont moins de problèmes de santé si leur taux d'HbA1c est inférieur à 7,5 %. Ainsi, il est dans votre intérêt d'améliorer le contrôle de votre diabète. Il est triste que les objectifs, présentés comme un moyen d'améliorer les soins pour les personnes atteintes de diabète, aient modifié la relation médecin patient et donné à certains l'impression que leur médecin est plus préoccupé par les revenus que par les soins aux patients.

Voir les recommandations de l'HAS (Haute Autorité de Santé pour la France).

5 | La vie avec le diabète

Ce chapitre tente de répondre à toutes les questions sur les sujets qui touchent la vie quotidienne des patients diabétiques. Il s'etend du sport aux vacances en passant par les opérations chirurgicales et les maladies. Le paragraphe ***Autres maladies*** doit être lu très tôt, de sorte que vous saurez comment réagir si vous êtes frappé par une mauvaise grippe. Tous les automobilistes doivent lire le chapitre ***Conduite***. À la fin de ce chapitre, il y a un paragraphe **Divers** sur des questions qui ne rentrent pas dans les sections principales : des questions sur l'électrolyse, le perçage des oreilles et des bracelets d'identification par exemple. Après avoir lu ce chapitre, vous vous rendrez compte qu'il y a très peu d'activités qui sont interdites aux personnes atteintes de diabète. Pourvu que vous compreniez la maladie, vous devriez être capable de faire presque tout ce que vous souhaitez.

SPORTS

J'avais l'habitude de profiter de la baignade, mais je suis inquiet avant de partir à la piscine depuis que je suis insulinotraité. Que faire en cas d'hypoglycémie ?

Une hypoglycémie pendant la baignade peut être grave et vous avez raison de vous en préoccuper. Cependant, ne laissez pas votre inquiétude vous empêcher de nager. Il y a quelques règles simples que toutes les personnes prenant de l'insuline doivent suivre avant de se baigner ; celles-ci vous permettent de nager en toute sécurité.

- Ne jamais se baigner seul.
- Demandez à vos compagnons de vous tirer hors de l'eau si vous vous comportez étrangement ou si vous êtes en difficulté.
- Gardez des comprimés de glucose sur le bord de la piscine ou des petites canettes de coca-cola.

- Sortez de l'eau immédiatement dès l'apparition des premiers signes d'hypoglycémie.

Si vous êtes un nageur passionné et que vous voulez faire de la plongée sous-marine, la Fédération Française de la plongée impose certaines restrictions. Il demande aux patients traités à l'insuline qui souhaitent faire de la plongée de se soumettre à un examen médical annuel, d'être exempt de toute complication à long terme du diabète, et insiste sur le fait qu'il faut toujours plonger accompagné d'une autre personne qui n'a pas de diabète.

Vous pouvez contacter la Fédération Française de plongée (FFP) pour plus de détails.

Puis-je participer pleinement ou partiellement à une forme de sport ?

La grande majorité des sports sont sans danger pour les personnes atteintes de diabète. Le problème se pose dans les sports où la perte de contrôle due à une hypoglycémie pourrait être dangereuse, non seulement pour vous mais pour les autres participants ou spectateurs. La natation est l'exemple d'un sport potentiellement dangereux, mais, si vous prenez certaines précautions, elle est sans danger (voir la question précédente). Toutefois, pour certains sports (comme la course automobile), le risque de blessures graves dans le cas d'une hypoglycémie est encore plus grand. Les fédérations de sports à haut risque découragent les patients atteints de diabète de prendre part à ces activités. La dissuasion ne signifie pas nécessairement une interdiction totale – les restrictions peuvent varier selon que vous soyez traité par régime alimentaire seul, par un régime alimentaire combiné à des antidiabétiques oraux ou par de l'insuline. Vous pouvez toujours prendre contact avec la fédération appropriée pour demander (le cas échéant) s'ils imposent des restrictions sur la pratique de leur sport. Le ski est évoqué dans le paragraphe **Vacances et voyages** plus loin dans ce chapitre.

Les personnes atteintes de diabète sont-elles autorisées à pratiquer le parachutisme ? Je veux faire un saut en parachute parrainé pour collecter des fonds pour une association caritative.

Vous pouvez probablement faire votre saut parrainé, mais cela dépendra de votre traitement actuel. Si vous êtes traité par un régime alimentaire seul, ou par un régime alimentaire et biguanides, les restrictions sont minimes. Si vous êtes sous traitement chronique par sulfonylurées ou par insuline, les restrictions sont beaucoup plus fortes – vous aurez besoin d'un certificat médical attestant que vous êtes bien contrôlé, et vous serez autorisé à sauter seulement en tandem. La Fédération peut vous donner plus d'informations à ce sujet.

En tant que sujet diabétique âgé de 30 ans, puis-je rejoindre un cours de remise en forme ou faire de l'exercice à la maison ?

Rester en forme est important pour tout le monde. Comme tout le monde, si vous n'êtes pas habitué à l'exercice, vous devriez mettre en place un programme progressif d'exercices en augmentant le rythme lentement de semaine en semaine pour éviter de vous blesser les muscles ou les tendons. Rappelez-vous que l'exercice a généralement pour effet d'abaisser la glycémie, aussi il conviendra peut-être de réduire votre dosage d'insuline ou de prendre des glucides supplémentaires à l'avance.

J'ai du diabète de type 2 et je suis en surpoids et mal contrôlé malgré une dose maximale de comprimés. On m'a conseillé de rejoindre un cours de remise en forme. Est-ce que cela en vaut la peine ?

Il a été démontré de manière irréfutable que, si vous parvenez à changer votre style de vie et à améliorer votre condition physique en faisant de l'exercice régulièrement, cela aura un effet bénéfique sur le contrôle de votre diabète et sur le risque de maladie cardiovasculaire.

Je prends de l'insuline et je pratique occasionnellement la course à pieds. Je voudrais essayer de courir un marathon. Avez-vous des conseils à ce sujet ?

Il est parfaitement possible de courir un marathon tout en prenant de l'insuline pour le traitement du diabète. Nous vous conseillons de progresser graduellement en commençant par courir de petites distances jusqu'à un marathon complet. Chaque individu est différent et vous allez découvrir par tâtonnements comment votre corps réagit à un exercice d'endurance. Cela peut sembler difficile, mais vous devrez vérifier votre glycémie régulièrement pour savoir comment équilibrer les entrées énergétiques (apports caloriques) avec l'ensemble des dépenses. Vous aurez besoin de beaucoup de sucres « lents » (pâtes, par exemple) pour maintenir votre niveau d'énergie. Dans la mesure où l'exercice d'endurance augmente la sensibilité à l'insuline, vous constaterez probablement que vous aurez beaucoup moins besoin de prendre de l'insuline lorsque vous courrez sur de longues distances. Vous devez être muni du glucose sous forme de comprimés ou de boissons énergisantes sucrées.

MANGER À L'EXTÉRIEUR

Ma femme et moi aimons beaucoup nous divertir et nous avons souvent envie de sortir dîner au restaurant. J'ai récemment démarré l'insuline pour soigner mon diabète. Comment vais-je concilier le traitement avec les dîners à l'extérieur ?

Aujourd'hui, les sujets atteints de diabète ont pour habitude de manger la même nourriture que ceux qui ont choisi un mode de vie sain. Bien que vous devriez normalement essayer d'éviter les aliments qui sont évidemment riches en sucre et en gras, cela peut être difficile quand vous êtes chez des amis.

Les restaurants ou les plats à emporter devraient poser moins de problèmes car vous pouvez sélectionner des plats adaptés à partir du menu. Beaucoup de personnes utilisant un traitement de type « basal-bolus » choisissent de prendre un supplément d'insuline à action rapide pour couvrir le supplément de nourriture qu'ils vont absorber. L'estimation de la quantité de glucides (hydrates de carbone) présents dans les aliments et la prise de décision quant à la quantité d'insuline dont vous aurez besoin sont des compétences qui se développent avec l'expérience. L'enseignement de l'insuline thérapie fonctionnelle vous apprend à calculer avec précision votre dose d'insuline. Si vous n'êtes pas certain de la taille de la portion qui vous sera servie dans un restaurant, vous devriez attendre jusqu'à ce que vous voyiez ce qui est dans votre assiette avant de décider de la dose d'insuline.

Parfois, les diabétiques se demandent comment ils vont s'injecter quand ils sont loin de chez eux. Vous ne devriez avoir aucune difficulté avec un stylo injecteur d'insuline et la plupart des diabétiques sont capables de s'administrer de l'insuline discrètement à la table quand la nourriture arrive. Ne prenez pas votre dose d'insuline le soir avant de quitter la maison au cas où le repas serait retardé.

JEÛNE ET DIABÈTE

En tant que musulman, je tiens à jeûner pendant le ramadan. Est-ce possible ?

Les personnes atteintes de diabète qui jeûnent pendant le Ramadan peuvent éprouver d'importantes fluctuations des taux glycémiques, liées aux longs intervalles entre les repas et la consommation de grandes quantités d'aliments riches en glucides pendant les heures des repas. Par conséquent, si vous souffrez de diabète, vous pouvez être exempté du jeûne. Toutefois, de nombreuses personnes atteintes de diabète ne veulent pas être mises à l'écart d'une pratique religieuse qui leur tient à cœur. Si vous avez du diabète de type 2 et être traités uniquement par régime alimentaire, il devrait n'y avoir aucun problème avec le jeûne pendant le Ramadan. Cependant, il y aura des changements majeurs dans votre façon de vous alimenter durant ce mois, ce qui peut affecter votre diabète. Si vous êtes traité avec des injections d'insuline, des comprimés de sulfonylurées, ou une combinaison des deux, vous devriez discuter avec votre équipe soignante de la façon dont le jeûne peut affecter votre contrôle de la glycémie, avant que le Ramadan commence.

Si vous êtes sous traitement à base de médicaments de la classe thérapeutique des sulfamides hypoglycémiants et que vous jeûnez pendant le Ramadan, vous pouvez prendre le comprimé à la fin du jeûne, dans les 30 minutes suivant le début de votre repas du soir. Vous ne devez pas manquer le *suhûr*, le repas avant le lever du soleil, si vous voulez éviter une hypoglycémie plus tard dans la journée. Le répaglinide (NovoNorm®) peut être particulièrement utile, car il suffit de le prendre avec un repas et, par conséquent, il n'implique pas de changement de traitement pendant le Ramadan.

VACANCES ET VOYAGES

Avez-vous des règles simples pour les personnes atteintes de diabète qui séjournent à l'étranger pour les vacances ?

Voici une liste des choses à emporter avec vous :

- Insuline (ou comprimés),
- Seringues et stylos injecteurs d'insuline et des aiguilles,
- Bandelettes de test (et lancettes) et/ou un lecteur de glycémie,
- Bracelet d'identification/collier/carte de patient diabétique,
- Comprimés de glucose,
- En-cas riches en féculents au cas où des repas seraient retardés,
- Glucagon,
- Assurance médicale,
- Carte Européenne d'Assurance Maladie (CEAM), qui a remplacé le formulaire E111, si vous voyagez à l'intérieur de l'UE,
- Glucogel (Hypostop).

Est-il sûr pour une personne diabétique de prendre des comprimés contre le mal des transports ?

Les pilules contre le mal des transports ne bouleversent pas le diabète, même si elles peuvent vous rendre somnolent alors soyez prudent si vous conduisez. D'autre part, les vomissements peuvent perturber le diabète, alors cela vaut la peine d'essayer d'éviter le mal des transports. Si vous tombez malade, les règles habituelles s'appliquent. Continuez de prendre votre dose normale d'insuline et de prendre des glucides sous forme de solution buvable, comme une boisson sucrée. Testez votre glycémie régulièrement.

Nous partons en vacances et souhaitons prendre un approvisionnement en insuline et le glucagen avec nous. Comment dois-je les stocker à la fois pour le voyage et l'hôtel ?

L'insuline est très stable et se conserve un mois à température ambiante dans notre climat tempéré. Cependant, elle n'aime pas les températures extrêmes et peut être endommagée si elle est conservée trop longtemps à des températures élevées ou si elle a été congelée.

Il est préférable d'emporter votre stock dans plusieurs bagages différents dans l'éventualité où l'une des valises serait égarée.

Dans cette période caractérisée par une sécurité renforcée dans les aéroports, les sujets qui voyagent avec l'équipement normal nécessaire pour gérer leur diabète sont mis au défi de prouver que ses matériaux sont véritablement utilisables à des fins thérapeutiques, ce qui peut être extrêmement irritant. Le personnel de sécurité va exiger de voir une liste officielle sur papier à en-tête (émanant de l'hôpital ou de votre médecin), des éléments qui doivent être à transporter.

Si vous voyagez en avion, vous devez garder votre insuline dans votre bagage à main -- les températures dans la soute à bagages d'un avion tombent généralement en dessous de zéro et, si votre insuline reste dans les bagages, elle pourrait être endommagée. Les fabricants d'insuline disent qu'elle est stable pendant un mois à 25 °C, il est donc parfaitement sûr de garder l'insuline dans votre bagage en cabine pour vos vacances habituelles. Évitez la boîte à gants ou le coffre de votre voiture, où des températures très élevées peuvent être atteintes. Dans les conditions tropicales votre stock d'insuline doit être conservé dans le réfrigérateur. Le stockage de glucagon n'est pas un problème car il se présente sous forme de poudre avec un flacon d'eau pour le diluer. Il est très stable et peut supporter la chaleur autant que le froid extrême.

Je suis en voyage d'affaires au Moyen-Orient et je suis diabétique, bien contrôlé, avec des comprimés. Pouvez-vous me donner des conseils sur le diabète et les voyages ?

Il ne devrait pas y avoir de soucis particuliers sur les voyages à l'étranger. Le conseil évident est de prendre une réserve adéquate de tous vos comprimés et votre équipement de contrôle glycémique. Parfois, la sécurité des aéroports peut être un peu méfiante vis-à-vis des dispositifs de tests sanguins, mais il est difficile d'imaginer comment quelqu'un pourrait semer la panique avec un stylo auto piqueur. Il serait sans doute intéressant de demander à votre médecin de vous faire une lettre sur papier à en-tête afin de certifier du caractère nécessaire de cet équipement.

Le plus grand problème concernant les voyages d'affaires et le diabète est la difficulté à se procurer de la nourriture normale dans les hôtels haut de gamme. Le but de chefs dans les hôtels semble être de tenter tout le monde avec des aliments deux fois plus riches en calories que nécessaire, de préférence contenant beaucoup de graisses inappropriées. Essayez de chercher les éléments du menu qui sont (relativement) sains. Rappelez-vous que vous n'avez pas à terminer chaque assiette – en particulier dans les pays où des portions excessives sont la norme.

Je voudrais aller faire du ski. Est-il sûr pour moi de skier, de patiner et de faire de la luge ? Devrais-je prendre des précautions particulières ?

Il est aussi sûr pour une personne diabétique de skier et de profiter des sports d'hiver que pour n'importe qui d'autre. Les accidents se produisent et il est essentiel de souscrire une assurance suffisante pour couvrir tous les frais médicaux. Lisez attentivement les petits caractères sur le contrat d'assurance pour vous assurer qu'il n'exclut pas les conditions préexistantes comme le diabète, ou qu'il demande qu'elles soient déclarées. Dans ce cas, vous devez contacter la compagnie d'assurance et si nécessaire souscrire une couverture médicale supplémentaire pour votre diabète. L'activité physique augmente la probabilité d'une hypoglycémie, il faut donc toujours porter du sucre et un en-cas car vous pourriez être retardé, surtout si vous êtes blessé. Ne jamais aller sans un compagnon responsable qui sait que vous êtes diabétique et ce qu'il faut faire si vous avez une hypoglycémie.

Assurez-vous que vos chaussures de ski ne sont pas trop serrées, surtout si vous avez un quelconque degré de neuropathie. Des bottes de montagne mal ajustées peuvent être une cause très fréquente de lésions du pied et d'ulcération.

Est-ce que les bains de soleil sont tolérés par les personnes atteintes de diabète ?

Bien sûr, les personnes atteintes de diabète peuvent s'exposer au soleil. Le fait de rester inactif peut élever votre glycémie, surtout si vous mangez trop comme la plupart des gens en vacances. Aussi gardez vos tests habituels car vous pourriez avoir besoin d'insuline.

D'autre part, l'augmentation de la température de la peau peut accélérer l'absorption de l'insuline et peut conduire à des hypoglycémies, alors soyez prêt pour des changements. Rappelez-vous que les bains de soleil peuvent augmenter le risque de cancer de la peau, que vous souffriez ou non de diabète, il faut donc toujours prendre des précautions raisonnables pour éviter les coups de soleil en vous couvrant, en particulier en milieu de journée, et utiliser un écran solaire avec un indice de protection élevé.

Comme je suis diabétique dois-je me faire vacciner quand je pars à l'étranger ?

Les personnes diabétiques doivent avoir exactement les mêmes vaccins que n'importe qui d'autre. Vous êtes ni plus ni moins susceptibles de contracter des maladies à l'étranger, mais si vous tombez malade, les conséquences pourraient être plus graves. En plus des vaccinations nécessaires, il est très important de prendre des comprimés de protection contre le paludisme si vous allez dans une zone tropicale où cette maladie est rencontrée.

Je vais travailler au Moyen-Orient pendant six mois. Que puis-je faire si mon insuline n'est pas disponible dans le pays où je travaille ?

Si vous travaillez à l'étranger pour six mois seulement, il devrait être assez facile de prendre suffisamment d'insuline pour couvrir toute cette durée. Stockée dans un réfrigérateur ordinaire, elle devrait se conserver -- mais assurez-vous que vous n'avez pas fait des réserves d'insuline proche de leur date de péremption. La date de péremption figure sur chaque boîte d'insuline.

La plupart des marques d'insuline sont disponibles au Moyen-Orient, mais vous pouvez avoir à faire avec une marque différente ou même à une insuline produite industriellement par extraction à partir d'une source différente (porcine, bovine ou humaine). Naturellement, l'insuline porcine peut être difficile à obtenir dans les pays musulmans stricts. L'insuline U100 peut être difficile à obtenir en dehors du Royaume-Uni, États-Unis, Australie, Nouvelle-Zélande, Afrique du Sud et dans certaines parties de l'Extrême-Orient.

Mon mari vient de se voir proposer un excellent poste en Uruguay, qu'il aimerait accepter. Il est inquiet au sujet de mon diabète et surtout de la disponibilité de mon insuline. Pouvez-vous me dire si mon insuline pourra être envoyée par la poste ?

Il devrait être possible d'obtenir un type équivalent de l'insuline que vous utilisez dans la plupart des régions du monde. Peut-être prendre des dispositions avec un pharmacien dans votre ville qui serait prêt à envoyer l'insuline par voie postale.

Mes amis et moi allons en Espagne pour travailler l'année prochaine. Pouvez-vous me dire ce que je dois prendre avec moi et si je vais devoir payer si j'ai besoin de voir un médecin ?

Il est désormais courant pour les ressortissants français d'aller vivre dans d'autres pays européens pendant de longues périodes, si ce n'est définitivement. D'une manière générale, le traitement professionnel du diabète est excellent dans les pays pleinement développés et vous devriez vous attendre au même processus de dépistage des complications du diabète et au même soutien qu'en France . Avant de partir à l'étranger, vous devriez demander à votre médecin d'émettre un rapport complet de votre état de santé. Cela devrait comprendre les éléments suivants :

- Les détails de votre traitement à l'insuline et la méthode de l'injection (par exemple, le type d'insuline),
- Nom de bandelettes de test de glycémie,
- Mesure de la pression artérielle récente,
- Tout autre médicament – nom officiel (DCI = dénomination commune internationale) plutôt que des noms de marque, par exemple,
- Les résultats des dernières analyses de sang (taux d'HbA1c, de créatinine, et de cholestérol),
- Résultat du test microalbuminurie,
- Dernier résultat de dépistage rétinien – s'il y a des anomalies, essayez d'obtenir un enregistrement numérique des photographies par e-mail ou sur CD ,
- Les résultats du dernier dépistage de la neuropathie (pieds),
- Les détails des éventuelles complications connues du diabète.

Avant de partir à l'étranger, bien se préparer : prendre des réserves de stylos jetables plutôt que rechargeables, l'équipement de contrôle etc., et garder des réserves de ces équipements séparément du reste au cas où vos bagages seraient perdus.

Les soins médicaux sont gratuits dans tous les pays de l'Union européenne, bien que vous devez obtenir une carte européenne d'assurance maladie (CEAM) remplaçant l'ancien formulaire E111. Pour les longs séjours à l'étranger, vous devez communiquer avec la Sécurité sociale. Pour les pays hors UE, vous devez assurer votre santé avant votre départ.

Je prends de l'insuline et je vais avoir besoin de prendre l'avion jusqu'aux États-Unis. Comment puis-je faire face au changement de fuseau horaire ?

Le conseil le plus important lorsque vous effectuez un voyage longue distance est de tester votre glycémie plus souvent que d'habitude – au moins toutes les quatre à cinq heures. Cela peut être gênant, mais le voyage est souvent imprévisible et des choses curieuses peuvent se passer avec votre contrôle du diabète. La seule façon d'être en sécurité est de vous tester souvent, même si vous n'êtes pas normalement habitué à des tests fréquents. Si vous souffrez d'une forte hypoglycémie une fois à bord, l'équipage de cabine devra faire face et il se peut qu'il ne soit pas particulièrement bien informé sur le diabète.

Si vous avez adopté le schéma « basal-bolus » (insuline à action rapide à chaque repas et insuline à action prolongée au coucher), vous devriez continuer à prendre de l'insuline à action rapide chaque fois que vous mangez. Si vous prenez de l'insuline basale administrée en *deux* injections *séparées*, il devrait être simple de vous organiser autour des doses du matin et du soir dans le nouveau fuseau horaire. Toutefois, si vous ne prenez qu'une seule injection quotidienne d'insuline au coucher, vous devez décider s'il faut ou non modifier le temps où vous vous administrez cette injection. S'il s'agit d'un séjour de courte durée, vous devriez continuer à prendre l'insuline basale à la même heure que d'habitude (heure du France). Toutefois, si vous passez plus d'une semaine dans le nouveau fuseau horaire, il serait intéressant de décaler le moment de l'injection au coucher. Par exemple, le décalage horaire entre la côte Est des États-Unis est de

-5 heures et vous êtes susceptible d'arriver dans l'après-midi, même si votre horloge interne pense qu'il est cinq heures plus tard. À condition que vous preniez de l'insuline à action rapide toutes les quatre heures, vous devriez être en mesure de retarder votre insuline de base jusqu'à l'heure du coucher. Si vous voyagez dans la direction opposée, l'intervalle entre les injections à action prolongée sera plus court que d'habitude aussi devrez-vous peut-être réduire la dose d'insuline basale dès votre arrivée. Si vous sous-estimez la quantité d'insuline dont vous avez besoin, vous pouvez toujours corriger avec une petite dose d'insuline à action rapide plus tard. La clé du problème est d'effectuer des tests fréquents.

Je suis sous insulinothérapie conventionnelle prémélangée à deux injections et je pars en vacances en avion pour Los Angeles. Comment le changement de fuseau horaire va-t-il affecter mon diabète ?

Si votre diabète n'est pas bien contrôlé par votre insuline actuelle, cela pourrait être l'occasion de passer à un régime plus souple d'insuline. Toutefois, si vous êtes bien contrôlé avec de l'insuline prémélangée, il y a des façons d'ajuster votre insuline à ces nouvelles conditions. Il serait judicieux de demander à votre médecin de vous prescrire de l'insuline à action rapide (Humalog® ou NovoRapide®) que vous pouvez prendre si votre glycémie commence à augmenter. L'insuline mixte, qui est principalement une insuline à action prolongée, n'est pas efficace pour réduire la glycémie rapidement. Le conseil au sujet des tests sanguins (voir la question précédente) s'applique et si à tout moment votre taux de glucose dépasse 120 mg/l, vous devriez prendre de l'insuline toutes les quatre heures, de préférence avant un repas. La dose dépendra de la quantité d'insuline que vous prenez normalement en une journée. Une fois que vous êtes arrivé, continuez à prendre l'insuline à action rapide toutes les quatre à six heures jusqu'à ce que vous arriviez à un moment où vous devriez normalement prendre votre insuline prémélangée – habituellement au petit-déjeuner et au repas du soir. Vous pouvez ensuite revenir à votre dose d'insuline normale, mais vous devez continuer à vous tester fréquemment car il est avéré que les vacances viennent perturber le contrôle de la glycémie. Pour des conseils spécifiques, vous devriez parler à votre diabètologue.

CONSEILS DE VOYAGE

Prendre des vols en traversant plusieurs fuseaux horaires peut être déroutant pour certains, et il est difficile de savoir quel repas vous allez manger. Lorsque vous voyagez, veillez à respecter les règles suivantes.

- Ne pas viser un contrôle parfait. Vous devez faire preuve de souplesse en particulier sur les vols internationaux. Une hypoglycémie lors d'un voyage peut être très gênante.
- Soyez prêt à tester votre glycémie si vous êtes inquiet et ne savez pas quelle est la quantité d'insuline dont vous avez besoin.
- En général, les compagnies aériennes sont prêtes à fournir des services spéciaux pour les personnes atteintes de diabète et l'équipage de cabine fera de son mieux pour vous aider. Les compagnies aériennes disent qu'elles préfèrent être averties à l'avance.
- Les voyageurs les plus expérimentés évitent les repas « spéciaux pour diabétiques » qui sont généralement très faibles en glucides.
- Prenez deux montres et gardez en une réglée sur l'heure française. Cela vous aidera à savoir quand vous devez injecter l'insuline rapide et vous pourrez alors faire des changements graduels dans les heures d'injection jusqu'à ce que vous soyez synchronisés avec votre nouveau fuseau horaire.

Figure 5.1

TRAVAIL

Puis-je prendre un emploi impliquant un travail en horaires décalés (en trois-huit par ex.) ?

Beaucoup de patients parviennent à combiner un travail en rotation avec un bon contrôle de leur glycémie. Cette forme d'organisation du travail où des équipes se relaient au même poste les unes après les autres, toutefois, exige une attention supplémentaire car la plupart des schémas d'insulinothérapie sont conçus autour d'une journée de 24 heures. Les travailleurs en rotation se plaignent qu'à peine habitués à un rythme de travail, ils doivent tout recommencer à chaque changement de rythme. Il est difficile de généraliser à propos de ce type de travail posté, car il y a tellement de modèles différents, mais si vous suivez ces règles, les choses devraient fonctionner sans encombre.

Insuline (type prémélangé)

- Ayez pour objectif une injection d'insuline à durée d'action courte et intermédiaire toutes les 12-16 heures, ou alors utilisez un schéma de type « basal-bolus ». Avec cette façon d'administrer l'insuline, il est beaucoup plus simple de planifier le travail en rotation,
- Essayez de manger un bon repas après chaque injection,
- S'il y a un écart de six à huit heures lorsque vous passez d'un service à l'autre, prenez de l'insuline à action rapide suivie d'un repas,
- Parce que votre schéma d'insulinothérapie et vos prises alimentaires sont en constante évolution, vous devrez faire plus de contrôles glycémiques que la normale,
- Si vos résultats glycémiques ne sont pas bons, soyez prêt à opérer des changements dans votre dosage d'insuline. Vous allez bientôt devenir un expert au sujet de votre propre diabète.

Comment puis-je faire face à mon diabète si je travaille des heures irrégulières en tant que représentant commercial ?

Tout comme dans le cas du travail en rotation, de nombreuses personnes réussissent à combiner un rythme de travail irrégulier avec un bon contrôle du diabète. Ceux qui mènent une vie erratique trouvent généralement que le schéma « basal-bolus » leur donne plus de liberté car cela leur permettra de rater ou de retarder un repas sans risque d'hypoglycémie. Le schéma « basal-bolus » est plus facile à administrer avec l'aide d'un stylo à insuline (voir la paragraphe ***Stylos à insuline*** dans le chapitre 3).

Si vous prenez de l'insuline deux fois par jour et avez une glycémie normale avant le déjeuner, vous êtes susceptible d'être en hypoglycémie à moins que vous ne mangiez au bon moment. Vous ne serez pas en mesure de vous permettre le luxe de sauter des repas complètement, mais il est toujours possible d'avoir quelques biscuits ou même une boisson sucrée si vous dépassez l'horaire habituel de vos repas.

Le risque professionnel de tous les représentants commerciaux, diabétiques ou non, est le kilométrage qu'ils accumulent chaque année sur les routes. Avec les lecteurs glycémiques modernes, il devrait être possible d'éviter les dangers de l'hypoglycémie pendant la conduite.

Les règles de conduite sont les suivants :

- Vérifiez toujours votre glycémie avant de conduire,
- Si elle est faible, mangez ou prenez une boisson *à haute teneur en glucides* avant de conduire,
- Transportez toujours de la nourriture dans votre voiture et consommez en immédiatement si vous ressentez des signes avant-coureurs d'une hypoglycémie,
- Si vous pensez que vous pourriez être en hypoglycémie, quittez la route immédiatement, arrêter la voiture, coupez le contact et retirez la clé,
- Ne pas reprendre le volant jusqu'à ce que vous soyez sûr que votre glycémie soit revenue à un niveau normal.

Dois-je avertir mes collègues de travail que je pourrais être sujet à des hypoglycémies ?

Il n'est jamais facile de donner des renseignements personnels à des collègues de travail, mais malheureusement les hypoglycémies peuvent se produire au travail, surtout quand un patient démarre son traitement par l'insuline. Vous devez avertir vos collègues que, s'ils vous trouvent agissant d'une façon particulière, ils doivent vous persuader de prendre un peu de sucre. Avertissez-les aussi que vous ne pourriez ne pas être très coopératif au moment de la crise et peut-être même que vous résisteriez à leurs tentatives de vous aider. Il est difficile de dire à ses collègues que l'on est diabétique, mais, si vous gardez le secret, vous courez le risque de provoquer une panique en ayant une grave crise d'hypoglycémie.

La réponse naturelle de vos collègues de travail sera de composer le 112 en France, le 112 est redirigé soit vers le Samu (15), soit vers les pompiers (18) et vous pouvez être conduit à l'hôpital en ambulance pour le traitement. Vous pouvez probablement éviter ce scénario catastrophe en donnant à vos collègues une formation utile sur le diabète.

Les heures de travail de mon mari peuvent être très irrégulières. Parfois, il ne fait que dormir trois ou quatre heures au lieu de ses habituelles huit heures. Pourriez-vous me dire ce que le manque de sommeil a comme effet sur le diabète ?

Le manque de sommeil en lui-même n'aura aucune incidence sur le diabète, bien que, si votre mari est sous une énorme pression, son taux de glycémie peut être supérieur ou inférieur à la normale. Le vrai problème avec le travail sous pression est la tendance à ignorer complètement le diabète et supposer qu'il va s'autoréguler de lui-même. Malheureusement quelques minutes chaque jour doivent être consacrées à vérifier les niveaux glycémiques, à manger une collation ou à s'injecter de l'insuline. Ces minutes s'avèrent précieuses.

J'ai développé du diabète il y a cinq mois, une semaine après avoir commencé un nouveau travail. J'arrive à la fin de ma période d'essai de six mois et j'ai reçu un préavis de deux semaines mettant fin à mon contrat sous prétexte que je ne peux pas faire le travail en rotation car je suis diabétique. Pouvez-vous m'aider ?

C'est une histoire triste et un bon exemple de préjugés ignorants contre les personnes atteintes de diabète. Bien sûr, il y a beaucoup de patients sur des postes en rotation qui maintiennent un bon contrôle

– même si cela requiert un peu de réflexion supplémentaire. Vous pouvez très bien avoir un recours en vertu de la Loi sur la discrimination des personnes handicapées et vous devriez demander conseil auprès de l'Association Française de Diabétique et de la HALDE (Haute Autorité de lutte contre les discriminations et pour l'égalité). Si vous utilisez le schéma de type « basal-bolus », il n'y a aucune raison pour que vous ne puissiez être en mesure d'ajuster votre dose d'insuline à vos « besoins ». Cela requiert de jongler avec les injections, mais beaucoup de diabétiques prenant de l'insuline gèrent leur maladie de cette façon sans aucun problème.

Je suis gérant de café et j'ai du diabète depuis les 19 dernières années, mais mes employeurs ont maintenant décidé de me licencier. Apparemment, les assureurs ne peuvent pas m'accepter pour un poste permanent à cause de mon diabète. Qui serait en mesure de plaider ma cause ?

Nous connaissons plusieurs cas de patrons de café atteints de diabète qui gèrent avec succès des cafés tout en conservant un bon contrôle de leur diabète. Toutefois, les personnes qui travaillent dans les établissements autorisés à vendre de l'alcool sont plus à risque de boire davantage d'alcool que la moyenne, et les gros buveurs sont en danger d'hypoglycémies (voir la section ***Alcool*** plus tard dans ce chapitre). Nous nous demandons si vous avez eu des hypoglycémies fréquentes, ce qui aurait rendu difficile le maintien dans votre emploi actuel. Demandez à votre médecin et à l'AFD d'exercer une pression en votre faveur.

On m'a refusé un emploi dans une grande entreprise à cause de mon diabète. Ai-je suffisamment de motifs pour engager des poursuites à leur encontre en cas de discrimination ?

La Loi sur la discrimination des personnes handicapées couvre les droits des diabétiques mais de poursuivre en justice une entreprise peu s'avérer difficile. Malheureusement, ce genre de discrimination se produit, en particulier dans les grandes organisations, mais elle peut être très compliquée à prouver. Le soutien de votre propre équipe soignante sera important si vous souhaitez engager une procédure en vertu de la Loi sur la discrimination des personnes handicapées.

AUTRES MALADIES

J'ai récemment eu une toux et un rhume sévères et le médecin m'a prescrit des médicaments contre la toux pour « diabétiques ». Depuis lors, mon taux de glycémie est très élevé. Serait-ce dû à ce médicament ?

Les sirops antibiotiques et sirops contre la toux sont souvent mis en cause dans l'aggravation du diabète au cours de maladies comme la grippe ou une infection pulmonaire. En fait, une dose de sirop antibiotique contient seulement 5 g de sucre environ et a très peu d'effet sur votre glycémie. Il s'agit de la maladie elle-même qui déséquilibre le diabète. En général, les médicaments prescrits par votre médecin ne perturberont pas votre diabète.

Toute infection ou maladie grave entraîne une augmentation de la glycémie et il est important de tester votre sang si vous vous sentez mal. Si vous prenez de l'insuline, vous aurez probablement besoin d'augmenter la dose au cours de la maladie et il est très important de poursuivre les injections régulières d'insuline, *même si vous ne mangez pas.* Si vous avez des vomissements et êtes incapable de garder les liquides dans l'estomac vous aurez besoin d'une hospitalisation pour recevoir des transfusions par voie intraveineuse. Les vomissements peuvent parfois être un signe d'acidocétose, qui peut être mortelle si non traitée.

Les règles en cas de maladie sont les suivantes :

- Test sanguin au moins quatre fois par jour,
- Si les tests sont élevés prendre des doses supplémentaires d'insuline à courte durée d'action,
- Si les tests sont faibles, prendre une boisson sucrée ou 3 sucres pour traiter l'hypoglycémie,
- Ne jamais arrêter l'insuline.

Il est bien entendu possible de se remettre d'un mauvais rhume en poursuivant votre dose habituelle d'insuline et d'accepter un mauvais contrôle pour quelques jours. Cependant, cela signifie que votre bouche et votre nez seront légèrement déshydratés et il se peut que cela prenne plus de temps avant que vous vous sentiez revenu à la normale. Vous vous sentirez probablement mieux plus rapidement si vous adaptez votre insuline et essayer de garder la glycémie proche de la normale.

J'ai remarqué que je souffre plus souvent de rhumes depuis que j'ai développé du diabète. Y a-t-il une corrélation avec le diabète ?

Beaucoup de gens font cette observation, mais il n'y a pas de véritable raison pour justifier que le rhume soit plus fréquent chez les diabétiques. Cependant, un froid relativement mineur peut perturber votre contrôle du diabète et conduire à plusieurs jours supplémentaires de déséquilibre (voir question précédente). Cela peut en faire un événement plus marquant.

Quel est le meilleur traitement pour quelqu'un qui souffre du rhume des foins ? Je comprends que certains produits peuvent causer de la somnolence, ce qui pourrait affecter mon équilibre et être confondu avec une hypoglycémie.

Vous pouvez utiliser exactement le même traitement pour votre rhume des foins que les personnes non diabétiques, car il n'affecte pas votre contrôle. Les antihistaminiques sont souvent utilisés pour le rhume des foins et ceux-ci peuvent vous rendre somnolent, mais ce devrait être facile à distinguer d'une hypoglycémie. Rappelez-vous que, si vous êtes sous antihistaminiques, vous devriez être très prudent quant à la consommation d'alcool. Le rhume des foins peut également être atténué en utilisant un spray nasal pour réduire la sensibilité des membranes nasales.

Je suis allé à l'hôpital en raison d'un choc anaphylactique causé par une piqûre d'abeille. J'ai du diabète contrôlé avec des comprimés et je me demandais si cela avait quelque chose à voir avec la gravité de ma réaction ?

Il n'existe aucun lien entre le diabète et les allergies aux abeilles.

Mon mari est traité par des comprimés pour le diabète et a normalement un bon équilibre. Il est sujet à des infections pulmonaires et ces dernières semblent bouleverser sa glycémie. Que doit-il faire ?

Cela peut être un problème très difficile. Bien sûr, si votre mari est suffisamment malade pour nécessiter une hospitalisation, il faut lui donner de l'insuline parce que ses niveaux glycémiques sont élevés.

À la maison, ce n'est pas aussi simple car il n'y a aucun moyen de savoir la dose d'insuline dont il pourrait avoir besoin, et une dose insuffisante d'insuline peut même aggraver les choses. Dans un monde parfait, il prendrait de l'insuline pendant toute la durée de sa maladie, mais en réalité, il est acceptable qu'il ait des niveaux glycémiques élevés pour un jour ou deux, dans l'espoir que ces taux se normalisent spontanément. Dans le cas d'une maladie de plus longue durée, il aura besoin d'insuline si les taux glycémiques sont toujours élevés et il sera toujours temps d'ajuster la dose d'insuline en fonction de la mesure de la glycémie.

Les infections des voies respiratoires et l'asthme sont souvent traités avec des corticoïdes, ce qui peut entraîner une augmentation importante de la glycémie ; voir la question dans le paragraphe ***médicaments***.

Depuis que l'on m'a dit que j'avais du diabète de type 2, je suis très déprimé. Y a-t-il un lien entre la dépression et le diabète ?

Les réactions des patients varient grandement à l'annonce du diagnostic du diabète, certains sont capables de s'adapter à leur nouvelle maladie facilement, tandis que d'autres ont du mal à l'accepter. Nous nous demandons quelles informations vous avez reçu de la part de votre médecin ou de votre infirmier pour vous aider à surmonter cette nouvelle désagréable. Nous entendons souvent parler de patients qui reçoivent le diagnostic de manière pragmatique, et vont ensuite voir le personnel soignant qui leur donne des informations de base sur le diabète, parfois avec l'appui de quelques références et lectures. Cependant, ils quittent la séance d'information avec le sentiment que leurs propres peurs et inquiétudes n'ont pas été prises en compte. Ces personnes sont souvent en colère et ont l'impression qu'elles ont été responsables du développement de leur diabète. Ces émotions négatives sont souvent la cause de la dépression et la conviction qu'elles ne peuvent rien faire pour améliorer la situation.

En Angleterre, le programme DESMOND, propose à un groupe de personnes diabétiques depuis peu de rencontrer un éducateur qui est formé aussi bien à l'écoute des patients qu'à l'éducation thérapeutique. Lors de la séance d'ouverture, les patients sont invités à raconter leur propre histoire et cela génère un sentiment de solidarité au sein du groupe. Après avoir appris les bases de l'alimentation et du diabète, y compris l'effet que la maladie peut avoir sur leur futur état de santé, les membres du groupe sont invités à fixer leurs propres objectifs pour améliorer leur santé. Lorsque le diagnostic de diabète vient d'être posé, il est souvent difficile d'appréhender la gravité – ou le caractère insignifiant – de la maladie. Le processus DESMOND aide les patients à comprendre le diabète et leur permet de faire des choix de vie éclairés en matière d'alimentation et d'exercice. Il leur donne également l'assurance de rencontrer d'autres personnes qui vivent la même expérience difficile. D'autres centres ont développé des programmes d'éducation avec une approche similaire au programme DESMOND.

J'ai entendu dire que les personnes atteintes de diabète sont plus susceptibles d'être déprimées. Est-ce vrai ?

Cela ressemble à une question simple mais il n'est pas facile d'y répondre. De nombreuses études ont montré que la majorité des personnes atteintes de diabète ont une qualité de vie normale, sauf si elles sont affectées par des complications qui interfèrent avec la vie quotidienne. Vous pourriez probablement imaginer qu'une maladie chronique, qui impose – à vie – des restrictions supplémentaires sur les patients, conduirait à la dépression mais il est difficile de prouver que c'est effectivement le cas.

D'autre part, il y a beaucoup de patients qui ont déjà une maladie psychologique grave telle que la dépression, l'anxiété ou un trouble de l'alimentation, qui ont ensuite développé le diabète. Quelle que soit la cause de leur dépression, les patients qui ont une mauvaise estime d'eux-mêmes ne peuvent pas rassembler l'énergie nécessaire pour s'occuper de leur diabète et il leur est plus difficile de bien le contrôler.

Dans quelle mesure stress et inquiétude affectent le diabète ? Je passe de nombreuses heures à étudier et je trouve que, si je travaille trop longtemps, je me sens faible et fragile. Y a-t-il des effets secondaires à ce genre de pression qui peuvent affecter mon diabète ?

En général, le stress et l'inquiétude ont tendance à augmenter la glycémie. Une étudiante nous a confié que, dans la perspective de son examen final, elle a dû doubler sa dose d'insuline pour maintenir un parfait contrôle de la glycémie, bien qu'elle n'ait semblé, du point de vue de ses amis, pas avoir été particulièrement anxieuse. Le stress provoque une libération d'adrénaline et d'autres hormones qui antagonisent l'effet de l'insuline.

Pendant les périodes de stress, il peut être difficile de s'en tenir à des repas stricts, de sorte que vous risquiez une hypoglycémie. Vous devriez vérifier votre glycémie et, si son niveau est normal, vous êtes tout simplement touché par la fatigue que nous ressentons tous après avoir travaillé dur. Ne mettez pas votre diabète en cause mais prenez une soirée de repos !

OPÉRATIONS À L'HÔPITAL

Récemment, quand j'ai été hospitalisé pour une appendicectomie, on m'a placé sous un protocole de contrôle de ma glycémie au moyen d'une « règle à calculer ». Pourriez-vous, s'il vous plaît, m'expliquer cette méthode de calcul de la dose régulière d'insuline, d'autant plus que cela permettrait à d'autres patients dans mon cas de ne pas s'inquiéter ?

L'expression « règle à calculer » peut avoir une connotation alarmante – mais il ne faut aucunement s'en inquiéter. Il peut s'avérer difficile de prédire exactement quelle dose d'insuline un patient a besoin pendant et après une opération, étant donné qu'il ne peut pas manger ou boire normalement. La solution consiste à injecter du glucose et de l'insuline dans une veine, avec la dose d'insuline ajustée en fonction de la glycémie – connu comme la méthode de la « règle à calculer ». On administrera plus d'insuline si le niveau de glycémie sanguine est élevé, ce qui aura un effet immédiat, car l'insuline est diffusée directement dans la circulation sanguine. Le glucose sanguin est généralement vérifié tous les 1-2 heures et l'insuline ajustée en conséquence. De cette façon, le contrôle du diabète peut être soigneusement réglementé pendant toute l'opération et jusqu'à ce que le patient mange à nouveau. Une fois ce stade atteint, l'insuline peut être administrée en trois ou quatre injections par jour, la dose administrée à chaque injection étant déterminée à partir de la quantité d'insuline nécessaire pendant la période de la « règle à calculer ».

Dois-je dire à mon dentiste que je suis diabétique et cela affectera-t-il mon traitement de quelque façon que ce soit ?

Avoir du diabète n'affectera pas votre traitement dentaire. Cependant, il est important d'écarter toute possibilité d'une hypoglycémie lorsque vous êtes sur le fauteuil du dentiste. Si vous prenez de l'insuline, avertissez votre dentiste que vous ne pouvez pas dépasser vos horaires de collation ou de repas. Il est moins gênant de parler de cela avant le début de la séance, que d'avoir à grignoter des comprimés de glucose pendant que le dentiste essaie de sous traiter. Si votre bouche est douloureuse avant ou après votre visite chez le dentiste, vous pouvez ne pas être capable de manger des repas normaux, ce qui nécessitera un ajustement de votre dose d'insuline ou de vos comprimés.

Évidemment, vous devriez avertir votre dentiste si vous devez être sous anesthésie locale. Si un patient insulinotraité doit recevoir un traitement dentaire sous anesthésie générale, cela se fera généralement à l'hôpital.

Est-ce que les diabétiques sont plus susceptibles de souffrir de caries ou des problèmes de gencives ?

Il y a un risque accru d'infection chez les personnes dont le diabète est mal contrôlé. Les gencives peuvent s'infecter et conduire à la carie dentaire. Cependant, un patient qui est bien contrôlé n'est pas sujet à des problèmes dentaires particuliers – en fait, il y a un avantage à éviter les sucreries, qui causent la carie dentaire.

On m'a dit que, comme je suis diabétique, je n'ai pas à payer pour des soins dentaires. Est-ce vrai ?

Non. Les soins dentaires ne sont pas gratuits pour les personnes qui souffrent de diabète. Si vous avez droit à des prestations telles que le RSA, vous pourriez être en mesure de demander de l'aide pour le coût du traitement.

CONDUITE

Je conduis beaucoup pour mon travail et l'heure de mon déjeuner varie d'un jour à l'autre. Est-ce important ? Je suis traité par deux injections quotidiennes d'insuline.

Cela peut poser un problème. Le schéma d'insulinothérapie à deux injections par jour est conçu pour apporter un coup de pouce d'insuline à la mi-journée pour compenser la prise de nourriture du midi. Une fois que l'injection d'insuline du matin a été donnée, il n'y a aucun moyen de retarder la montée d'insuline en milieu de journée. Il est très commun pour les patients qui sont bien contrôlés par deux injections par jour d'avoir une baisse de leurs taux glycémiques avant le déjeuner. Voici quelques solutions possibles.

- Toujours vérifier votre glycémie avant de conduire, en particulier en amont d'un repas. La Préfecture de Police (*service qui délivre les cartes grises et les permis de conduire*) recommande désormais cette pratique.
- Emportez un peu de nourriture, comme des biscuits ou des fruits, avec vous pendant que vous conduisez afin que vous puissiez manger si votre taux de glycémie devient trop bas.
- En cas de schéma « basal-bolus ». Si vous utilisez un analogue à action rapide (comme NovoRapid® ou Humalog®), vous ne devriez même pas avoir besoin de collations entre les repas. Cependant, nous vous conseillons de toujours vérifier votre glycémie avant de conduire.

Si je suis diabétique, dois-je le déclarer lorsque je fais une demande de permis de conduire ? Si oui, dois-je prouver que je suis en état de conduire ?

Toute personne dont le diabète est traité par régime alimentaire seul n'a pas besoin d'informer la Préfecture de Police. Si votre diabète est traité par des comprimés ou de l'insuline, vous devez le déclarer lors de votre demande de permis de conduire. Si vous êtes déjà titulaire d'un permis de conduire, vous devez notifier la Préfecture de Police dès que vous êtes diagnostiqué.

note aux lecteurs : Il faut savoir que les diabétiques sont soumis à une réglementation précise. Les affections incompatibles avec la délivrance du permis de conduire sont indiquées à l'arrêté du 4 octobre 1988 qui est paru au Journal Officiel le 5 novembre 1988. Sur cette liste figure le diabète non insulino-dépendant, le diabète insulino-dépendant ainsi que les affections qui peuvent toucher les diabétiques comme les déficits d'acuité visuelle, les troubles de vision des couleurs, les cataractes ou l'hypertension artérielle.

Que vous soyez diabétique insulino-dépendant ou non insulino-dépendant, vous devrez donc obligatoirement, si vous souhaitez passer votre permis de conduire, déclarer votre diabète sur la demande de permis de conduire que vous remplissez pour la Préfecture de Police. Attention, une fausse déclaration de votre part pourrait entraîner non seulement la nullité du permis de conduire mais aussi engager votre responsabilité civile et pénale.

Lorsque vous avez avisé la Préfecture de Police, vous recevrez un formulaire demandant des détails au sujet de votre diabète et les noms de tous les médecins que vous voyez régulièrement. Il vous sera demandé de signer une déclaration permettant à vos médecins de divulguer les détails médicaux concernant votre état. Il n'y a habituellement aucune difficulté pour quelqu'un atteint du diabète d'obtenir un permis de conduire, bien que la bureaucratie puisse être irritante. La Préfecture de Police conseille maintenant aux diabétiques de vérifier leur glycémie avant de conduire, ce qui est une autre cause de frustration mais à au moins le mérite de s'assurer que vous pouvez conduire en toute sécurité.

Si vous êtes traité par des comprimés, vous serez en mesure d'obtenir une licence sans restriction, à condition que vous vous engagiez à informer la Préfecture de Police de tout changement dans votre traitement ou si vous développez des complications du diabète.

Si vous êtes insulinotraité, le permis ne sera valable que pour cinq ans au lieu d'être définitif. C'est le risque d'hypoglycémie grave et soudain qui rend les gens responsables de cette forme de discrimination. En général, les seules personnes qui ont des difficultés à obtenir un permis sont celles dont le contrôle est très erratique et qui ont un historique d'hypoglycémies causant une perte de conscience. Une fois que leur état a été contrôlé et les hypoglycémies sévères traitées, ils peuvent demander un nouveau permis en toute confiance.

note pour le lecteur : Suite à la déclaration de votre diabète à la Préfecture, une commission médicale départementale déterminera la durée de validité de votre permis de conduire temporaire en fonction de votre état de santé. Cette durée varie de 6 mois jusqu'à 5 ans en fonction des cas.

Dans tous les cas, il est très important de se présenter à cette visite médicale avec un certificat médical détaillé du diabétologue précisant si le diabète est correctement équilibré (dernier chiffre d'hémoglobine glyquée), l'existence ou non de complications, en particulier sur le plan oculaire, d'une hypertension artérielle bien contrôlée ou non, l'absence ou non d'hypoglycémie et enfin l'avis sur l'absence d'incompatibilité avec la conduite automobile.

Cette législation vise les permis de conduire des véhicules légers (groupe I : permis A et B). Le permis sera renouvelé périodiquement, la commission médicale fixant la durée de validité à chaque renouvellement.

Que se passe-t-il pour un diabétique qui a obtenu son permis de conduire avant de devenir diabétique ?

Dans ce dernier cas, le diabète étant survenu après l'obtention du permis, la déclaration auprès des services de la Préfecture de Police n'est plus obligatoire.

En ce qui concerne les véhicules légers du groupe I (permis A, B) vous pourrez donc conserver le permis permanent que vous possédez, que vous soyez insulino ou non insulino-dépendant. Toutefois, si vous êtes soumis à une visite médicale auprès de la commission médicale départementale (suite, par exemple, à une infraction grave, une suspension du permis de conduire supérieure à 1 mois ou après un accident corporel de circulation routière), cette visite aura pour effet de transformer votre permis permanent en permis temporaire renouvelable périodiquement.

En ce qui concerne les véhicules du groupe II, si vous êtes diabétique insulino-dépendant, ce permis ne pourra être maintenu. Si notamment vous exercez une profession nécessitant ce type de permis (chauffeur de poids lourds, ambulance, taxi, etc.) votre médecin du travail devra déclarer une inaptitude au poste de travail. Une compatibilité temporaire pourra être envisagée dans certains cas exceptionnels après avis du diabétologue pour permettre de trouver un reclassement éventuel à un autre poste de travail.

Quand j'ai complété un formulaire auprès de la Préfecture de Police, l'une des questions posée portait sur un traitement au laser pour mes deux yeux. Pourquoi la Préfecture a-t-elle besoin de cette information ?

La Préfecture peut vous demander de faire un examen du « champ visuel » si vous avez eu un traitement au laser pour vos deux yeux, et votre permis sera révoqué si vous ne réussissez pas ce test. La raison derrière cela est que, dans quelques cas, un traitement lourd au laser thérapeutique peut réduire le champ de vision – ce qui rend la vision limitée, comme si vous regardiez à travers un trou de serrure. Si vous devez subir un examen du champ visuel, vous devriez demander le type d'examen qui permettra de tester les deux yeux en même temps. Ce test est la norme de conduite de la Préfecture de Police.

Dois-je informer ma compagnie d'assurance que j'ai du diabète ?

Quand vous faites une demande d'adhésion auprès d'une assurance automobile, vous devez déclarer que vous êtes diabétique. Les contrats contiennent des clauses sur l'état de santé et ne pas y répondre honnêtement constitue une fausse déclaration, qui entraîne la nullité du contrat en cas de réclamation. La Loi contre la discrimination à l'égard des handicapés de 1996 interdit l'application de tarifs plus élevés pour des groupes de personnes pour lesquels aucun taux de risque plus élevé n'a été démontré, comme c'est le cas avec le diabète. Malheureusement, il y a des entreprises qui pratiquent ce genre de discrimination.

J'ai entendu dire qu'un conducteur qui avait eu un accident de voiture alors qu'il avait une hypoglycémie a été condamné pour conduite sous l'emprise de la drogue et a été sévèrement sanctionné d'une amende. En tant que patient insulinotraité, j'ai été horrifié d'entendre ce verdict.

Plusieurs diabétiques insulinotraités ont été accusés de cette infraction après une hypoglycémie au volant lorsque la seule « drogue » qu'ils ont utilisée était de l'insuline. Cela peut sembler très injuste mais, pour la victime d'un tel accident, ce n'est pas une consolation de savoir que la personne responsable était en hypoglycémie plutôt que sous l'influence de drogues illicites ou d'alcool. Ces cas soulignent l'importance de prendre au sérieux la conduite.

Les règles de conduite sont les suivantes :

- Vérifiez toujours votre glycémie avant de conduire ;
- Si le niveau glycémique est faible, mangez ou prenez une boisson sucrée avant de conduire ;
- Transportez toujours de la nourriture dans votre voiture et mangez quelque chose immédiatement si vous ressentez des signes avant-coureurs d'une hypoglycémie ;
- Si vous pensez que vous pourriez être en hypoglycémie, quittez la route immédiatement, arrêter la voiture, coupez le contact et retirez la clé ;
- Ne pas reprendre le volant jusqu'à ce que vous soyez sûr que votre glycémie soit dans la norme.

Je suis chauffeur d'autobus depuis 15 ans et on m'a diagnostiqué un diabète il y a cinq ans. Jusqu'à maintenant, j'ai été traité par des comprimés mais je vais peut-être avoir besoin de prendre de l'insuline. Est-ce que cela signifie que je vais perdre mon travail ?

En tant que chauffeur de bus, vous détiendrez un permis qui autorise la conduite des véhicules affectés au transport de personnes. Les personnes insulinotraitées ne sont pas autorisées à conduire ce type de véhicule. Vous êtes confrontés à un choix très difficile – soit celui de continuer votre traitement de comprimés tout en ne vous sentant pas en bonne santé mais en gardant votre emploi, ou bien celui de commencer une insulinothérapie et de vous sentir beaucoup mieux, mais en perdant votre emploi. Nous vous conseillons d'opter pour l'insulinothérapie car vous devrez y avoir recours de toute façon et si votre glycémie est élevée pendant une période prolongée, vous risquez des complications à long terme.

Les titulaires d'un permis qui autorise la conduite des véhicules affectés au transport de personnes seront également contraints de perdre leur permis et donc leur gagne-pain si un traitement par insuline devait être prescrit. Les chauffeurs qui ont été sous insulinothérapie *depuis avant 1991* et ont conservé leur permis de poids lourds depuis lors peuvent garder leur permis à condition qu'ils puissent prouver que leur contrôle de leur diabète est bon et qu'ils n'ont pas d'hypoglycémies.

J'ai travaillé comme chauffeur d'autobus toute ma vie professionnelle. J'ai développé du diabète il y a cinq ans et mon contrôle de la maladie a été bon jusqu'à il y a six mois. Mon médecin me dit que les comprimés ne fonctionnent plus et que je dois prendre l'insuline. Cela signifie que je vais perdre mon emploi, ma source de revenu et sans doute ma maison.

Cette situation tragique est trop commune. Certaines personnes dans votre situation n'auront aucune difficulté à trouver un autre moyen de gagner de l'argent et à payer leur hypothèque. Cependant, d'autres trouvent qu'il est difficile de renoncer à leur conduite et ne croient pas que d'autres emplois correspondront à leur salaire actuel. Il n'y a pas de solution facile lorsque vous êtes confronté à faire ce choix – entre votre santé et votre travail. Le choix devient plus facile si vous ne vous sentez pas bien, et faites l'expérience peut-être des symptômes d'une glycémie élevée tels que la soif et la fatigue. Nous savons que certaines personnes dans votre situation qui se sentent parfaitement en forme ne peuvent pas croire qu'elles aient un problème de santé. Cela rend la prise de décision particulièrement difficile car ils doivent suivre la recommandation de leur médecin de prendre de l'insuline.

J'ai récemment lu un article de journal qui insinuait que les diabétiques qui faisaient un alcootest pouvaient présenter un résultat positif, même s'ils n'ont pas bu d'alcool. Qu'est-ce que cela signifie ?

Le diabète n'a pas d'effet sur les éthylotests même si l'acétone est présente dans la respiration. Cependant, l'éthylotest à usage unique produit par le leader européen, Contralco, fournisseur officiel des forces de police de l'Etat français, mesure également les cétones bien que cela n'interfère pas avec la mesure de l'alcoolémie. Toute personne subissant un alcootest par la police peut également s'entendre dire qu'elle a de l'acétone et qu'elle devrait consulter son médecin. La présence de corps cétoniques peut être causée soit par le diabète qui est hors de contrôle ou soit par une longue période de jeûne.

ALCOOL

Mon mari aime prendre une pinte de bière dans la soirée. Il est diabétique et doit s'en tenir à un régime alimentaire. Est-ce que cela signifie qu'il devra renoncer à boire de la bière ?

Non, il peut toujours boire de la bière, mais s'il essaie de perdre du poids, il faut réduire son apport calorique global et, malheureusement, tout alcool contient des calories. Il y a environ 180 calories dans une pinte de bière, ce qui est équivalent à un grand pain. Les bières légères spéciales pour « diabétique » contiennent moins de glucides mais plus d'alcool, donc au final elles contiennent le même nombre de calories, avec l'inconvénient d'être plus chères et plus fortes. Il devrait probablement aussi éviter les bières « fortes », qui sont souvent étiquetées comme ayant une teneur faible en glucides, car celles-ci ont un taux d'alcool et de calories plus élevés que dans les bières de types ordinaires. *Les bières* à *faible* teneur en *alcool, bières* sans *alcool* et bières blondes contiennent souvent beaucoup de sucre, donc, s'il décide de consommer celles-ci, il devrait rechercher celles dont l'étiquette indique une faible teneur en sucre.

Globalement votre mari devrait probablement boire de la bière ordinaire, mais s'il est en surpoids il faut qu'il limite la quantité.

Mon conjoint vient de passer d'un traitement à base de comprimés à un traitement du diabète par insuline. On lui a dit que s'il buvait de l'alcool, son taux de glycémie pourrait s'abaisser. Nous avions toujours pensé que la bière causait une augmentation de la glycémie. Que devra-t-il faire la prochaine fois qu'il sortira avec ses amis ?

Il est absolument prouvé que la bière cause une augmentation de la glycémie, car cette boisson contient beaucoup de glucides. Cependant, l'alcool lui-même a un effet direct sur le foie qui l'empêche de libérer du glucose lorsque la glycémie chute. Cela se produit généralement quelques heures plus tard et peut entraîner une hypoglycémie le lendemain matin.

L'effet global d'une boisson alcoolisée en particulier dépend de la proportion d'alcool par rapport aux hydrates de carbone. Par exemple, un panaché avec de la limonade (riche en glucides, faible teneur en alcool) aura un effet différent sur la glycémie qu'une vodka et un tonic light (faible en glucides, forte teneur en alcool). Il est plus probable de se retrouver en hypoglycémie après avoir consommé une « bière spéciale pour diabétiques » qu'une bière ordinaire car elle contient davantage d'alcool et moins de glucides.

Pour contrer l'effet hypoglycémiant de l'alcool, il peut être judicieux de manger un sandwich ou des petits gâteaux secs ou apéritifs pour fournir des glucides supplémentaires avant d'aller au lit.

Je crois qu'il est dangereux de boire de l'alcool si certains comprimés sont prescrits. Est-ce que cela s'applique aux comprimés utilisés pour traiter le diabète ?

En général, non. Cependant, l'alcool peut altérer la réponse du corps à une hypoglycémie (ce qui a été discuté dans la question précédente) et certains comprimés utilisés pour le diabète peuvent causer des hypoglycémies. Les plus largement utilisés sont les sulfonylurées (voir le tableau 2.7). Si vous prenez un sulfamide hypoglycémiant et buvez de l'alcool, vous risquez une hypoglycémie. En pratique, cela est très rare.

J'ai entendu dire qu'il existait des preuves démontrant qu'une consommation modérée d'alcool faisait partie d'une alimentation saine, et qu'elle réduisait le risque de maladie cardiaque et d'AVC. Mon nutritionniste m'a fait réduire ma consommation d'alcool à un verre de vin par jour, ce qui est beaucoup moins que ce que je buvais auparavant. Que dois-je faire ?

Des recherches récentes montrent que l'alcool pris avec modération réduit le risque de crises cardiaques, d'accidents vasculaires cérébraux et de décès prématurés chez les personnes atteintes de diabète (ou non), en fait, les effets peuvent être encore plus impressionnants chez les personnes atteintes de diabète. Notre point de vue est que la consommation d'alcool avec modération (jusqu'à un maximum 3 verres de vin par jour, ou l'équivalent) doit être encouragée, mais pas dans le cadre d'un régime allégé en calories, si vous êtes en surpoids.

INTERACTIONS MÉDICAMENTEUSES

Mon fils m'a dit que les personnes atteintes de diabète ne devraient pas utiliser la crème de Betneval car elle contient des stéroïdes. Est-ce vrai et pourquoi ?

Il est préférable d'éviter d'utiliser des crèmes contentant une substance active telle qu'un corticostéroïde puissant à usage externe comme dans le Betneval à moins qu'il y ait une affection cutanée grave. Très souvent, les stéroïdes topiques faibles ou les crèmes hydratantes thérapeutiques sont tout aussi efficaces dans l'élimination des taches légères provoquées par l'eczéma et autres éruptions. Malheureusement, trop souvent les corticoïdes très forts sont prescrits en première intention, plutôt qu'en dernier recours. Ces corticoïdes forts peuvent être absorbés dans l'organisme par la peau et conduisent à un certain nombre d'effets secondaires indésirables. Cela s'applique à toutes les personnes ayant des problèmes de peau et pas seulement les personnes atteintes de diabète. L'un des effets secondaires des corticoïdes est une augmentation du taux de glucose dans le sang. Ainsi, une personne sans diabète peut le développer tout en prenant des stéroïdes et une personne traitée par régime seul pourrait avoir besoin de passer d'un traitement par des comprimés à un traitement par l'insuline.

S'il y a de bonnes raisons médicales pour que votre fils prenne des corticoïdes, quelle qu'en soit la forme, il doit tester son sang pour dépister les signes d'un mauvais contrôle. S'il est déjà sous traitement par l'insuline, il pourrait être nécessaire d'augmenter la dose.

Ma femme souffre de mauvaises digestions. Elle a peur de prendre des comprimés pour la soulager au cas où ils interféreraient avec son diabète. Que pouvez-vous lui conseiller de faire à ce sujet ?

Les comprimés et médicaments pour traiter les indigestions n'interfèrent pas avec le diabète.

Est-ce inoffensif de prendre des comprimés anti-rétention d'eau (diurétiques) avec le diabète ?

Une rétention d'eau peut se produire en cas d'insuffisance cardiaque et provoquer un gonflement des chevilles ou un essoufflement. Les diurétiques sont généralement très efficaces, mais comme effet secondaire, ils peuvent provoquer une légère augmentation de la glycémie. Cela est particulièrement vrai dans le cas des diurétiques doux du groupe thiazidique, tel l'Aldactazine®. L'augmentation de la glycémie est légère, mais peut parfois signifier qu'un diabétique contrôlé par le régime seul pourrait peut-être avoir besoin de prendre des comprimés. Les personnes déjà insulinotraitées ne sont pas affectées par les diurétiques. Le groupe de comprimés thiazidique est également utilisé dans le traitement de l'hypertension.

Je suis insulinotraité depuis sept ans. On vient de me trouver de l'hypertension artérielle, des comprimés, appelés bêtabloquants, m'ont été prescrits par mon médecin. Depuis, j'ai eu une crise d'hypoglycémie grave au cours de laquelle je me suis effondré sans avoir présenté les signes avant-coureurs habituels de transpiration, tremblements, etc. – Est-ce que les comprimés pour la pression artérielle ont causé cette hypoglycémie grave ?

Les bêta-bloquants sont largement utilisés pour le traitement de l'hypertension artérielle et certaines maladies cardiaques. Ils ont un effet « anti-adrénaline » qui, théoriquement, pourrait calmer la réponse normale de l'« adrénaline » face à une hypoglycémie (voir le paragraphe ***Hypoglycémies*** au chapitre 3). Cependant, la recherche a montré que les bêta-bloquants ne réduisent pas la sécrétion d'adrénaline en réaction de l'organisme à une hypoglycémie. Certains bêta-bloquants ont été conçus pour produire leur effet principalement sur le cœur, sans blocage de la réaction générale de sécrétion d'adrénaline. Ces sélectifs bêta-bloquants tels que l'aténolol, ou le bisoprolol, sont théoriquement plus sûrs pour les patients qui prennent de l'insuline.

Y a-t-il un sirop pour la toux, spécial pour les personnes atteintes de diabète ?

Il existe différents mélanges de sirops pour la toux sans sucre qui peuvent être achetés chez votre pharmacien. Cependant, il y a seulement un tout petit peu de sucre dans une dose de sirop pour la toux ordinaire et ce pourcentage n'aura pas d'effet notable sur le niveau de glucose dans le sang.

S'il vous plaît pourriez-vous me donner une liste des comprimés ou des médicaments qui peuvent interférer avec mon diabète ?

Les médicaments importants qui influent sur le diabète ont déjà été mentionnés dans cette section. Il n'y a pas de médicaments qui ne doivent jamais être utilisés, mais les suivants pourraient augmenter le taux de glucose sanguin et perturber votre contrôle :

- Les corticoïdes (par exemple la prednisolone, la pommade Betneval®, l'inhalateur Becotid®) peuvent entraîner une augmentation de la glycémie, mais les inhalateurs ou les crèmes n'auront cet effet que s'ils sont pris à fortes doses ;
- Les diurétiques thiazidiques (par exemple, le Fludex®, Esidrex®) ;
- La pilule contraceptive ;
- Les traitements hormonaux substitutifs ;
- Les bronchodilatateurs (par exemple, la Ventolin®) peuvent avoir un léger effet d'augmentation de la glycémie ;
- Les traitements par hormones de croissance.

TABAGISME

Quand mon médecin a posé le diagnostic de diabète, il m'a dit d'arrêter de fumer. Pourriez-vous me dire s'il y a des risques pour la santé de fumer en étant diabètique ? Le problème est aggravé pour moi par le fait que je dois perdre du poids et, si j'arrête de fumer, je vais faire exactement le contraire.

Le tabagisme est un danger, à la fois pour les poumons et en raison du risque accru de maladie cardiovasculaire. Le diabète peut à longue échéance affecter l'état de santé des patients et les exposer à des risques de mauvaise circulation sanguine et il est imprudent d'augmenter ce risque en continuant de fumer. Si l'annonce du diagnostic de votre maladie est venue comme un choc désagréable, vous pouvez tourner la situation à votre avantage et décider d'intégrer d'importants changements dans votre mode de vie, en mangeant moins et en abandonnant la cigarette. Cela peut paraître en demander beaucoup, mais une majorité de patients parviennent à réaliser ce « double » défi. Il ne vous tuera pas – bien au contraire, vous pouvez vivre plus longtemps.

Il existe beaucoup de soutien maintenant pour les personnes qui veulent arrêter de fumer, et votre médecin ou personnel soignant devrait être en mesure de vous offrir des conseils sur la personne à contacter. Il se peut qu'ils dirigent un groupe ou un centre de soin pour vous aider à cesser de fumer. Certaines personnes sont aidées par la gomme de nicotine ou des patchs et nous aborderons ces points plus tard, dans une autre question.

Depuis que mon mari, qui est diabétique depuis 23 ans, a arrêté de fumer il a eu les tests de glycémie élevés. Pourquoi ?

Votre mari devrait être félicité d'avoir arrêté de fumer. La plupart des sujets qui arrêtent de fumer prennent du poids, en moyenne 4 kg. C'est parce que les cigarettes suppriment l'appétit et ralentissent le métabolisme, ce qui entraîne une augmentation de la consommation d'énergie (nourriture). Si votre mari a pris du poids, c'est ce qui explique la hausse de son taux de glycémie. Il doit essayer de réduire son poids pour améliorer son diabète. S'il est déjà mince et son taux de glycémie est élevé alors il aura à prendre des comprimés ou de l'insuline pour mieux contrôler son diabète.

Mon médecin m'a fortement conseillé d'arrêter de fumer et a suggéré que j'essaie de patchs à la nicotine. J'ai été surpris de constater que la notice d'information jointe conseille aux diabétiques de ne pas utiliser les patchs. Est-ce vrai ?

Il semble que le fabricant soit excessivement précautionneux. La principale raison pour arrêter de fumer est de réduire les dommages que le tabac cause en matière d'approvisionnement en sang vers le cœur, le cerveau et les jambes. À chaque cigarette fumée, la nicotine inhalée rétrécit les petits vaisseaux sanguins. Ce rétrécissement devient finalement permanent, ce qui explique pourquoi le tabagisme augmente le risque de crises cardiaques, accidents vasculaires cérébraux et l'artérite. Il a été démontré que les patchs à la nicotine sont le moyen le plus efficace d'aider les patients à arrêter de fumer.

La nicotine a le même effet sur les vaisseaux sanguins que les patchs ou les cigarettes. Cependant, les patchs ne sont pas pires que les cigarettes et, ils vous aident à arrêter de fumer, le bénéfice global sera énorme, surtout en ce qui concerne la circulation sanguine. N'ayez pas peur d'essayer des patchs de nicotine à la dose recommandée. Le même conseil s'applique à la gomme à mâcher à la nicotine et l'inhalateur de nicotine plus récent.

MONTANT FORFAITAIRE PAYÉ SUR LES MÉDICAMENTS ET PRESTATIONS SOCIALES

Je crois que les patients atteints de diabète ont droit à des prescriptions gratuites. S'il vous plaît pourriez-vous me dire comment faire une demande ?

Un des rares avantages d'avoir le diabète est l'exemption du paiement de tous les frais d'ordonnance pour le traitement. Les personnes traitées par un régime alimentaire seul ne sont pas exemptées de frais d'ordonnance.

Votre médecin doit remplir un protocole de prise en charge à 100 % relatif aux affections « longue durée », (ALD) et l'adresse à la Sécurité sociale.

En effet, le diabète s'inscrit dans un dispositif « Affection Longue Durée » (ALD), c'est-à-dire comprenant la prise en charge des soins relatifs au diabète mais également le traitement des complications telles que l'hypertension artérielle, les complications oculaires, vasculaires, rénales ou neurologiques consécutives au diabète.

La mise en ALD permet de bénéficier de l'exonération du ticket modérateur, c'est-à-dire la part financière restant à la charge de l'assuré après le remboursement de l'assurance maladie.

Information générale concernant la prise en charge

L'arrêté du 30 septembre 2011, paru au Journal officiel le 5 octobre 2011, présente les spécialités pharmaceutiques radiées de la liste des médicaments remboursables aux assurés sociaux à compter du 1er décembre 2011. *Lien de l'arrêté du 30 septembre 2011 contenant la liste des médicaments déremboursés.*

Depuis que j'ai développé du diabète, j'ai constaté que mes dépenses alimentaires ont augmenté de façon alarmante. Y a-t-il des allocations spéciales auxquelles je puisse prétendre afin de compenser le coût très élevé de la nourriture ?

La plupart des personnes atteintes de diabète n'ont pas droit à une allocation spéciale et, en effet, il n'est pas vraiment nécessaire pour elles de manger de la nourriture différente des autres. Les produits spéciaux pour diabétiques ne sont pas nécessaires. Maintenant que les patients sont encouragés à manger des aliments glucidiques, ils n'ont pas à se replier sur des produits protéinés coûteux comme source de calories. Il y a une question dans le paragraphe ***Régime Alimentaire***.

Ma mère est diabétique depuis 12 ans et fait l'objet d'hypoglycémies accablantes sans raison. Elle a besoin de quelqu'un pour être avec elle tout le temps. Pourrions nous recevoir une allocation pour des soins, comme elle a besoin d'être sous surveillance 24 heures sur 24 ?

Si vous devez veiller en permanente sur votre mère, vous pouvez demander une allocation pour des soins. Avant de s'avouer vaincu, cependant, il serait préférable d'essayer tous les moyens de prévenir les hypoglycémies. On peut supposer que votre mère a besoin d'insuline, même si vous ne mentionnez pas la dose ou le type d'insuline. Il serait utile de vérifier avec son médecin si quelque chose pourrait être fait pour réduire la fréquence des hypoglycémies. Le passage à des doses plus fréquentes mais moins importantes d'insuline pourrait résoudre le problème. Vous pourriez avoir à passer du temps et de l'énergie à maîtriser le diabète de votre mère. Cela lui donnerait davantage de confiance si vous parveniez à supprimer les hypoglycémies plutôt que d'obtenir une allocation pour ses soins. Votre mère pourrait bénéficier de l'aide d'une infirmière à domicile dont le passage deux fois par jour pourrait limiter le risque d'hypoglycémie.

Parfois, les gens qui développent la maladie d'Alzheimer ont des risques d'hypoglycémie, parce qu'ils oublient de manger au bon moment. Nous avons un patient qui a résolu ce problème en portant une montre avec une minuterie, qui peut être réglée pour sonner une alarme au moment des repas.

DIVERS

Y a-t-il une objection à ce que je fasse don de sang ? Je suis à deux injections d'insuline par jour et mon état de santé général est très bon.

Il est difficile de comprendre pourquoi un sujet sain avec du diabète ne puisse pas être un donneur de sang. Toutefois, les autorités de transfusion sanguine (« **Établissement français du sang** ») n'acceptent pas le sang provenant de personnes prenant de l'insuline. Ils suggèrent que les anticorps anti-insuline présents chez toutes les personnes ayant des injections peuvent d'une certaine manière porter préjudice au bénéficiaire du sang transfusé.

Est-il vrai que les personnes diabétiques ne devraient pas utiliser une couverture électrique ?

Il est parfaitement sûr pour vous d'utiliser une couverture électrique, bien que la plupart des couvertures doivent être utilisées uniquement pour réchauffer le lit à l'avance. Les fabricants recommandent généralement que les couvertures soient éteintes avant de vous mettre au lit. Cependant, il existe maintenant des couvertures qui peuvent être laissées toute la nuit à une faible température et celles-ci seraient sûres à utiliser, à condition que vous suiviez les instructions du fabricant. Les dessus-de-lit peuvent être laissés allumés toute la nuit, mais encore une fois, vous devriez toujours vérifier les instructions du fabricant.

Les bouillottes sont un peu plus dangereuses car leur température n'est pas contrôlée. Les personnes ayant une baisse de sensibilité liée à une neuropathie peuvent ne pas se rendre compte qu'une bouteille remplie d'eau très chaude peut brûler la peau de leurs pieds. Ceci est une cause reconnue de plaies du pied. Il vaut mieux prévenir que guérir et éviter le confort d'une bouteille d'eau chaude. Les chaussettes de lit sont une alternative possible pour les pieds froids, ou vous pouvez essayer l'un des petits coussinets chauffants électriques actuellement sur le marché. Encore une fois, vous devez être prudent lorsque vous utilisez ces produits et suivre les instructions du fabricant – tous ne sont pas adaptés pour une utilisation dans le lit.

Est-il sûr pour les personnes atteintes de diabète d'utiliser des bancs solaires (UV) et des saunas ?

C'est aussi sûr que pour les non diabétiques : l'exposition aux rayons ultraviolets est connue pour augmenter le risque de cancer de la peau. Si vous en faites l'usage, assurez-vous que vous pouvez reconnaître les signes d'hypoglycémie lorsque vous avez chaud et êtes en sueur. Gardez un moyen de traiter une éventuelle hypoglycémie avec vous – pas avec vos vêtements dans le vestiaire.

J'ai du diabète et j'aimerais bien me faire percer les oreilles, mais quand j'ai interrogé mon médecin à ce sujet, il a dit qu'il y avait un risque que mes oreilles gonflent. S'il vous plaît pourriez-vous me dire s'il y a un grand risque que cela se produise ?

Toute personne qui a des oreilles percées court un faible risque d'infection jusqu'à ce que la blessure guérisse complètement. Le risque d'une personne atteinte de diabète bien contrôlé n'est pas plus élevé que la normale. Si vos oreilles deviennent rouges, enflées et douloureuses, vous devrez peut-être prendre un antibiotique.

Y a-t-il un lien entre le diabète et le vertige ? J'ai eu du diabète pendant plus de deux ans contrôlé par régime seul.

Le vertige, au sens médical strict, décrit la sensation quand tout le monde semble tourner en rond autour de vous-même. Cet état est généralement dû à une maladie de l'oreille interne ou de la partie du cerveau qui contrôle l'équilibre. Ce n'est pas connecté avec le diabète en aucune façon. Toutefois, de simples vertiges sont un problème commun avec de nombreuses causes possibles, qui peuvent être difficiles à diagnostiquer. Si des étourdissements se produisent lorsque vous passez d'une position assise à la position debout, il peut être le résultat d'une chute soudaine de la pression artérielle. Cela peut parfois être dû à une perte des réflexes à la suite de la neuropathie diabétique (voir le chapitre 8, ***Complications à long terme*** pour plus d'informations à propos de la neuropathie). Il n'y a pas d'autres connexions entre le diabète et le vertige.

La grand-mère de mon mari a 84 ans et souffre de diabète. Même si elle est farouchement indépendante, elle ne peut pas se soigner correctement et devra aller dans une maison de retraite. Pouvez-vous me faire part de toutes les maisons qui répondent aux besoins particuliers des personnes atteintes de diabète ?

Parce que le diabète est de plus en plus courant chez les personnes âgées, le personnel dans la plupart des résidences est expérimenté dans la prise en charge des personnes atteintes de diabète. Assurez-vous que l'alimentation est satisfaisante et vérifier qu'elle obtienne bien ses comprimés et, si nécessaire, des injections d'insuline.

Ma femme, qui a développé le diabète depuis quelques semaines, est sur le point de retourner au travail. Il paraît qu'elle doit porter une sorte de plaque d'identité ou un bracelet montrant qu'elle a le diabète, mais elle est réticente à l'idée de porter quelque chose de trop voyant. Avez-vous des suggestions ?

On peut comprendre qu'elle n'ait pas envie de porter une médaille... Mais il est très important que toutes les personnes atteintes de diabète, en particulier ceux qui sont insulinotraités, portent une carte de diabétique précisant les signes de l'hypoglycémie, les premiers soins à donner pour être resucré, la personne à contacter en cas d'urgence. Les accidents arrivent et il peut être vital pour toute l'équipe médicale d'urgence de savoir que votre femme est diabétique.

J'ai récemment demandé à avoir un traitement d'électrolyse pour excès de poils. On m'a dit que, comme j'avais du diabète, j'aurais besoin d'une lettre de mon médecin indiquant que mon diabète a développé mon système pileux. Puis-je utiliser des cires épilatoires à la place ?

Il n'y a pas d'objection à ce que vous fassiez de l'électrolyse. Le diabète provoque une croissance excessive des poils. Il semble que l'entreprise faisant l'électrolyse est excessivement prudente. Les personnes atteintes de diabète peuvent utiliser les mêmes méthodes d'épilation que ceux sans diabète – pas de précaution particulière n'est nécessaire.

Pourriez-vous me dire quelle pommade je dois utiliser pour une irritation de la peau ?

La cause la plus fréquente d'irritation de la peau chez les personnes atteintes de diabète est la démangeaison dans la région génitale (prurit vulvaire). Le traitement le plus efficace est d'éliminer le sucre dans les urines par le bon contrôle du diabète. Toutefois, les démangeaisons peuvent être temporairement soulagées par la crème contenant un fongicide (par exemple, la nystatine).

J'ai récemment reçu un appareil « hydromasseur » pour les pieds et ai été surpris de voir une mise en garde sur le côté de la boîte indiquant qu'il n'est pas adapté pour les personnes atteintes de diabète. Est-ce vrai ?

Si vous avez une neuropathie (lésions nerveuses), demandez à votre médecin si vous pouvez utiliser l'hydromasseur. Si vous n'avez pas de neuropathie, assurez-vous de vérifier la température de l'eau et de ne pas laisser tremper vos pieds trop longtemps, car cela rendrait la peau détrempée, fragilisée et vulnérable à l'infection.

6 | Sexe, Contraception et Thérapie par hormones de substitution

De nos jours il y a une attitude plus décontractée vis-à-vis de sujets tels que la sexualité et la contraception, mais beaucoup de gens ont encore du mal à poser des questions sur ces sujets. En général, les personnes atteintes de diabète ne sont pas différentes de celles qui n'ont pas de diabète sur tous les aspects de la sexualité, la fertilité, l'infertilité et la contraception. Toutefois, il existe certains problèmes, tels que l'augmentation du risque de l'impuissance (parfois connue comme la dysfonction érectile) chez les hommes qui ont eu du diabète depuis de nombreuses années. Ceci est souvent causé par la neuropathie (lésions nerveuses) ou une mauvaise circulation sanguine. Aujourd'hui, il existe une variété de traitements disponibles et si vous êtes préoccupé par la dysfonction érectile, vous devriez parler à votre médecin. Il n'y a eu que très peu d'études sur l'effet du diabète sur la fonction sexuelle chez les femmes, mais il existe des preuves pour suggérer que les femmes qui ont eu du diabète pendant de nombreuses années peuvent avoir plus de difficulté à atteindre l'orgasme.

Différents moyens de contraception ont parfois été présentés comme moins efficaces chez les femmes atteintes de diabète – les preuves sont quasi inexistantes et les femmes atteintes de diabète doivent choisir leur contraception en fonction de leurs préférences personnelles. Certaines pilules contraceptives orales peuvent être plus appropriées que d'autres, mais votre médecin sera en mesure de vous conseiller. Les contraceptifs oraux ne font pas augmenter le risque de développer du diabète.

IMPUISSANCE (DYSFONCTION ÉRECTILE)

Je suis un homme marié et je suis diabétique. On m'a dit que le diabète pourrait affecter ma vie sexuelle. Est-ce correct ?

La majorité des personnes atteintes de diabète, à la fois hommes et femmes, mènent une vie sexuelle tout à fait normale et épanouie. Il est vrai que des problèmes peuvent se produire, mais beaucoup d'entre eux n'ont rien à voir avec le diabète. Si votre taux de glycémie est constamment élevé et constant, cela peut affecter votre vie sexuelle et le retour à la glycémie normale peut la restaurer. Certains hommes ont soit des lésions nerveuses ou des maladies artérielles entraînant une perte de puissance sexuelle (dysfonction érectile) pouvant être directement attribuées au diabète.

Est-il normal que les sujets atteints de diabète se retrouvent tout à coup totalement désintéressés des rapports sexuels ? Mon mari est vraiment en colère au sujet de mon manque de désir !

Le sentiment que vous décrivez est plus fréquent chez les femmes que chez les hommes, mais n'est pas plus susceptible de toucher les femmes atteintes de diabète. Tout ce qui vous rend fatigué peut entraîner une perte d'intérêt pour le sexe et un diabète mal contrôlé peut certainement affecter vos niveaux d'énergie. Dans ces circonstances, la perte d'intérêt pour le sexe provient d'une glycémie élevée.

J'ai eu récemment des taux de glycémie irréguliers. Est-ce qu'un taux glycémique bas viendrait affecter ma capacité à obtenir ou maintenir une érection et plus important encore, ma capacité à éjaculer ?

Non, sauf si la glycémie est très faible (moins de 72 mg/l), dans ce cas, de nombreux aspects de la fonction cérébrale et nerveuse sont touchés, ce qui pourrait réduire à la fois votre puissance et votre capacité d'éjaculer. Cela devrait revenir à la normale lorsque la glycémie est stable.

Suis-je susceptible de devenir impuissant ? Je suis diabétique depuis cinq ans.

Il ne fait aucun doute que beaucoup d'hommes atteints de diabète s'inquiètent de la possibilité de développer une dysfonction érectile (impuissance) à l'avenir. Notre conseil est d'essayer de garder votre diabète sous contrôle et cela permettra de réduire le risque de complications futures. Si vous avez la malchance de développer des troubles de l'érection, il y a maintenant un certain nombre de traitements disponibles pour aider. Votre médecin sera en mesure de vous conseiller et vous orienter si nécessaire vers un médecin spécialisé.

Mon mari, qui est d'âge mûr et diabétique de type 2, est impuissant depuis ces deux dernières années. S'il vous plaît, pourriez-vous expliquer ce qui cause ce dysfonctionnement ?

La dysfonction érectile (impuissance) inquiète beaucoup de patients et survient chez les hommes diabétiques et non diabétiques. Il semble qu'un homme sur cinq atteint de diabète peut développer ce problème à un moment donné dans sa vie, bien que l'état puisse être réversible. La plupart des hommes qui ont des difficultés érectiles n'ont pas de diabète et un certain nombre d'autres facteurs tels que l'anxiété, la dépression, le surmenage, la fatigue, le stress, l'excès d'alcool, et la douleur peuvent provoquer ce problème. Tout homme peut trouver qu'il est temporairement impuissant et la peur de l'échec peut aggraver les choses. Surmenage ou inquiétude peuvent conduire à un manque d'intérêt pour le sexe et à la dysfonction érectile. L'excès d'alcool, tout en ne provoquant pas un manque d'intérêt pour le sexe, peut conduire à l'impuissance.

Certains hommes atteints de diabète développent des difficultés érectiles, en raison de problèmes d'approvisionnement en sang ou d'innervation du pénis. Cela se développe généralement lentement et, chez les jeunes, cela peut souvent être évité par un contrôle strict de la glycémie. Les traitements tels que Viagra® sont maintenant disponibles et peuvent être prescrits par le médecin de votre mari. Chez les personnes âgées la situation peut se compliquer d'autres pathologies ou de traitements autres que celui du diabète. Votre mari doit en parler avec son médecin traitant.

Récemment, j'ai eu des difficultés à maintenir une érection – est-ce que cela a quelque chose à voir avec mon diabète ? J'ai également eu une vasectomie il y a quelques années.

C'est difficile de répondre sans en savoir plus sur vous et sur vos antécédents médicaux. La vasectomie peut conduire à l'impuissance pour des raisons psychologiques, mais il est peu probable qu'elle ait causé des dommages qui pourraient affecter l'érection. L'incapacité à maintenir une érection suffisante peut être un signe précoce de la neuropathie diabétique et vous pourriez avoir besoin d'examens sanguins pour exclure d'autres causes médicales. Cependant, il s'agit souvent d'un symptôme de surmenage ou tout simplement le processus de vieillissement.

Je suis impuissant depuis plusieurs mois. Y a-t-il une drogue ou des hormones qui pourraient m'aider ?

Il est rare qu'une anomalie hormonale puisse provoquer l'impuissance même s'il s'agit d'une pratique normale de vérifier les niveaux d'hormones par un test sanguin chez un homme souffrant de dysfonction érectile. Si votre impuissance est causée par une carence hormonale, le traitement par l'hormone de remplacement (testostérone) peut résoudre le problème. Il est essentiel d'obtenir un diagnostic correct afin d'assurer un traitement approprié. De nombreux cas d'impuissance sont dus à des causes psychologiques et répondent souvent favorablement à des conseils ou à un traitement médicamenteux adaptés. L'injection d'un médicament appelé Caverject® directement dans le pénis peut parfois être utile. Elle conduit à une érection immédiate et le résultat est souvent assez bon pour en faire une forme acceptable de traitement.

Le Viagra® est le premier traitement oral pour l'impuissance à avoir été autorisé en France. Il agit en aidant à relaxer les vaisseaux sanguins dans le pénis, ce qui permet à plus de sang d'affluer vers le pénis provoquant une érection, et il ne sera efficace que si l'homme est stimulé sexuellement. Il n'est pas remboursé par la Sécurité sociale. Il est important d'utiliser la pleine puissance (100 mg) car en plus faibles quantités, les comprimés sont beaucoup moins susceptibles de fonctionner. Le traitement au Viagra a quelques effets secondaires au sujet desquels vous devriez vous renseigner quand il vous sera prescrit.

J'ai souffert d'un accident vasculaire cérébral affectant le côté droit de mon corps il y a 12 mois à l'âge de 40 ans et maintenant je souffre d'impuissance partielle. Le début a semblé coïncider non pas avec la crise mais avec la prise d'anticoagulants. Ces médicaments sont-ils connus pour causer l'impuissance ? J'ai aussi entendu dire que les comprimés pour la pression artérielle pouvaient provoquer l'impuissance et j'en prends depuis trois mois. Serait-ce un facteur déclencheur ?

Un grave accident vasculaire cérébral peut parfois conduire à l'impuissance. Un accident vasculaire cérébral est souvent dû à un rétrécissement des artères à l'intérieur de la tête et d'autres artères peuvent également avoir rétréci. Si les artères alimentant le pénis sont touchées, cela pourrait contribuer à votre dysfonction érectile. Vous avez également tout à fait raison au sujet des médicaments contre l'hyper tension artérielle. Certains médicaments abaissant la pression artérielle peuvent provoquer l'impuissance et peuvent interférer avec l'éjaculation. Il ne serait pas sage d'arrêter de prendre les médicaments car cela conduirait à une perte du contrôle de votre pression artérielle et à un risque d'accident vasculaire cérébral ultérieur. Cependant, il y a des différences individuelles dans la façon dont les sujets réagissent aux différents comprimés et vous pouvez demander à votre médecin s'il existe des traitements alternatifs pour la pression artérielle que vous pourriez essayer. Les comprimés anticoagulants ne sont pas connus pour causer l'impuissance.

J'ai entendu parler de « Viagra pour le week-end ». Pourriez-vous m'en dire plus ?

L'un des inconvénients avec le Viagra®, c'est qu'il n'a d'effet qu'une à trois heures après la prise du comprimé. Cela peut enlever toute spontanéité aux rapports sexuels. Un nouveau comprimé appelé Cialis® commence à prendre effet au bout de 30 minutes et dure pendant 12 heures de plus – ce que le fabricant déclare être « pour la meilleure partie d'un week-end ». Levitra® est un autre médicament similaire au Viagra qui doit être pris 25-60 minutes avant que vous vouliez avoir des relations sexuelles.

J'ai entendu dire que le Viagra peut être dangereux et provoquer des crises cardiaques. Est-ce vrai ?

Mis à part la réponse évidente à propos du sexe et des attaques cardiaques, le Viagra et les autres médicaments du même groupe n'ont normalement pas un effet néfaste sur le cœur – en fait, le Viagra a d'abord été développé comme un médicament pour traiter les maladies cardiaques. Il y a une interaction très importante au cours de laquelle le Viagra peut être dangereux pour les patients, c'est lorsqu'ils souffrent d'angine de poitrine. Ils ne devraient pas prendre de Viagra simultanément, cela pouvant provoquer un effondrement tensionnel soudain. Si vous pensez que vous pouvez prendre un dérivé nitré courant pour l'angine de poitrine, s'il vous plaît vérifiez auprès de votre médecin avant de prendre du Viagra. Parce que les dérivés nitrés préviennent l'angine de poitrine, il n'est pas souhaitable de les arrêter pour être en mesure d'avoir des relations sexuelles stimulées par Viagra.

J'ai utilisé le Viagra pendant trois ans pour l'impuissance. Au début, ça marchait très bien, mais l'effet semble maintenant s'estomper. Y a-t-il autre chose que je puisse essayer ?

Il y a un autre médicament sur le marché, qui est conçu pour aider les hommes à obtenir une érection. C'est ce qu'on appelle l'apomorphine (ou Uprima®) ; elle doit être placée sous la langue environ 20 minutes avant que vous vouliez avoir des relations sexuelles. L'apomorphine connaît le même taux de succès que le Viagra, mais elle peut aider certains hommes qui ne répondent pas à l'action du Viagra. L'apomorphine semble être un médicament sûr, mais vous devriez l'éviter si vous avez de graves problèmes cardiaques ou si votre pression artérielle est basse.

Y a-t-il d'autres traitements contre l'impuissance en dehors du Viagra ?

Une aide psychologique par un thérapeute formé sur le sujet peut être utile, en particulier dans les cas où les tensions et les conflits de la vie en sont à l'origine. La testostérone devrait aider les hommes ayant une déficience de cette hormone. La thérapie « vaccum » ou sous vide, avec un appareil qui ressemble à un préservatif rigide, peut être très efficace mais nécessite un sens de l'humour chez les deux partenaires. Les injections de papavérine ou d'alprostadil (Caverject®) dans le pénis et les implants péniens (qui nécessitent une opération) sont également efficaces. Le choix de la meilleure option pour vous en tant que couple nécessite une quantité considérable de réflexion et de discussion, à la fois avec votre partenaire et votre médecin. De notre expérience, la plupart des partenaires ont de l'empathie et de la compréhension face à l'impuissance (quelle qu'en soit la cause), si vous pouvez en parler ouvertement. De nombreux centres de soins pour le diabète tiennent des sessions spéciales pour le traitement de l'impuissance et ils préfèrent que les deux partenaires prennent part à la discussion.

Après un rapport sexuel, j'ai récemment subi une hypoglycémie assez sérieuse. Est-ce susceptible de se produire à nouveau, et si oui, que peut-on faire pour l'éviter ?

Comme pour toute activité physique, le sexe peut faire baisser le taux de glucose sanguin et entraîner une hypoglycémie. Lorsque cela se produit, et ce n'est pas rare du tout, vous devez faire face à l'hypoglycémie de la manière habituelle à l'aide de jus de fruits ou de Lucozade (voir le paragraphe ***Hypoglycémies*** dans le chapitre 3). Vous trouverez peut-être utile de garder des glucides à action rapide à portée de main.

CONTRACEPTION ET VASECTOMIE

J'ai du diabète et je veux commencer à prendre la pilule. Y a-t-il des risques supplémentaires auxquels s'exposent les femmes atteintes de diabète qui l'utilisent ?

La pilule contraceptive orale est aussi efficace pour les femmes atteintes de diabète que pour les non diabétiques. Il est maintenant bien connu que la pilule comporte un petit risque de thrombose veineuse, parfois appelée thrombose veineuse profonde ou thrombophlébite (où une veine devient bloquée par un caillot de sang) et l'embolie pulmonaire (cas de déplacement du caillot sanguin au poumon). Pour réduire ces risques au minimum, vous devriez prendre la dose la plus petite possible d'œstrogène et votre médecin sera en mesure de vous conseiller sur la préparation la plus appropriée. Certaines femmes sont plus à risque - ce qui inclut celles ayant des antécédents d'embolie pulmonaire ou de thrombose veineuse profonde - les fumeuses âgés de plus de 35 ans et les femmes présentant un risque élevé d'accident vasculaire cérébral ou de crise cardiaque. Ce dernier groupe comprend les femmes ayant des antécédents familiaux de maladie cardiaque ou d'accident vasculaire cérébral à un âge précoce et ceux qui ont un taux élevé de cholestérol ou une hypertension artérielle.

En général, il n'y a aucune raison pour que les femmes diabétiques ne prennent pas la pilule, mais si vous avez des complications du diabète telles que l'hypertension artérielle, un taux élevé de cholestérol ou une maladie du rein vous pourriez être plus à risque et vous devriez envisager une autre méthode de contraception. Le risque associé à la grossesse elle-même est plus grand que celui de la pilule, donc si vous décidez que la pilule n'est pas pour vous, il est important que vous choisissiez une alternative efficace. Les femmes atteintes de diabète sans complication peuvent certainement utiliser la pilule et il n'y a pas de risques supplémentaires. Lorsque les femmes atteintes de diabète commencent à utiliser la pilule il y a parfois une légère détérioration du contrôle. C'est rarement un problème et c'est habituellement facilement traité par une légère augmentation du traitement, et pour celles qui prennent de l'insuline cela peut signifier une légère augmentation de la dose. C'est une simple question de surveillance des niveaux glycémiques et de faire les ajustements appropriés.

Mon médecin m'a prescrit la pilule mais, sur l'emballage, il est indiqué qu'elle n'est pas adaptée aux patientes atteintes de diabète. Comme mon médecin sait que j'ai du diabète, est-ce que cette pilule est recommandée dans mon cas ?

Il planait une certaine confusion quant à l'adaptabilité de la pilule pour les femmes atteintes de diabète, mais il est maintenant généralement admis que dans la mesure où il n'existe pas de complications du diabète, elles peuvent utiliser la pilule contraceptive sans risques accrus par rapport à celles qui n'ont pas de diabète. Si vous avez des complications liées au diabète, parlez-en à votre médecin.

Je veux essayer la pilule contraceptive contenant de la progestérone seule. Est-elle appropriée pour les femmes atteintes de diabète ?

Oui, bien que ce type de pilule ait un taux d'échec plus élevé que la pilule combinée (progestérone/œstrogène) de sorte qu'il est devenu moins populaire.

Je viens de commencer ma ménopause et je me demandais si je devais attendre deux ans après mes dernières règles avant la suppression de la contraception.

Bien que les règles puissent devenir irrégulières et peu fréquentes au début de la ménopause, il est encore possible d'être fertile, et ce conseil fait office de précaution contre les grossesses non désirées. Il s'applique également aux femmes avec ou sans diabète.

Pouvez-vous s'il vous plaît me donner des informations sur la vasectomie et les effets secondaires qu'elle peut avoir pour les hommes souffrant de diabète ?

La vasectomie est une procédure chirurgicale relativement mineure qui consiste à couper et ligaturer les canaux déférents – le tube qui transporte les spermatozoïdes des testicules vers le pénis. La vasectomie peut être effectuée soit sous anesthésie locale ou générale habituellement avec une hospitalisation d'un jour. Il serait plus simple de le faire sous anesthésie locale car cela ne va pas perturber l'équilibre de votre diabète. Le principal effet secondaire de l'opération est l'inconfort, qui peut durer quelques jours bien que les infections et d'autres complications ne surviennent rarement.

Il y a quelques raisons médicales qui justifient d'éviter cette opération, mais elles s'appliquent également aux hommes non diabétiques autant qu'aux hommes diabétiques et votre médecin sera en mesure d'en discuter avec vous.

J'ai le diabète et je vais épouser un homme diabétique dans huit semaines. S'il vous plaît pourriez-vous me conseiller sur la façon d'éviter de tomber enceinte ?

Nous ne sommes pas tout à fait sûrs de comprendre si vous souhaitez être stérilisée et ne jamais avoir d'enfants, ou si vous cherchez des conseils sur la contraception. Si vous et votre fiancé avez décidé que vous ne voulez pas vivre dans l'angoisse que vos enfants héritent du diabète et avez pris une décision claire de ne pas avoir d'enfants, vous avez l'option de faire faire une vasectomie à votre fiancé ou d'être vous-même stérilisée.

Ce sont des décisions très importantes qui nécessiteront une réflexion approfondie, car ces procédures sont surtout considérées comme des procédures irréversibles. Si vous êtes certains de ne pas avoir envie d'enfants, nous vous conseillons à la fois d'en discuter avec votre médecin et lui demander de vous orienter soit vers un chirurgien pour la vasectomie de votre fiancé ou vers un gynécologue pour votre stérilisation. Quelle que soit votre décision, vous devez tous les deux assister aux différents échanges car aucun chirurgien ne va entreprendre cette procédure sans être convaincu du fait que vous y avez réfléchi pleinement et êtes arrivés à une décision claire.

Si notre interprétation de votre question n'a pas été juste et que vous êtes tout simplement à la recherche de conseils sur la contraception, la meilleure source serait votre médecin traitant ou votre planning familial local. Toutes les formes habituelles de contraceptifs sont adaptées aux femmes atteintes de diabète, il est juste question de découvrir ce qui convient le mieux à votre partenaire et à vous-même.

J'ai été averti que les DIU (m) (dispositif intra-utérin) sont plus fiables chez les femmes atteintes de diabète. Est-ce vraiment correct ?

Les DIU (stérilets, dispositifs intra-utérins de contraception) sont généralement considérés comme des contraceptifs un peu moins fiables que la pilule, et il y a eu un rapport suggérant qu'ils pourraient être encore moins fiables lorsqu'ils étaient utilisés par les femmes atteintes de diabète. Aucune autre étude n'a soutenu cette observation. Il y a également eu un rapport suggérant que les femmes atteintes de diabète peuvent être légèrement plus sensibles aux infections pelviennes lors de l'utilisation d'un DIU. Dans l'ensemble, nous croyons que les DIU doivent être considérés comme efficaces et utiles pour les femmes atteintes de diabète.

CANDIDOSE

Je souffre de candidose (mycoses vaginales). Mon diabète a été bien contrôlé depuis dix ans. Je fais des tests sanguins réguliers et la plupart d'entre eux sont inférieurs à 180 mg/l et, chaque fois que je vérifie mes tests d'urine, ils sont toujours négatifs. J'ai pris la pilule contraceptive orale pendant trois ans et je comprends que l'association du diabète et de la pilule peut conduire à la candidose. Pouvez-vous me conseiller ce que je devrais faire ?

Étant donné que votre diabète est bien contrôlé et votre urine constamment dépourvue de glucose, le diabète peut probablement être exclu comme cause de la candidose. Il me semblerait que vous pourriez être réinfectée par votre partenaire ou bien il s'agit d'un effet secondaire rare de la pilule, et vous devriez discuter de la nécessité d'un changement de contraception avec votre médecin.

J'ai fréquemment des mycoses vaginales et mon médecin dit que, comme je suis diabétique, il n'y a rien que je puisse faire à ce sujet – est-ce correct ?

La mycose est due à une infection par une levure (candida) qui se développe en présence de beaucoup de glucose. Si votre diabète est mal contrôlé et que vous éliminez beaucoup de glucose dans les urines, vous serez très sensibles à la mycose vaginale et, malgré les quantités de pommade et de crème que vous utiliserez, il est très possible que ce problème soit récurrent. Le meilleur traitement est de contrôler votre diabète tant et si bien qu'il n'y ait pas de glucose dans vos urines, mais si la mycose persiste, vous aurez besoin d'un traitement antifongique prescrit par votre médecin. Si vous parvenez à maintenir l'absence de glucose dans vos urines, vous devriez rester sans infections telle que la candidose.

TRAITEMENT HORMONAL SUBSTITUTIF (THS)

Pouvez-vous me dire si le traitement hormonal substitutif de la ménopause est adapté aux femmes atteintes de diabète ?

Le traitement hormonal substitutif (THS) de la ménopause se compose de petites doses d'œstrogène et de progestérone destinées à remplacer les hormones normalement produites par les ovaires. Les niveaux d'œstrogène dans le sang commencent à chuter à la ménopause et, si cela se produit rapidement, cela peut causer des symptômes désagréables tels que des bouffées de chaleur. La thérapie de remplacement est conçue pour permettre une baisse plus progressive dans les hormones féminines. Il y a eu beaucoup de publicité sur les effets indésirables de l'hormonothérapie ces dernières années et il existe des preuves pour évoquer une augmentation du risque de cancer du sein, de thrombose et d'accident vasculaire cérébral. Cependant, ces risques doivent être mis en perspective avec les avantages présentés par l'hormonothérapie. La preuve démontre que pour 1 000 femmes prenant une combinaison d'œstrogènes et une thérapie de remplacement de progestatif pendant cinq ans, il y aura :

- six cas supplémentaires de cancer du sein,
- neuf cas supplémentaires de thrombose (caillots sanguins) dans les jambes ou dans les poumons,
- deux cas supplémentaires d'AVC.

Les femmes diabétiques ont déjà un risque accru d'accident vasculaire cérébral et de crise cardiaque et un THS peut augmenter ce chiffre. Aujourd'hui les femmes souffrant de graves symptômes de ménopause profitent à court terme du traitement hormonal mais pour celles qui n'ont pas symptômes, les risques l'emportent sur les avantages. Dans le passé, le THS a été recommandé pour la prévention de l'ostéoporose, mais étant donné qu'il peut être responsable des effets indésirables mentionnés ci-dessus, certains experts recommandent que les autres traitements préventifs soient utilisés en priorité par rapport au THS.

Ce ne sont pas des décisions faciles, mais les médecins sont désormais prudents quant à recommander le THS systématiquement à toutes les femmes. Comme les risques d'AVC sont plus élevés pour les femmes atteintes de diabète, nous conseillons que le THS soit utilisé uniquement par les femmes souffrant de graves symptômes de la ménopause, et pour une période aussi courte que possible.

Je veux essayer d'éviter l'ostéoporose en prenant un THS. Comme je suis diabétique, est-ce raisonnable ?

Le THS est le traitement le plus efficace pour la prévention de l'ostéoporose, mais en raison des problèmes mentionnés dans la question précédente, certains médecins sont prudents quant à le recommander comme premier choix. La décision dépend de votre risque individuel de développer l'ostéoporose. Si vous avez un risque élevé, vous pouvez choisir de suivre un THS et d'accepter le petit risque de complications indésirables, si le risque est faible, vous préférerez peut-être essayer une alternative, qui peut être moins efficace mais qui diminuera vos risques de complications. Parlez-en à votre médecin à ce sujet. Vous devez, bien sûr, prendre des mesures générales en veillant à prendre suffisamment de calcium dans votre alimentation, des suppléments de vitamine D et en faisant régulièrement des exercices de port de poids et de musculation.

Est-ce que l'hormonothérapie substitutive sous forme de « patchs » est aussi appropriée pour les femmes atteintes de diabète que les comprimés ?

Il n'y a aucune différence démontrée entre les comprimés et les gels, toutes les réponses aux questions ci-dessus s'appliquent également aux patchs. Notre préférence va plutôt pour les gels et les patchs qui ne sont pas métabolisés par le foie.

INTERRUPTION DE GROSSESSE

Je suis enceinte et je ne veux vraiment pas de bébé pour le moment. Est-ce que le diabète est un motif suffisant pour mettre un terme à une grossesse ?

Non, sauf si votre médecin considère que la grossesse serait néfaste à votre santé, ce qui peut parfois être le cas si vous souffrez de complications associées au diabète. Si vous n'avez pas toutes ces complications, les motifs de l'interruption volontaire de grossesse s'appliquent également aux femmes avec et sans diabète.

Je vais à l'hôpital pour un avortement. Je crains que les médecins ne puissent pas le faire tant que je suis diabétique. Aurais-je dû prévenir quelqu'un ?

Il n'y a pas de danger supplémentaire pour les femmes atteintes de diabète qui subissent une interruption de grossesse et les soins du diabète au cours de cette opération ne soulèvent pas de difficultés particulières. Il est toujours important de dire à votre gynécologue que vous êtes diabétique afin qu'un bon contrôle soit maintenu pendant cette période.

FERTILITÉ

Je me suis récemment marié et ma femme et moi tenons à fonder une famille. Les personnes atteintes de diabète sont-elles plus susceptibles d'être infertiles ?

Il n'y a rien qui indique que les hommes atteints de diabète sont moins fertiles que les hommes qui ne l'ont pas et en général cela est également vrai pour les femmes. Cependant, les femmes ayant constamment des niveaux élevés de glycémie peuvent avoir plus de difficultés à concevoir. Cela peut être une bonne chose car il existe des preuves solides pour montrer que les pronostics de grossesse sont bien pires chez les femmes qui conçoivent lorsque leur contrôle du diabète est mauvais.

J'ai essayé d'avoir un enfant pendant des années et nous avons maintenant décidé d'aller voir un spécialiste de la fertilité/endocrinologue de la reproduction (ER) et envisageons un traitement. Les personnes atteintes de diabète peuvent s'attendre au même traitement pour l'infertilité que les autres personnes, n'est ce pas ?

Oui. Comme il est mentionné dans la question précédente, le diabète est rarement la cause de l'infertilité. Si le contrôle est loin d'être parfait, l'amélioration du contrôle, en visant un taux d'HbA1c inférieur à 6 % devrait être l'objectif premier. La consultation avec un expert en infertilité est la prochaine étape, mais un bon contrôle sera nécessaire avant que le traitement puisse être commencé.

J'ai annoncé que j'avais le Syndrome des Ovaires Polykystiques (SOPK) et mon médecin dit que cela pourrait rendre difficile la conception d'un enfant avec également le risque de développer le diabète. Pourriez-vous expliquer cela ?

Le syndrome des ovaires polykystiques (SOPK) est une maladie dans laquelle les ovaires ont de multiples petits kystes qui interfèrent avec leur fonctionnement et peuvent perturber l'équilibre hormonal normal, ce qui provoque des menstruations irrégulières. Cela peut conduire à une fertilité réduite. Le SOPK est souvent associé à l'excès de poids et peut conduire à une augmentation de la pilosité corporelle. Elle est également liée à l'insulino-résistance et à un risque accru de développer un diabète de type 2. Il y a un certain nombre de traitements possibles, mais ces dernières années, la metformine a été identifiée comme un traitement efficace qui peut augmenter la fertilité et réduire la pilosité corporelle.

7 | Grossesse

La grossesse a été la première situation associée au diabète pour laquelle il a été prouvé que l'hyperglycémie conduisait à des complications pour la mère et l'enfant et que ces complications pourraient être évitées par le contrôle strict de la glycémie. Le résultat pour les femmes enceintes atteintes de diabète, et pour leurs bébés, est directement lié à la façon dont elles contrôlent leur glycémie pendant toute la grossesse. Si le contrôle est bon à partir du moment de la conception jusqu'à la naissance, les risques pour la mère et le bébé peuvent être légèrement plus grands que chez les femmes non diabétiques.

Nous savons maintenant qu'un mauvais contrôle au moment de la conception, lorsque l'ovule est fécondé, peut influer sur la manière dont l'ovule se divise et se développe en fœtus (l'étape à laquelle tous les organes et les membres sont présents sous forme minuscule). Cela conduit parfois à des anomalies congénitales comme le spina bifida, les malformations septales (trous dans le cœur) et la fente palatine. Le risque que cela se produise peut être réduit à un minimum, et probablement éliminé, en maintenant un taux d'HbA1c à des valeurs normales avant de devenir enceinte. Les données indiquent que plus le taux d'HbA1c est élevé à la conception, plus le risque d'une anomalie chez le bébé est élevé.

Certains de ces problèmes peuvent être détectés par le biais d'une échographie en début de grossesse, et l'interruption de grossesse ne peut être envisagée que si un défaut majeur est observé. Si l'analyse montre un fœtus normal, l'issue de la grossesse sera toujours affectée par le contrôle glycémique de la mère pendant le reste de sa grossesse. Un mauvais contrôle tend à conduire à des gros bébés et cela peut être un problème à la fois pour la mère et l'enfant au moment de l'accouchement. Malheureusement, il y a aussi un risque accru de mettre au monde un enfant mort-né chez les bébés dont la mère a un mauvais contrôle de son propre diabète, mais une surveillance attentive de l'enfant à l'approche de la date de naissance a considérablement réduit ce risque.

Au Royaume-Uni, le rapport le plus récent sur l'Enquête confidentielle sur la santé de la mère et de l'enfant (CEMACH – *Confidential Enquiry into Maternal and Child Health*) a révélé des résultats décevants. Dans le cadre de cette enquête nationale, des informations ont été recueillies auprès de 231 maternités en Angleterre, au Pays de Galles et en Irlande du Nord, et ont montré que malgré la conscience grandissante de la nécessité d'un bon contrôle, les résultats des grossesses compliquées par le diabète sont encore très insatisfaisants. Les bébés de mères atteintes sont :

- cinq fois plus susceptibles d'être mort-nés,
- deux fois plus susceptibles d'avoir une malformation congénitale,
- deux fois plus susceptibles de peser plus de 4 kg.

Cela est vrai à la fois pour le diabète de type 1 et 2.

Or, nous savons qu'avec une attention particulière au contrôle du diabète et une surveillance étroite de l'enfant, le pronostic de la grossesse peut être bien meilleur.

Les soins prénataux modernes sont généralement partagés entre le diabétologue et l'obstétricien, que vous verrez très régulièrement, tous les 15 jours pour le premier, tous les mois pour le second. L'hospitalisation est rarement nécessaire aussi longtemps que la grossesse progresse normalement et que le contrôle reste bon. Dans ce cas, la grossesse devrait se poursuivre jusqu'à son terme prévu. Toute complication prénatale sera traitée de la même manière qu'elle le serait chez des femmes non-diabétiques. Une fois que l'accouchement spontané commence, la seule différence avec le processus normal sera la nécessité de maintenir la glycémie de la mère à des niveaux normaux pour prévenir l'hypoglycémie chez le bébé après l'accouchement. Bien que l'objectif doive toujours être celui d'un accouchement normal, les mères atteintes de diabète courent plus de risque d'avoir besoin d'une césarienne, surtout si le bébé est gros ou s'il doit naître prématurément.

La plupart des femmes sont capables de faire cet effort nécessaire pour maintenir un contrôle strict pendant la grossesse, mais il est très difficile de garder cette attitude une fois qu'elles sont confrontées aux exigences d'un nouveau-né et à la nécessité d'éviter l'hypoglycémie.

AVANT LA GROSSESSE

L'homme que je vais épouser a un diabète de type 2. Est-ce que tous les enfants que nous aurons, ont le risque d'être diabétique?

Il existe une prédisposition héréditaire au diabète de type 2 et vos enfants seraient, en effet, à risque de le développer plus tard dans la vie. Bien que ce type de diabète survienne généralement chez les adultes, vous avez peut-être vu des publications à propos du diabète de type 2 affectant les enfants. Ceci est plus susceptible de se produire si l'enfant est en surpoids et vous pouvez en réduire le risque en encourageant un mode de vie caractérisé par une alimentation saine et une vie active.

Il existe une forme rare de diabète de type 2 dans laquelle il y a une forte tendance héréditaire. C'est ce qu'on appelle communément le diabète de type MODY (ou diabète de la maturité apparaissant chez le jeune). Si votre fiancé ou vous-même êtes atteints de ce type de diabète, le risque pour vos enfants de souffrir de ce genre inhabituel de diabète sera assez élevé. C'est souvent une forme relativement bénigne de diabète qui se transmet, conformément au principe de la prédisposition héréditaire, à travers les générations.

L'étude sur l'hérédité du diabète est un sujet compliqué et vous seriez bien avisé de discuter de cette question avec votre spécialiste ou un conseiller en génétique.

Je crains que, si je deviens enceinte pendant que le diabète de mon mari n'est pas contrôlé, l'enfant en souffrira – ai-je raison?

Non, il n'existe aucune corrélation établie par laquelle un mauvais contrôle du diabète de votre mari pourrait affecter le développement de votre enfant.

J'ai 29 ans et j'ai un diabète de type 2. Mon mari et moi avons l'intention de fonder une famille, mais je tiens d'abord à compléter un cursus de trois ans à l'université. Au moment où cela se finira, j'aurai 32 ans. Pouvez-vous me dire si je puis être trop vieille pour avoir un bébé ?

De nos jours, les femmes ont tendance à retarder le démarrage d'une famille jusqu'à ce qu'elles atteignent la trentaine et davantage. Trente-deux ans n'est pas trop vieux pour avoir un enfant, mais si vous êtes diabétique, il y a quelques avantages à avoir des enfants jeune plutôt qu'âgé. La raison principale est que plus vous êtes diabétique depuis longtemps, plus le risque de développer des complications est élevé, ce qui pourrait avoir un effet significatif sur la grossesse.

Cela dit, de nombreuses femmes atteintes de diabète ont des grossesses réussies dans la trentaine et la quarantaine même. Il est difficile de donner des conseils personnels exacts pour chaque individu. Votre interlocuteur privilégié est votre médecin de famille ou votre diabétologue.

J'ai un diabète traité par des comprimés, puis traité par l'insuline, car je souhaite avoir un bébé. J'ai eu une fausse couche et je suis inquiète de la possibilité que cela se produise à nouveau. Mon mari et moi-même fumons et apprécions un verre de vin occasionnel. Comment puis-je m'assurer que cette grossesse soit un succès ?

Le contrôle de votre diabète va certainement améliorer le pronostic de votre grossesse – un meilleur contrôle conduit à une grossesse plus réussie. Comme vous planifiez votre grossesse, vous pouvez vous assurer que vous établissez un bon contrôle avant la conception. Votre contrôle est sans doute le mieux maintenu soit par le régime alimentaire seul ou, en cas d'échec, par l'alimentation associée à l'insuline. Jusqu'à récemment, nous n'avions pas conseillé aux femmes de prendre des comprimés pour le diabète, mais il y a maintenant des preuves pour suggérer que la metformine est sûre et n'affecte pas le bébé. Mais aucun des autres comprimés utilisés pour traiter le diabète de type 2 n'est considéré comme étant sûr durant la grossesse. Si votre diabète peut être contrôlé par la metformine seule, c'est très bien, mais vous aurez besoin d'arrêter les autres comprimés et cela pourrait signifier que vous avez besoin de passer à l'insuline. Vous devriez en discuter avec votre médecin. À mesure que la grossesse progresse, une quantité croissante d'insuline est nécessaire pour normaliser le taux de glycémie et même si vous avez été bien contrôlée par la metformine dans le passé, il est probable que les injections d'insuline soient nécessaires à un moment donné. La chose la plus importante est de s'assurer que votre diabète est bien contrôlé avant de devenir enceinte et si votre taux d'HbA_{1c} est supérieur à 6,5 % sous metformine, vous devriez envisager de commencer l'insuline.

Vous savez évidemment déjà que le tabagisme affecte le bébé et que le tabagisme lourd est associé à plus de fausses couches et à des bébés de petites tailles. Nous soupçonnons que vous connaissez déjà les réponses à vos questions – vous avez besoin de prendre de l'insuline et d'arrêter de fumer. Il y a aussi des données plus récentes qui établissent une corrélation entre une consommation d'alcool régulière, même modeste, pendant la grossesse avec une issue de grossesse défavorable en ce qui concerne le bébé, nous suggérons donc que vous arrêtiez de boire de l'alcool jusqu'à ce que votre grossesse arrive à son terme.

Pourquoi dois-je m'assurer que mon contrôle du diabète est parfait pendant la grossesse ?

Il s'agit de s'assurer que vous réduisiez les risques pour vous et votre bébé à un minimum absolu. Si vous êtes en mesure d'atteindre ce degré de contrôle avant la conception jusqu'à la naissance, les risques pour votre bébé ne sont que légèrement supérieurs à ceux des bébés nés de femmes non-diabétiques. À l'inverse, si votre diabète est mal contrôlé, le risque pour votre bébé augmente de façon spectaculaire (malformations et gros bébé).

J'ai un diabète de type 2 et j'envisage une grossesse dans l'année à venir. J'ai lu récemment que les femmes diabétiques de type 2 ont un risque accru d'avoir un bébé anormal ou une naissance d'enfant mort-né. Est-ce vrai ?

On sait depuis longtemps que les bébés des femmes diabétiques de type 1 ont un risque accru d'anomalies congénitales et de fausses couches. Beaucoup de travail a été fait pour essayer de prévenir ces complications en assurant un excellent contrôle de la glycémie pendant la grossesse et le suivi de l'enfant de près pour déterminer le moment optimal pour l'accouchement. Dans le passé, il était rare que les femmes développent le diabète de type 2 avant l'âge de 40 ans et donc les grossesses n'étaient pas fréquentes dans ce groupe. Nous observons maintenant le diabète de type 2 dans un groupe d'âge plus jeune, y compris les enfants d'âge scolaire, et il n'est plus rare que les femmes diabétiques de type 2 deviennent enceintes.

Vous devriez discuter de vos projets de grossesse avec votre médecin car il peut être nécessaire de modifier votre traitement du diabète d'un traitement par des comprimés à de l'insuline avant de devenir enceinte. Vous devrez vous assurer que votre diabète est bien contrôlé et si vous prenez certains comprimés pour la pression artérielle notamment ceux de la famille des sartans ou le cholestérol ceux-ci devront être arrêtés. À condition qu'un bon contrôle soit atteint, il n'y a aucune raison pour que votre grossesse ne soit réussie.

J'ai du diabète et je souhaite bientôt être enceinte. J'ai entendu dire que les femmes qui planifient une grossesse devraient prendre des comprimés d'acide folique. Quels sont-ils et devrais-je les prendre ?

L'acide folique est une vitamine naturelle qui est présente dans de nombreux aliments. Il est prouvé que si les femmes prennent des suppléments d'acide folique dans les premiers stades de la grossesse, les risques d'anomalies du système nerveux, comme le spina-bifida, sont réduits. Pour les femmes non diabétiques, la dose recommandée est de 400 *µg (microgramme)*, mais pour les femmes atteintes de diabète, qui sont plus à risque d'avoir un bébé avec une anomalie, il est conseillé de prendre la dose plus élevée de 5 mg. Votre médecin sera en mesure de vous les prescrire.

GESTION DE LA GROSSESSE

Quand j'étais enceinte de sept mois, j'ai développé du diabète. On m'a prescrit 8 unités d'insuline par jour. Après que mon bébé soit né, les tests étaient normaux et j'ai cessé de prendre de l'insuline. Je voudrais maintenant avoir un autre bébé. Mon médecin dit que je pourrais développer du diabète permanent, mais un autre médecin m'a dit que c'était très peu probable – s'il vous plaît pourriez-vous me conseiller ?

Vous avez eu un diabète gestationnel (diabète qui se développe habituellement pendant la grossesse). Cet effet disparaît généralement lorsque la grossesse se termine, mais il est très probable que le diabète se produira de nouveau dans le cas d'une future grossesse. Il est possible que le diabète puisse persister après une grossesse ultérieure, vous laissant avec un diabète permanent. Même si vous n'êtes pas à nouveau enceinte, vous êtes à risque élevé (supérieur à 1 sur 2) de développer le diabète de type 2 dans le futur. Cela résulte du fait que même si votre pancréas peut produire suffisamment d'insuline pour faire face à la vie quotidienne, ses réserves sont faibles. Les exigences supplémentaires de la grossesse sont plus qu'il ne peut gérer, d'où la nécessité d'avoir des injections d'insuline et le risque accru d'être à court d'insuline dans le futur. Si vous voulez éviter le diabète plus tard dans la vie, vous devriez porter une attention particulière à votre alimentation et à la remise en forme et à maintenir votre poids au poids idéal pour votre taille.

Est-ce bon pour moi d'allaiter mon bébé si ma glycémie est trop élevée ?

Toutes les femmes sont encouragées à allaiter car le lait maternel apporte au bébé la meilleure nutrition possible et une protection contre l'infection. Il n'y a aucune raison pour que le diabète vienne vous empêcher d'allaiter et votre bébé ne sera jamais lésé en aucune façon si votre glycémie est élevée. Cependant, des niveaux constamment élevés de sucre peuvent conduire à la déshydratation, ce qui peut réduire la production de lait. Pour obtenir les meilleurs résultats avec l'allaitement, il convient de maintenir un apport hydrique et d'essayer de garder un bon contrôle glycémique afin de vous assurer qu'il n'est ni très élevé ni très bas. Il est probablement préférable de relâcher un peu votre contrôle du diabète pour vous assurer que vous évitez les hypoglycémies, car il peut être très difficile de s'occuper d'un nouveau-né si vous êtes constamment en hypoglycémie.

L'allaitement maternel prend beaucoup d'énergie en termes de besoins nutritionnels, essayez donc de vous assurer que vous mangez des quantités régulières de glucides. Vous constaterez probablement que vous devez augmenter votre apport en calories et devrez prendre moins d'insuline que votre dose habituelle pré-grossesse. N'essayez pas d'allaiter en même temps que vous souffrez d'une hypoglycémie : nourrissez-vous d'abord, afin que vous puissiez nourrir votre bébé et en prendre soin en toute sécurité. Consultez toujours un médecin si vous avez le moindre doute. Si vous trouvez l'allaitement trop difficile, il est tout à fait approprié d'utiliser le biberon.

Je suis mariée à un homme qui prend de l'insuline pour contrôler son diabète. Je viens de tomber enceinte, aussi y a-t-il des précautions particulières que je doive prendre pendant la grossesse afin de m'assurer qu'elle se déroule sans problème et sans complications ?

Vous avez besoin de ne prendre aucune précaution particulière autre que celles prises par toutes les femmes enceintes, dans la mesure où le fait que votre mari soit atteint de diabète ne pose pas un risque particulier pour votre grossesse. Ce n'est que lorsque la mère est diabétique que le contrôle strict et un suivi attentif de la glycémie deviennent essentiels.

On m'a dit que je devais garder mes taux de glycémie aussi faibles que possible pendant la grossesse. S'il vous plaît pouvez-vous me dire ce qu'il en est ?

Votre glycémie avant les repas doit être de 80 g/l et vous devez essayer de ne pas dépasser 1,20 g/l deux heures après les repas. Si vous trouvez que cela est difficile à réaliser sans causer des hypoglycémies fréquentes, vous devriez discuter du problème avec votre diabétologue que vous verrez tous les 15 jours.

J'ai peur d'avoir des épisodes d'hypoglycémie car on m'a dit que j'avais besoin de prendre de l'insuline pour contrôler mon diabète pendant ma grossesse. Que dois-je faire ?

Toutes les personnes traitées à l'insuline devraient en être préparées à avoir des hypoglycémies qu'elles soient ou non enceintes (voir le paragraphe ***Hypoglycémies***, chapitre 3), mais le fait de mettre l'accent sur une gestion stricte pendant la grossesse augmente le risque d'hypoglycémie. Emportez avec vous, à toute heure, une certaine forme de glucose qui peut être absorbée rapidement – les comprimés Coramine glucose sont commodes. Certaines personnes préfèrent emporter des petites canettes de Coca-Cola (pas de Coca Light). Vous devriez montrer à votre conjoint(e) comment faire les injections de glucagon, car ces derniers peuvent inverser l'hypoglycémie très rapidement. Assurez-vous de toujours tester votre glycémie avant de conduire.

Est-ce que tous les épisodes d'hypoglycémie que je pourrais avoir pendant la grossesse peuvent nuire au bébé ?

Il n'existe aucune preuve pour suggérer que même une glycémie très faible chez la mère puisse nuire au bébé.

Je n'ai pas de diabète, mais lors de ma dernière grossesse j'ai eu ce qu'on a appelé le diabète gestationnel et j'ai eu à prendre de l'insuline pendant quelques semaines. Le diabète est parti après que ma fille soit née, mais j'envisage une autre grossesse et je me demande si la même chose pourrait se produire à nouveau.

Vous avez raison de penser que le diabète gestationnel puisse revenir à l'occasion d'une prochaine grossesse. Au cours de la deuxième moitié de la grossesse, le corps devient résistant à l'insuline et de plus grandes quantités d'insuline sont nécessaires pour normaliser la glycémie. Certaines personnes sont incapables de produire l'insuline supplémentaire nécessaire, ce qui est plus susceptible de se produire si vous avez des antécédents familiaux de diabète, faites partie d'un groupe ethnique où le diabète est plus fréquent, par exemple, d'Afrique-Caraïbes ou d'Asie, ou si vous êtes en surpoids. Beaucoup de femmes atteintes de diabète gestationnel peuvent normaliser leur glycémie en maintenant un régime sans sucre, mais certaines ont besoin d'un comprimé appelé la metformine et d'autres ont besoin d'insuline. Si vous permettez à vos taux glycémiques de s'élever, le bébé est susceptible de devenir gros et peut souffrir d'une hypoglycémie pendant un jour ou deux après la naissance. Le diabète disparaît généralement à la fin de la grossesse, mais vous serez plus à risque de développer un diabète de type 2 dans le futur. Vous pouvez réduire ce risque en gardant votre poids aussi normal que possible et en menant une vie saine.

COMPLICATIONS

J'ai eu du diabète pendant cinq ans. Mon deuxième fils est né avec des malformations multiples et est décédé plus tard. Les femmes atteintes de diabète sont-elles plus susceptibles d'avoir un bébé avec des malformations ?

C'est une tragédie terrible de perdre un enfant à la suite d'anomalies congénitales et nous espérons que vous pouvez vous remettre d'aplomb et appréhender votre diabète d'une manière positive. Le secret d'une grossesse réussie est une excellente maîtrise de la glycémie dès le départ avant la conception et durant toute la grossesse. Il existe des preuves scientifiques irréfutables qui indiquent que les anomalies du développement sont causées par un mauvais contrôle dans les premières semaines de la grossesse et que ce risque peut être réduit en assurant un contrôle parfait au moment où le bébé est conçu. Cela signifie qu'il faut viser un taux d'HbA1c inférieur à 6 %. Le risque de malformations congénitales multiples est limité aux premiers stades de la grossesse.

Cela n'est guère surprenant car c'est le stade où les différentes composantes du corps du bébé commencent à se développer et que d'autres maladies, comme la rubéole, peuvent également affecter le développement. Cependant, cela signifie qu'il n'y a pas de temps pour améliorer le contrôle une fois que vous découvrez que vous êtes enceinte et il est essentiel de planifier la grossesse et de vous assurer que vous avez un bon contrôle avant la conception. Certaines personnes ont des difficultés à atteindre ce niveau de contrôle, mais elles essaient. Il est important de comprendre que les risques pour le bébé augmentent proportionnellement à l'augmentation de l'HbA1c et que plus vous vous rapprocherez d'un taux à 6 % plus vous diminuez ce risque.

On conseille à toutes les femmes qui planifient une grossesse de prendre des suppléments d'acide folique (un type de vitamine) qui réduit le risque de spina bifida. La dose d'acide folique recommandée pour les femmes atteintes de diabète est plus importante que celle conseillée pour les non-diabétiques. Vous devez commencer à prendre 5 mg d'acide folique par jour avant d'essayer de concevoir et votre médecin sera en mesure de vous le prescrire.

Un bon contrôle est également nécessaire pour le reste de la grossesse parce que le développement et la croissance du bébé peuvent être perturbés par un mauvais contrôle. En particulier, le bébé grandit plus vite que la normale et est de grande taille. Si l'accouchement doit être déclenché plus tôt parce que le bébé est gros, il sera prématuré et donc à risque de nombreux problèmes qui peuvent affecter les bébés prématurés.

J'ai lu que les mères atteintes de diabète sont plus susceptibles d'avoir des bébés avec des malformations congénitales. Je réfléchis à une grossesse, mais je suis terrifiée à l'idée d'avoir un enfant avec une anomalie. Que puis-je faire pour empêcher cela ?

Il est vrai qu'il existe une association entre le diabète de la mère et les anomalies congénitales de son bébé. Nous savons que le facteur le plus important influençant cela est le contrôle du diabète. Si le taux d'HbA1c est inférieur à 6 % lors de la conception, le risque d'anomalies congénitales est similaire à celui des mères non diabétiques. Plus le taux d'HbA1c est élevé, plus le risque est grand pour le développement du bébé. Par conséquent, la meilleure chose que vous puissiez faire est de vous assurer que votre diabète est bien contrôlé avant la conception.

Certaines femmes atteintes de diabète prennent régulièrement des médicaments pour les protéger des maladies rénales et cardiaques. Ces médicaments peuvent causer des dommages à l'enfant et doivent être arrêtés avant la conception. Si vous n'êtes pas certaine de vos médicaments vous devriez en discuter avec votre médecin.

Il est prouvé que la prise de suppléments d'acide folique avant la conception protège contre les anomalies telles que le spina-bifida et chez les personnes atteintes de diabète la plus forte dose de 5 mg est recommandée. Votre médecin les prescrira pour vous.

Toutes les femmes enceintes se voient proposer un test sanguin connu sous le nom de test triple ou l'évaluation du risque de syndrome de Down/Trisomie 21 et de spina-bifida par analyse du sang maternel. Ceci est réalisé à 16 semaines et si les résultats sont anormaux, d'autres tests seront proposés afin d'identifier le problème. Si ceux-ci confirment une anomalie, votre médecin discutera avec vous des implications, et vous pouvez décider d'interrompre la grossesse.

Les femmes atteintes de diabète se voient proposer une échographie morphologique à 20 semaines, qui peut être suivie d'une analyse cardiaque détaillée afin d'identifier les problèmes de cœur. Si une anomalie est détectée, un échange avec le médecin s'imposera et une interruption de grossesse pourra vous être proposée.

J'ai lu que les bébés nés de mères atteintes de diabète ont tendance à être gros et ont des difficultés pulmonaires peu après la naissance et il y a aussi un risque d'hypoglycémie. Est-ce vrai, et si oui, pourquoi est-ce le cas ?

Nous savons que si la mère a une glycémie élevée pendant la grossesse, le glucose traverse le placenta jusque dans la circulation sanguine du bébé et le fait grossir. C'est parce que le pancréas du bébé produit de l'insuline même si celui de la mère en est incapable et l'insuline convertit le glucose en graisse. En conséquence, le bébé grossit pendant la grossesse et l'accouchement doit être déclenché prématurément pour éviter un accouchement difficile. Si l'accouchement est déclenché très tôt, il y a un risque que la mère ne sera pas prête à commencer le travail d'accouchement et le déclenchement artificiel va échouer, ce qui va nécessairement aboutir à une césarienne. L'une des complications de l'accouchement précoce est que les poumons du bébé n'ont pas pu atteindre leur pleine maturité, ce qui peut conduire à une situation connue sous le nom de syndrome de détresse respiratoire aiguë (SDRA). Les bébés atteints de cette maladie doivent être traités sous respirateur artificiel dans l'unité de soins spéciaux bébé jusqu'à ce que leurs poumons soient assez matures pour se suffire à eux-mêmes.

Si un accouchement est programmé, la plupart des unités de soins vont donner à la mère une injection de corticoïdes avant l'accouchement. Cela permet de développer les poumons du bébé et réduit le risque de SDRA. L'inconvénient est que les corticoïdes vont élever le niveau de glucose sanguin et de l'insuline supplémentaire sera nécessaire pour quelques jours avant que l'effet des corticoïdes ne se dissipent.

Si les niveaux glycémiques de la mère sont strictement dans les limites normales pendant la grossesse, les bébés sont moins susceptibles de grossir plus vite que la normale et la grossesse peut continuer jusqu'à la durée normale de 40 semaines. Ceci évite le risque de césarienne chez la majorité des femmes et le syndrome de détresse respiratoire aiguë est rarement observé dans ce cas car les bébés sont à pleine maturité.

Le niveau bas de glucose sanguin du bébé (hypoglycémie) au cours des premières heures qui suivent la naissance se produit parce que son pancréas a produit de l'insuline en quantité excessive pendant la grossesse pour compenser les niveaux élevés de glucose sanguin qui traversent le placenta de la mère. Si la glycémie de la mère est strictement contrôlée pendant la grossesse et l'accouchement, l'hypoglycémie chez le bébé est beaucoup moins problématique. Il est de pratique courante de vérifier le niveau du sucre dans le sang du bébé quand il est né et au cours des 24 heures suivantes afin qu'un traitement soit administré si la glycémie du bébé est trop basse.

Mon bébé est né avec la jaunisse. Les bébés de mères atteintes de diabète sont-ils plus susceptibles de développer cette maladie ?

Oui, les bébés nés de mères atteintes de diabète sont plus susceptibles d'avoir la jaunisse. C'est en partie parce qu'ils ont tendance à être né plus tôt, mais parfois un bébé né à terme peut avoir la jaunisse. La cause n'est pas clair, mais le problème est généralement bénin et si nécessaire, la jaunisse peut être éradiquée avec le traitement.

J'ai développé une toxémie pendant ma dernière grossesse et j'ai dû passer plusieurs semaines à l'hôpital, même si le contrôle de mon diabète était impeccable. Heureusement, tout s'est bien terminé et j'ai maintenant un beau garçon en bonne santé. Est-ce que la toxémie est liée à mon diabète ? Est-elle susceptible de se reproduire lors de futures grossesses ?

Les femmes diabétiques sont plus sujettes à la toxémie (pré-éclampsie). Vous n'êtes pas plus susceptibles de développer la toxémie dans vos prochaines grossesses – en effet, le risque est plus faible que dans votre première grossesse. Le traitement préventif de la pré-éclampsie passe par un bon contrôle de la pression artérielle, au besoin par un traitement à type de Trandate® ou Aldomet®.

Lors de ma dernière grossesse j'ai développé de l'hydramnios et mon obstétricien a dit que c'était parce que j'avais du diabète. Est-ce vrai ? N'y a t-il rien que je puisse faire pour éviter que cela se produise dans les futures grossesses ?

L'hydramnios est un excès de liquide amniotique pendant la grossesse et il est plus fréquent chez les mères atteintes de diabète. Il est lié au degré de rigueur avec lequel vous parvenez à contrôler votre diabète pendant la grossesse. Notre conseil est que vous pouvez réduire le risque à un minimum absolu pour les grossesses futures en visant un maintien de votre taux d'HbA1c et de votre glycémie aussi proches que possible des valeurs normales dès le début de la grossesse.

Lors de la récente naissance de mon quatrième enfant (qui s'est très bien passée) j'ai eu une pompe à insuline en intraveineuse pendant le travail de l'accouchement. Je n'ai jamais eu cela au cours de mes trois grossesses précédentes bien que je sois diabétique. Pourquoi ai-je besoin de la pompe à insuline cette fois-ci ?

Nous savons maintenant qu'il est très important de maintenir votre glycémie dans les limites normales pendant le travail de l'accouchement afin de minimiser le risque de développement d'une hypoglycémie chez votre bébé dans les premières heures qui suivent la naissance. De l'insuline par voie intraveineuse combinée avec un peu de glucose en perfusion est ce qu'il y a de plus efficace et de plus facile à administrer. En utilisant cette méthode, votre glycémie peut être strictement normalisée jusqu'à ce que votre bébé soit né. Cela permet de s'assurer également que, si des complications survenaient, un anesthésique pourrait être administré sans autre préparation.

Mon premier enfant est né par césarienne. Devrais-je d'avoir une césarienne avec ma prochaine grossesse ?

Cela dépend de la raison pour laquelle vous avez eu une césarienne. Si elle a été réalisée pour une raison obstétricale qui est susceptible d'être présente lors de la prochaine grossesse, la réponse est oui. Si elle a été réalisée parce que le premier bébé était gros ou juste parce que vous avez du diabète, la réponse pourrait être négative.

Certains médecins considèrent plus sûr d'accoucher une femme par césarienne si elle a eu une césarienne avant. D'autres vous permettraient un « essai de travail d'accouchement ». En d'autres termes, vous devez démarrer le travail d'accouchement et, si tout était satisfaisant, vous seriez en mesure d'accoucher votre bébé de manière naturelle.

Mon médecin me dit que je vais avoir une césarienne parce que mon bébé est dans une mauvaise position et un peu gros. Quel type d'anesthésie est-il le meilleur ?

Aujourd'hui, environ 50 % des femmes qui ont besoin d'une césarienne ont une péridurale plutôt qu'une anesthésie générale. Si vous avez une péridurale, vos jambes et votre abdomen sont complètement engourdis par l'injection de la solution anesthésique locale administrée à travers une aiguille dans le bas du dos. Vous restez éveillée pour la naissance de votre bébé et donc vous vous rappelez cet événement majeur dans la vie. Dans la plupart des cas, la péridurale est préférée parce que votre bébé ne reçoit rien de l'anesthésie et n'est donc pas endormi.

Si vous êtes intéressé pour avoir votre bébé de cette manière, vous devriez en discuter avec votre obstétricien.

Mon bébé avait du mal à respirer dans ses premiers jours au service de Néonatologie. Les médecins ont dit que c'était parce que le contrôle de mon diabète était médiocre – pourquoi ?

Il semble que votre bébé a eu ce qu'on appelle le syndrome de détresse respiratoire aiguë (SDRA) qui survient le plus souvent chez les bébés prématurés et a été évoqué dans une question précédente. Il survient chez les bébés dont la mère est atteinte de diabète, ce dernier a grandi trop rapidement à cause du mauvais contrôle glycémique de la mère et nécessite un accouchement prématuré. Il s'agissait auparavant d'une menace sérieuse pour les bébés de mères atteintes de diabète, mais maintenant cette situation est beaucoup moins fréquente. C'est en raison des progrès des soins néonataux et d'un meilleur contrôle du diabète pendant la grossesse ce qui entraîne une baisse des accouchements prématurés.

S'il y a une possibilité que votre bébé puisse naître prématurément, le traitement par injection de corticoïdes peut aider les poumons de votre bébé à se développer. Malheureusement, les corticoïdes peuvent perturber le contrôle du diabète pendant environ 48 heures et vous aurez besoin d'être hospitalisée pour surveillance étroite à ce moment-là.

8 | Complications à long terme

Avant que l'insuline ne soit découverte, les personnes atteintes de diabète ne survivaient pas assez longtemps pour développer des complications du diabète telles que nous les connaissons aujourd'hui. Dans les premiers temps, après la découverte majeure de 1922, il a été largement admis que l'insuline guérissait le diabète. Nous sommes maintenant dans une meilleure position pour nous rendre compte que, si l'insuline a produit des guérisons miraculeuses de patients sur le point de mourir, il leur a permis un retour à une vie pleine et active, elle ne guérit pas de la maladie. Néanmoins, si l'insuline est utilisée correctement pour atteindre un bon contrôle du diabète, il est possible d'avoir une vie longue et saine.

L'espérance de vie a augmenté progressivement depuis l'introduction de l'insuline et maintenant des milliers de personnes ont accompli avec succès plus de 50 ans de traitement à l'insuline. L'accroissement de la longévité a apporté un certain nombre de soi-disant « complications à long terme ». Certaines surviennent également chez les personnes âgées qui n'ont pas de diabète. Pour les maladies cardiaques, par exemple les crises cardiaques ou la mauvaise circulation du sang dans les jambes, sont des complications qui peuvent survenir dans le cadre du processus de vieillissement. Elles ne sont pas observées chez les personnes non diabétiques et ce sont donc des complications spécifiques au diabète. Les trois plus importantes sont des lésions oculaires (rétinopathie), les lésions nerveuses (neuropathie) et les lésions rénales (néphropathie).

La rétinopathie diabétique peut entraîner une perte de vision. C'est la cause la plus fréquente de cécité chez les personnes de moins de 65 ans. Heureusement seule une faible proportion de personnes souffre d'une perte visuelle complète. La neuropathie diabétique, en conduisant à une perte de sensation, en particulier dans les pieds, rend les patients vulnérables aux infections et parfois à la gangrène, avec le risque d'amputation. Il peut également causer l'impuissance. La néphropathie diabétique peut entraîner une insuffisance rénale et est maintenant la cause la plus fréquente de consultation pour la dialyse rénale et la transplantation chez les jeunes, même si les chiffres sont très faibles.

Il n'est pas surprenant que les patients ont peur de penser aux complications liées au diabète. Dans le passé, les patients s'inquiétaient mais n'osaient pas poser de question à ce sujet car il s'agissait d'un sujet tabou. De nos jours, la plupart d'entre eux s'attendent à être pleinement informés sur les risques éventuels auxquels ils sont confrontés et ce qu'ils peuvent faire pour la réduire.

Il y a beaucoup de désinformations qui circulent sur les complications du diabète et il est important que les patients en aient une représentation équilibrée et précise.

Bien que la science médicale ait fait des progrès impressionnants depuis la découverte de l'insuline, il y a encore un long chemin à parcourir. Il y a des preuves scientifiques irréfutables pour démontrer que le risque de complications est directement lié au contrôle de la glycémie. Ainsi, la prévention des complications est possible grâce à un contrôle strict de la glycémie. La preuve vient d'une vaste étude clinique : l'étude prospective randomisée UKPDS (*United Kingdom Prospective Diabetes Study*), qui a fourni des preuves irréfutables selon lesquelles les complications peuvent être évitées par le contrôle strict de la glycémie, en visant un taux d'HbA1c de 7 %. Il y a plus d'informations sur ces essais dans l'introduction du chapitre 4, ***Suivi et contrôle***.

Certaines des questions de ce chapitre concernant les yeux et les pieds ne sont pas strictement des questions concernant les complications, mais comme elles ne s'insèrent pas facilement ailleurs dans le livre, elles ont été incluses dans ce chapitre sous leurs rubriques spécifiques.

QUESTIONS GÉNÉRALES

Quelqu'un avec un diabète contrôlé uniquement par le régime peut-il souffrir de complications liées au diabète ?

Des complications peuvent survenir avec n'importe quel type de diabète. La cause des complications de ce dernier n'est pas complètement élucidée. Sans aucun doute la principale cause de complications à long terme est le mauvais contrôle glycémique pendant un certain nombre d'années, mais ce n'est pas toute l'histoire, et certaines personnes avec un mauvais contrôle prolongé ne rencontreront aucun problème. On peut supposer que ces sujets sont protégés d'une certaine manière – peut-être par des facteurs génétiques. La durée du diabète pendant lequel vous l'avez eu et que vous ayez été diagnostiqué ou non, sont également importante s: les complications sont rares dans les premières années et se produisent le plus souvent après de nombreuses années. Plus la durée est élevée, plus le risque l'est également.

Les personnes traitées uniquement par un régime alimentaire sont généralement diagnostiquées à l'âge mûr ou plus tard. Au moment du diagnostic, la maladie peut avoir été présente pendant une longue période, souvent depuis de nombreuses années, sans que la personne ne s'en rende compte, et donc sans aucune tentative pour la contrôler. Il n'est donc pas surprenant que des complications puissent survenir chez certaines personnes, même quand elles sont traitées par un régime seul. Un bon contrôle est tout aussi important pour ces dernières que pour les patients qui ont un traitement par comprimés ou qui ont le diabète de type 1.

Quelles sont les complications et que dois-je surveiller avec attention pour m'assurer qu'elles soient prises en charge dès que possible ?

Les complications spécifiques au diabète sont la rétinopathie diabétique, la neuropathie et la néphropathie :

- La rétinopathie résulte des dommages des vaisseaux de la rétine visibles au fond de l'œil.
- La neuropathie est généralement désignée comme étant « périphérique » lorsqu'elle affecte les nerfs innervant les muscles et la peau en particulier l'extrémité du corps, c'est-à-dire les pieds, ou comme « autonome » lorsqu'elle affecte les nerfs des organes de la vessie, de l'intestin et du cœur.
- La néphropathie correspond aux dommages affectant les reins, qui dans un premier temps les rendent plus perméables, de sorte que l'albumine (protéine) apparaît dans l'urine. À un stade ultérieur, elle peut affecter le fonctionnement des reins et dans les cas graves entraîner une insuffisance rénale.

La meilleure façon de détecter les complications précocement est de consulter votre médecin ou un centre de soins spécialisé pour un examen régulier. Vous devez avoir un examen de routine une fois par an, soit dans le cabinet de votre médecin généraliste ou d'un médecin spécialiste ou dans un centre de soins hospitaliers afin que les complications puissent être détectées à un stade précoce. La plupart des régions offrent désormais une photographie du fond d'œil, la rétinographie, pour le dépistage *annuel* de la rétinopathie diabétique. Il est important de faire usage de ce service.

La prévention est, cependant, nettement meilleure que le traitement et, si vous pouvez contrôler votre diabète, vous serez moins susceptible de souffrir de ces complications.

Je suis très inquiet à l'idée de développer des complications après quelques années de diabète. Est-il possible d'en éviter les complications plus tard dans la vie ? Si oui, comment ?

Nous sommes convaincus que tous les patients pourraient éviter les complications s'ils étaient en mesure de contrôler leur diabète à partir du jour où ils ont été diagnostiqués. Il y a maintenant de nombreux cas répertoriés de personnes qui ont eu du diabète de type 1 pendant 50 ans ou plus et qui sont totalement exempts de tout signe de complications. Les choses sont un peu différentes pour le diabète de type 2, qui peut être présent pendant de nombreuses années sans causer de symptômes. Certaines personnes peuvent être assez malchanceuses et développer une complication, comme un ulcère du pied ou une rétinopathie, avant que le diabète lui-même ne soit diagnostiqué.

Le meilleur conseil que nous pouvons vous donner sur la façon d'éviter des complications est de prendre le contrôle de votre glycémie et de votre diabète au sérieux dès le départ et de participer régulièrement aux examens de dépistage et de surveillance par quelqu'un d'expérimenté dans la prise en charge des diabétiques. Il convient de mettre l'accent sur la nécessité d'un taux d'HbA1c le plus proche de la normale (voir ***Hémoglobine A1C*** dans le chapitre 4). Si vous pouvez faire cela et garder votre taux d'HbA1c normal, vous pouvez vous attendre à une vie exempte du risque de complications liées au diabète.

Dans quelle mesure les complications du diabète sont-elles génétiquement déterminées ?

C'est une question au sujet de laquelle il est très difficile de répondre. La plupart des spécialistes estiment qu'il existe un facteur héréditaire qui prédispose certaines personnes à développer certaines complications et rend les autres relativement à l'abri de ces dernières. Jusqu'à présent, les preuves scientifiques ne sont pas convaincantes, mais il y a beaucoup de travaux en cours dans ce domaine.

On m'a récemment diagnostiqué un diabète de type 2 et j'ai lu que cela pourrait réduire mon espérance de vie. Est-ce vrai ?

Tous les effets que le diabète peuvent avoir sur la durée de vie dépendront de l'âge que vous avez au moment où le diabète est diagnostiqué. Plus vous êtes âgé au moment du diagnostic, plus votre espérance de vie est proche de celle d'une personne non-diabétique. La plus grande menace pour les personnes atteintes de diabète de type 2 est le risque accru de crise cardiaque et d'AVC. Heureusement, de grands progrès ont été accomplis au cours des dernières années pour réduire ces risques et la plupart des personnes atteintes de diabète de type 2 se verront prescrire par leur médecin des comprimés anti-cholestérol appelés statines, avec une très faible dose d'aspirine. Un certain nombre d'études ont montré qu'avec la prise de ces comprimés le risque de crise cardiaque et d'accident vasculaire cérébral est réduit d'environ 25 %. Si vous souffrez d'hypertension artérielle, il est très important de prendre un traitement pour la réduire et certaines personnes ont besoin d'une combinaison de trois ou quatre médicaments pour atteindre la pression artérielle cible inférieure à 140/80. Cela peut être supprenant de voir qu'une fois que vous avez du diabète vous avez soudainement besoin de prendre un grand nombre de comprimés – mais il ne fait aucun doute que par le contrôle de votre glycémie, de votre pression artérielle et de votre cholestérol, vous pouvez augmenter votre espérance de vie.

Le tabagisme augmente considérablement le risque de crise cardiaque et d'accident vasculaire cérébral pour les personnes atteintes de diabète et si vous êtes fumeur, vous devriez faire de votre mieux pour arrêter.

Mon spécialiste du diabète m'a dit que cela ne signifie pas nécessairement que les diabétiques mal contrôlés développent, en fin de vie, tous les effets secondaires et les problèmes de santé liés à la maladie et que l'inverse est souvent vrai. Est-ce vraiment le cas ?

Il y a un élément de vérité dans cela, mais le mot « souvent » devrait être remplacé par « très rarement ». Les sujets bien contrôlés sont beaucoup moins susceptibles de tomber malades et de développer des effets secondaires, alors que les sujets qui souffrent de diabète instable et déséquilibré développent fréquemment des problèmes de santé et des effets secondaires plus tard dans la vie. Cela a été confirmé par les résultats de l'étude UK *Prospective Diabetes* (UKPDS) – plus d'informations sur cette étude sont dans le paragraphe ***Pourquoi contrôler ?*** dans le chapitre 4.

Ces deux dernières années, mes joues sont devenues de plus en plus creuses, bien que mon poids soit stable – est-ce dû au diabète ?

Pas mal de personnes d'âge moyen et âgées deviennent minces sur la partie haute du corps et développent une morphologie en forme de « poire » sur le bas du corps, qu'elles aient ou non le diabète. Cependant, il existe une forme rare de diabète appelée diabète lipoatrophique qui pourrait être l'explication du creusement de vos joues. Ce n'est pas une complication du diabète, mais une forme rare de la maladie. Parlez-en à votre médecin la prochaine fois que vous allez faire un examen.

YEUX

J'avais une tendance à la myopie avant d'être diagnostiqué diabétique. Est-ce susceptible d'augmenter mes risques de développer des complications oculaires plus tard ?

La myopie ne fait pas la moindre différence quant au risque de développer des complications oculaires liées au diabète, il a même été dit que ceux qui ont une myopie sévère pourraient être effectivement moins sujets à la rétinopathie, et non davantage.

La vision peut varier en fonction de la glycémie. Les grandes fluctuations de la glycémie peuvent modifier temporairement la forme du cristallin de l'œil et cela modifie sa capacité de réfraction. Il n'est pas rare que les personnes ayant toujours une glycémie élevée aient des difficultés à voir de loin. Lorsque le diabète est contrôlé et la glycémie revient à des niveaux plus normaux, la vision change à nouveau, causant parfois des difficultés avec la vision de près et donc à la lecture.

Ces changements de la vue sont plus susceptibles de se produire au moment où le diabète est diagnostiqué et cela peut être inquiétant, particulièrement si l'origine n'a pas été expliquée. Après trois ou quatre semaines d'un diabète sous contrôle, la vision revient toujours à l'état antérieur. Nous conseillons toujours aux diabétiques nouvellement diagnostiqués de ne pas changer leurs lunettes jusqu'à ce que leur glycémie soit stable depuis environ quatre semaines.

En tant que personne atteinte de diabète, je sais que je devrais faire vérifier mes yeux, mais combien de fois devrais-je le faire ?

Une fois par an devrait être suffisant si votre diabète est bien contrôlé, si votre vision est normale et si vous n'avez pas de signes de complications. Le diabète peut causer des changements au fond de l'œil (rétinopathie). Dans les premiers stades, ces modifications n'affectent pas la vision, mais il est important de les détecter le plus tôt possible afin que le traitement puisse être administré pour garder votre vision normale. Aujourd'hui, le dépistage de la rétinopathie est habituellement effectué par le biais d'une photographie du fond de l'œil.

On vient de découvrir que j'ai du diabète et les lunettes que j'ai depuis plusieurs années ne semblent plus adaptées, mais mon médecin m'a dit de ne pas les modifier jusqu'à ce que mon diabète soit sous contrôle – est-ce vrai ?

Oui. Lorsque la concentration de glucose dans le corps augmente, cela affecte la capacité de réfraction de l'œil, mais c'est seulement un effet temporaire, et votre vision sera de retour à la normale une fois que la glycémie sera contrôlée. Si vous changez vos lunettes maintenant, vous serez en mesure de mieux voir pendant un court moment, mais dès que votre diabète sera sous contrôle, vous devrez les modifier à nouveau. Il est préférable de suivre les conseils de votre médecin et d'attendre que votre diabète soit sous contrôle pendant au moins un mois avant de revenir voir l'opticien.

Qui est la meilleure personne pour vérifier mes yeux une fois par an ?

On recommande à toute personne atteinte de diabète de faire un dépistage annuel de la vue sous forme de photographie rétinienne numérique (voir la question suivante sur la photographie du fond de l'œil).

On m'a envoyé à un rendez-vous pour effectuer des photographies oculaires. Qu'est-ce que cela implique ?

Il y a deux parties à l'examen. La première, qui consiste à tester l'acuité visuelle, mesure votre capacité à lire les lettres sur un tableau. La seconde est d'avoir le fond de vos yeux photographié. Vous aurez besoin de gouttes dans les yeux en amont de l'examen pour dilater les pupilles afin d'obtenir des photos de bonne qualité. Les gouttes peuvent causer des troubles de la vision pouvant durer jusqu'à trois heures après, et vous ne devez pas conduire jusqu'à ce que votre vision soit revenue à la normale. Si c'est un jour très lumineux, vous pouvez souffrir d'éblouissement car vos pupilles sont dilatées et des lunettes de soleil permettront d'empêcher cela. Chaque œil sera photographié une ou deux fois à l'aide d'un appareil photo avec flash. Vous verrez quelques couleurs vives pendant quelques secondes après le flash, mais celles-ci s'en iront très vite. Si des anomalies sont visibles sur les photos, vous serez dirigé vers un ophtalmologiste.

La dernière fois que j'ai effectué un test d'acuité visuelle, l'infirmière m'a fait regarder un tableau à travers un petit trou. Pour quelle raison ?

Ce « trou d'épingle » agit comme une lentille de correction universelle. Si votre vision s'améliore quand vous regardez à travers le trou d'épingle, cela indique que vous pourriez porter des lunettes.

Pourquoi le diabète affecte-t-il les yeux ?

Une question simple, mais à laquelle il est difficile de répondre. La recherche actuelle indique clairement que c'est l'excès de glucose dans le sang qui endommage directement les yeux, surtout en affectant la paroi des petits vaisseaux sanguins qui transportent le sang jusqu'à la rétine. Les dommages causés à ces vaisseaux sanguins semblent être directement liés au taux de glycémie et à combien de temps il est resté élevé.

J'ai du diabète depuis 20 ans et semble aller bien. Suite à mon dernier examen du fond de l'œil, j'ai reçu une lettre pour me signifier que j'ai eu quelques changements légers d'origine diabétique et que je serais dirigé vers un ophtalmologue. Suis-je sur le point de devenir aveugle ?

Il n'y a pas lieu de s'alarmer. Il serait surprenant qu'il n'y ait aucun changement dans vos yeux après 20 ans de diabète. Il est important que vous voyiez un spécialiste de la vue à un stade précoce de sorte que, si un traitement est nécessaire, il puisse être donné avant que votre vision ne soit affectée.

On m'a diagnostiqué une rétinopathie. Pouvez-vous m'expliquer davantage cette condition ?

La rétinopathie est une affection touchant la rétine (enveloppe interne dans le fond de l'œil qui reçoit l'information visuelle). Elle peut se produire chez les personnes atteintes de diabète de longue date, en particulier celles dont le contrôle n'a pas été très bon. Il y a un changement graduel dans les vaisseaux sanguins (artères et veines) de la rétine qui peut conduire à une détérioration de la vision. Cela peut être dû soit à des dépôts au niveau de la rétine ou à des saignements provenant de petits vaisseaux sanguins anormalement placés.

La rétinopathie peut être diagnostiquée par l'examen de l'œil avec un ophtalmoscope ou par photographie de la rétine. Généralement, elle peut être détectée bien avant qu'elle n'ait conduit à une altération de la vision. Le traitement au laser à ce stade arrête généralement une toute nouvelle détérioration.

Dans une émission télévisée récente, il a été déclaré que les personnes atteintes du diabète depuis plus de 40 ans étaient susceptibles de devenir aveugle. Cela nous a choqué, ma conjointe et moi-même qui suis âgé de 46 ans et ai un diabète de type 2 depuis dix ans. Est-ce vraiment correct ?

Beaucoup d'adultes qui ont eu du diabète pendant dix ans auront quelques anomalies dans les yeux (rétinopathie). Cependant, ces changements sont généralement mineurs et n'affectent pas la vision. Seule une très faible proportion de personnes devient réellement aveugle (pas plus de 7 % pour ceux ayant eu du diabète pendant 30 ans ou plus). Ce chiffre est susceptible de réduire encore davantage au cours des prochaines années en raison du dépistage précoce de la rétinopathie, lorsque le traitement peut prévenir les dommages de la vision. On sait depuis 30 ans que le laser est efficace dans le traitement de la rétinopathie diabétique, mais malheureusement, certaines personnes ne se rendent pas compte qu'elles ont un problème aux yeux jusqu'à ce que des dommages irréversibles soient faits. Le programme de dépistage rétinien donne le droit à une photographie de la rétine une fois par an à tous les diabétiques. Votre conjointe devrait se voir proposer un rendez-vous. Si ce n'est pas le cas, elle doit le demander à son médecin généraliste ou à son ophtalmologue. Il est important de comprendre que les patients avec du diabète bien contrôlé sont beaucoup moins susceptibles de développer une rétinopathie que ceux avec un mauvais contrôle.

Puis-je porter des lentilles de contact et, dans ce cas, recommanderiez-vous les lentilles rigides ou souples ?

Le fait que vous ayez du diabète ne doit pas interférer avec l'utilisation de lentilles de contact ou influencer le type de lentille que vous recevrez. La meilleure personne pour vous conseiller serait un ophtalmologiste ou un opticien qualifié spécialisé dans la prescription et l'ajustement des lentilles de contact. Il serait judicieux de leur dire que vous êtes diabétique et vous devez suivre les conseils donnés, notamment pour prévenir des infections – mais cela s'applique à tout le monde, avec ou sans diabète.

Je vois des flashs de lumière et des « corps flottants ». Sont-ce des symptômes de troubles oculaires graves ?

Bien que les personnes atteintes de diabète développent des troubles de la vision, cela ne provoque généralement pas de lumières clignotantes ou des taches dans votre champ de vision. Vous devriez en discuter avec votre médecin traitant qui souhaitera examiner vos yeux en cas de problème.

Mon père est diabétique et on vient de lui diagnostiquer une cataracte. Est-ce lié à son diabète ?

La cataracte peut se produire chez les personnes âgées qu'elles aient ou non le diabète. Cependant, la cataracte a tendance à se produire à un âge plus précoce chez les personnes atteintes de diabète. Le processus de vieillissement de la substance qui compose le cristallin de l'œil durcit et devient plus opaque que la normale. Finalement, elle devient tellement opaque qu'il est alors difficile de voir. Le médecin de votre père devrait prendre des dispositions pour le signaler à un ophtalmologue.

La dernière fois que j'ai été examiné à la clinique, on m'a dit que j'avais développé des microanévrysmes. Mais de quoi s'agit-il ?

Les microanévrysmes rétiniens apparaissent sous forme de lésions punctiformes rouges de petite taille ou dilatation des vaisseaux sanguins (capillaires) alimentant la rétine à l'arrière de l'œil. Ils sont l'un des premiers signes de la rétinopathie et indiquent que les niveaux élevés de glucose sanguin observés dans le cas d'un diabète mal contrôlé ont endommagé le revêtement cellulaire de ces capillaires. Ils n'interfèrent pas avec la vision, mais donnent un avertissement précoce que la rétinopathie a commencé à se développer. Il existe des preuves pour montrer que ceux-ci peuvent régresser avec l'introduction d'un contrôle parfait (HbA1c cible inférieure à 7,5 %), tandis qu'aux stades ultérieurs de la rétinopathie diabétique, l'inversion n'est généralement pas possible. Toute personne qui a des microanévrysmes doit avoir des contrôles réguliers de la vue, de sorte que les complications graves seront détectées à un stade précoce. Vous avez été pris en charge au début des complications alors c'est maintenant le temps de vous assurer que votre glycémie est impeccable !

Je vais bientôt démarrer un traitement au laser pour mes yeux. Qu'est-ce que cela implique ?

Le traitement au laser utilise un faisceau étroit de lumière intense pour causer des brûlures très petites sur la rétine à l'arrière de l'œil. Il est utilisé dans le traitement de nombreuses affections oculaires, notamment la rétinopathie diabétique. Le laser est dirigé sur certaines parties de la rétine qui ne sont pas utilisées pour la vision détaillée, épargnant les zones importantes qui sont nécessaires pour la lecture, etc. Cette forme de traitement permet d'arrêter ou de retarder le développement de la rétinopathie, à condition qu'il soit administré en quantités adéquates à un stade précoce, avant que la vision ne soit perdue. Il est parfois nécessaire de donner de petites doses du traitement au laser – les rayons du laser sont utilisés par à-coups – de façon intermittente pendant de nombreuses années, même si parfois il peut être géré sur une période relativement courte. Bien que ce traitement semble tout à fait alarmant, il n'est généralement pas douloureux mais pas toujours agréable.

Mon médecin a utilisé le terme « photocoagulation » l'autre jour. Est-ce le même traitement que le traitement au laser ? Peut-il endommager mes yeux ?

La photo coagulation est en effet le traitement de la rétinopathie par le laser. Il est rare que le traitement endommage les yeux, mais à proprement parler, c'est possible. De temps en temps, la cicatrice produite par photocoagulation peut s'étendre et impliquer les parties vitales de la rétine de sorte que la vision est affectée. La grande majorité des sujets soumis à la thérapie au laser ne remarquent pas de changement dans leur vision. Les patients qui ont besoin d'un traitement au laser répété peuvent remarquer que leur vision nocturne est mauvaise ou que leur champ de vision est réduit. La photocoagulation peut aussi très rarement entraîner la rupture d'un vaisseau sanguin, ce qui provoque des saignements. Après beaucoup de sessions de photocoagulation, il y a un léger risque d'endommagement de la rétine qui provoque un genre de cataracte. Même si cela peut paraître inquiétant, il y a de fortes preuves pour montrer que si vous avez une rétinopathie grave, le traitement au laser est la meilleure façon de préserver la vision et le risque de dommages à la suite du traitement au laser est beaucoup moins élevé que le risque pour votre vue si la rétinopathie n'est pas traitée. Il est important de réaliser que le traitement au laser ne peut pas réparer les dommages qui ont déjà eu lieu, mais il peut empêcher une nouvelle détérioration.

J'ai un glaucome. Est-ce lié au diabète ?

Peut-être. Bien que le glaucome puisse se développer assez fréquemment chez les personnes qui n'ont pas le diabète, il y a un risque légèrement plus élevé chez ceux qui en ont. Ceci est habituellement réservé à ceux qui ont déjà des problèmes oculaires liés au diabète (rétinopathie proliférante).

Très rarement, le collyre utilisé pour agrandir la pupille peut déclencher une crise de glaucome (augmentation de la pression dans l'œil). Les signes en sont la douleur dans l'œil affecté ainsi qu'une vision floue qui peut survenir quelques heures après que les gouttes aient été mises. Si cela se produit, vous devez consulter d'urgence un ophtalmologiste, ou le service des urgences de votre hôpital local. Cela est réversible avec un traitement rapide, mais peut causer des dommages graves si cette maladie dégénérative est ignorée.

Chaque fois que je reçois « Équilibre », le magazine publié par l'Association Française des Diabétiques (AFD), j'ai la sensation que les caractères d'impression deviennent plus petits. Est-ce vrai ou y a-t-il un problème avec mes yeux ?

La vue tend à se détériorer avec l'âge, si quelqu'un a du diabète. D'abord, vous devriez consulter votre ophtalmologue et avoir votre vue testée pour vérifier si elle peut être améliorée avec des lunettes, car c'est peut être suffisant. Vous devez mentionner à votre opticien que vous êtes diabétique.

Ma vue est devenue très mauvaise et mon opticien indique qu'elle ne peut pas être améliorée. J'ai de plus en plus de difficultés à lire. Y a-t-il de l'aide disponible ?

Pour les personnes souffrant de problèmes oculaires suffisamment graves pour les empêcher de lire, il existe plusieurs façons d'être aidé.

Les bibliothèques publiques peuvent également aider - la plupart portent une large sélection de livres en gros caractères et également prêtent des livres sur cassettes et CD. Quelques grandes bibliothèques ont maintenant des machines Kurtzweil, qui peuvent *convertir les textes en paroles pour les aveugles*. En effet, ils peuvent vous lire un document, bien que la « voix » sonne un peu mécanique. Cela peut être utile pour tout élément confidentiel que vous ne voulez pas qu'une autre personne vous lise. Les bibliothèques ont généralement ces machines dans des pièces à part donc, une fois que l'on vous aura montré comment les utiliser, vous pouvez prendre connaissance du texte en privé.

PIEDS, PODOLOGIE ET CHAUSSAGE

Je viens de développer un diabète et on m'a prévenu que je suis beaucoup plus susceptible d'avoir des ennuis avec mes pieds et que j'ai besoin de prendre grand soin d'eux – qu'est ce que cela signifie ?

Le diabète peut endommager les nerfs des pieds, ce qui réduit leur sensibilité et accroît le risque de blessures et d'ulcération. Si votre diabète est bien contrôlé, et que vous n'avez pas de perte de sensibilité et une bonne circulation des pieds, vous n'êtes pas plus à risque qu'une personne non diabétique. Si vous avez des lésions nerveuses ou une mauvaise circulation, vous devez protéger vos pieds en prenant les précautions suivantes :

- inspecter vos pieds tous les jours ;
- garder vos ongles bien taillés ;
- éviter les chaussures mal ajustées à votre taille.

Lorsque vous souffrez de diabète, vous devriez avoir accès à un pédicure diplômé d'état, qui vérifiera vos pieds et vous conseillera, sur toutes les questions que vous pourriez avoir.

En tant que personne atteinte de diabète, dois-je prendre des précautions particulières lors de la coupe de mes ongles de pieds ?

Il est important pour tout le monde de couper ses ongles pour suivre la forme de l'extrémité de l'orteil, et ne pas couper profondément dans les coins. Vos ongles ne doivent pas être coupés trop courts, et vous ne devriez pas utiliser n'importe quel instrument pointu pour nettoyer les côtés de vos ongles. Tout cela pour éviter la possibilité d'ongles incarnés. Si vous avez des problèmes pour couper les ongles de vos orteils, consultez votre podologue agréé.

J'ai du diabète depuis dix ans et, autant que je puisse voir, il est tout à fait sous contrôle et on me dit que je suis exempt de complications, mais je ne peux pas m'empêcher de m'inquiéter à l'idée de développer une gangrène dans les pieds – pouvez-vous me dire ce qu'il en est et ce qu'elle provoque ?

La gangrène est une nécrose des tissus. Elle peut se produire dans n'importe quelle partie du corps, mais elle affecte le plus souvent les orteils et les doigts. La gangrène peut survenir chez n'importe qui avec une mauvaise circulation sanguine et les personnes atteintes du diabète ne développent la gangrène que lorsqu'elles souffrent d'un sérieux manque d'approvisionnement en sang vers leurs pieds. Elle peut aussi être causée par le tabagisme, qui est la cause principale de l'obstruction des vaisseaux sanguins. La combinaison du tabagisme et du diabète fait plus que doubler le risque de gangrène.

Il y a une autre forme de gangrène, qui est causée par une infection et est plus fréquente chez les personnes atteintes de diabète. Cela affecte habituellement les pieds des sujets qui ont eu une baisse de la sensibilité des nerfs de contact due à une neuropathie diabétique (voir l'introduction de ce chapitre) et qui peut se produire même en présence d'une bonne irrigation sanguine. Toute coupure infectée dans la peau de vos pieds doit être prise au sérieux et traitée rapidement. Si vous êtes inquiet à propos de quoi que ce soit en rapport avec vos pieds, vous devriez consulter votre médecin ou un podologue immédiatement. Si l'infection persiste, demandez à être pris en charge par une équipe locale et multiprofessionnelle du pied diabétique.

J'ai une callosité épaisse sur le dessus de l'un de mes orteils – est-ce que je peux utiliser un pansement pour cor (au pied) pour le soigner ?

Non, ne pas utiliser de produits contre les cors aux pieds. Ils contiennent souvent un acide qui adoucit la peau et augmente le risque d'infection. Consulter un pédicure podologue agrée pour la traiter. Les contacts peuvent être trouvés sur les sites web de la SOciété Française de PODologie (SOFPOD). Comme vous avez du diabète, vous devriez avoir accès à un pédicure podologue qui sera mis à votre disposition.

J'ai du diabète traité par insuline et j'ai développé le pied d'athlète (mycose des pieds). Dois-je prendre des précautions particulières sur l'utilisation de la poudre et la crème qui m'ont été prescrites par mon médecin ?

Non. Le pied d'athlète est très fréquent et est dû à une infection fongique, qui devrait répondre rapidement à un traitement avec une préparation antifongique appropriée, qui peut être achetée sans ordonnance. Ne pas oublier les précautions d'usage pour garder les pieds propres, les sécher soigneusement et changer de chaussettes tous les jours. Essayez de ne pas porter les mêmes chaussures tous les jours.

Vais-je avoir des oignons aux pieds parce que j'ai du diabète ?

Non. Les oignons ne sont pas plus fréquents chez les personnes qui souffrent de diabète que chez celles qui n'en ont pas.

J'ai du diabète depuis 25 ans et j'ai été averti que la sensibilité de mes pieds n'était pas normale. Je suis inquiet à cause d'un ongle incarné sur mon gros orteil, qui devient souvent rouge, mais ne fait pas mal – que dois-je faire ?

Vous devez de toute urgence demander de l'aide et des conseils au cas où il serait infecté. Si c'est le cas, vous risquez de propager l'infection sans vous en rendre compte, parce que cela fait moins mal que dans le cas d'une personne avec une sensibilité normale. Il s'agit d'une situation potentiellement grave, alors allez voir votre médecin ou un podologue pédicure immédiatement.

J'ai 67 ans et je suis diabétique depuis 15 ans. Pour autant que je puisse dire, mes pieds sont en bonne santé mais, comme ma vision n'est pas très bonne, je trouve difficile d'inspecter mes pieds correctement – que puis-je faire à ce sujet ?

Avez-vous un ami ou un parent qui pourrait inspecter vos pieds régulièrement et couper vos ongles ? Si cela n'est pas possible, alors la seule chose censée à faire serait de voir un podologue régulièrement. Demandez à votre généraliste ou à votre spécialiste une prescription-pour pouvoir consulter un podologue agrée.

Dois-je payer pour la podologie ?

Les soins de pédicurie et de podologie ne sont pas gratuits, en revanche ils sont pris en charge, à raison de 4 soins par an, si vous avez un trouble de la sensibilité ou une artérite. Si vous avez subi une amputation ou un mal perforant, vous bénéficiez de 6 soins pris en charge par an.

Comment puis-je savoir si le diabète affecte mes pieds ?

Le diabète peut affecter les pieds de deux manières principales. La première est causée par un apport sanguin réduit résultant d'un épaississement artériel, parfois appelée « durcissement des artères » ou athérosclérose. Cela conduit à une mauvaise circulation avec les pieds froids, même par temps chaud, et des crampes dans le mollet quand vous marchez (claudication intermittente). Une mauvaise circulation ne se limite pas aux personnes atteintes de diabète et devient de plus en plus fréquente avec l'âge, particulièrement chez les personnes qui fument. La combinaison de diabète et le tabagisme est particulièrement nocive et dans les cas graves, cela peut évoluer vers une gangrène.

DIABÈTE : SOINS DES PIEDS

- Des coupures bénignes ou des excoriations peuvent être recouvertes d'une gaze stérile après l'utilisation d'une crème antiseptique douce.
- Évitez d'utiliser des pansements pour cors – ils contiennent des acides qui peuvent causer des problèmes.
- Ne percez pas les ampoules, au lieu de cela traitez-les comme une excoriation mineure.
- Cors, callosités ou ongles incarnés doivent toujours être traités par votre podologue.

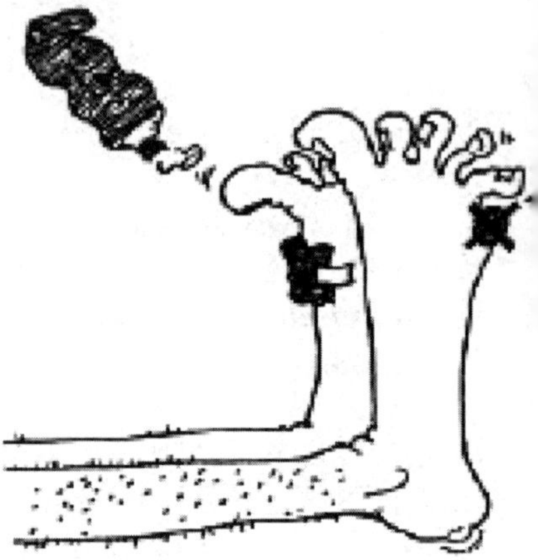

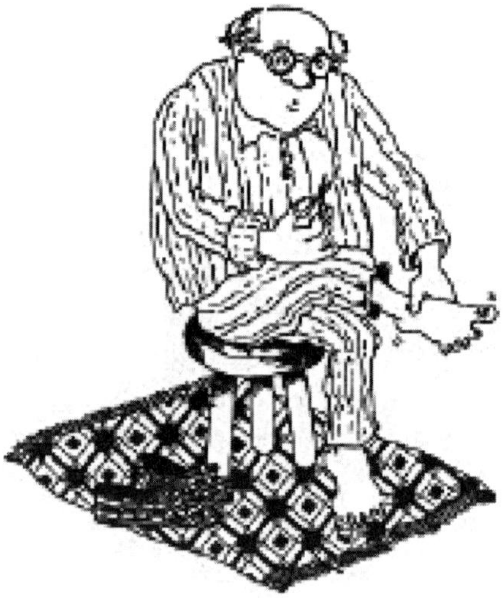

- Lorsque vos ongles doivent êtres coupés, faites-le toujours après le bain.
- Coupez le bord des ongles en suivant la forme de l'extrémité de l'orteil.
- Ne coupez pas les ongles de vos orteils jusqu'au ras du contour de l'ongle
- Évitez d'utiliser un instrument tranchant pour nettoyer le bord libre des ongles ou le contour des ongles.

Figure 8.1 Informations au sujet des soins du pied

• Si votre peau est trop sèche, appliquez une petite quantité de crème émolliente telle Akildia.

• Vérifiez et lavez vos pieds tous les jours, puis séchez délicatement, en particulier entre les orteils.

• Si votre peau est humide, tamponnez délicatement avec un alcool à 90 °C puis saupoudrer légèrement avec de la poudre de talc.

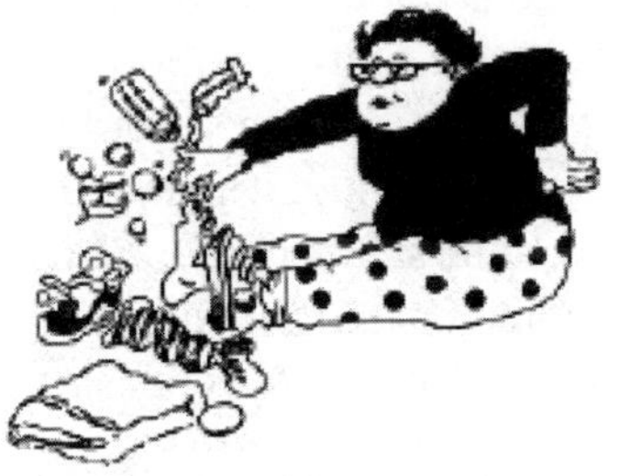

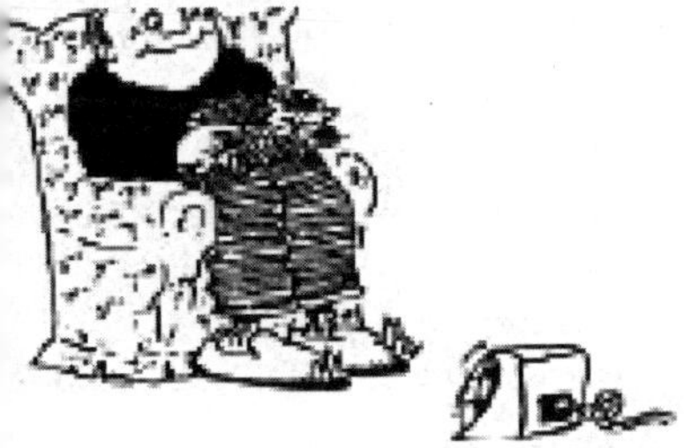

• Retirez la bouillotte avant d'entrer dans le lit, et éteignez votre couverture chauffante.

• Si chaussettes de lit épaisses sont portées, elles doivent être amples.

• Veillez à ne pas vous asseoir trop près des radiateurs ou des feux de cheminée

• Choisissez des chaussures qui offrent un bon soutien. Elles doivent être larges, longues et suffisamment profondes. Vérifiez que vous pouvez remuer tous vos orteils.

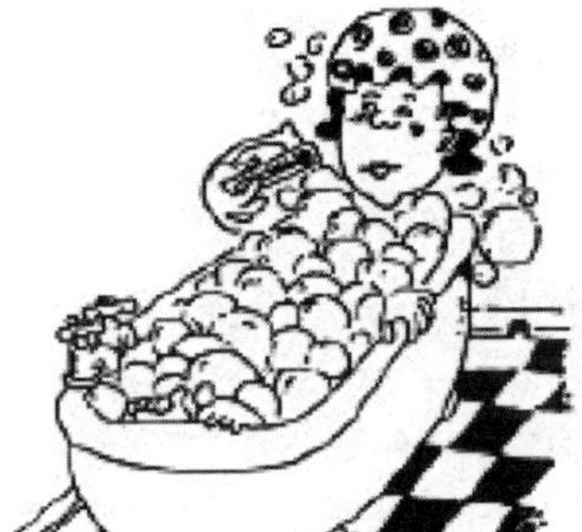

• Les chaussures doivent pourvoir se fermer.

• Vérifiez tous les jours si vos chaussures ne renferment pas de petits objets, tels que des épingles à cheveux, des pierres ou des boutons.

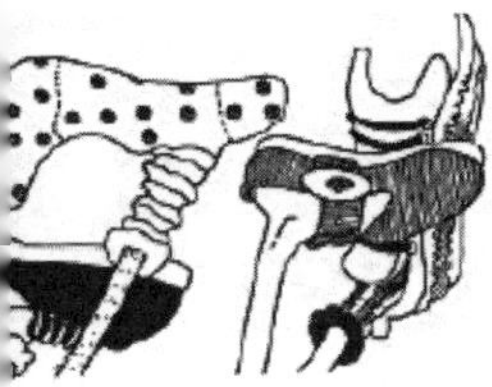

• Si vos chaussettes ont des côtes ou des coutures apparentes, portez-les à l'envers. Les modèles amples sont préférés.

• Évitez les bains très chauds

• Séchez toujours vos pieds avec précaution après votre bain

La seconde est causée par les dommages liés aux nerfs (neuropathie), qui réduisent la sensation de douleur et de sensibilité aux températures extrêmes. Lorsque vos pieds sont insensibles, il est facile de les endommager sans s'en rendre compte, par exemple en portant des chaussures mal ajustées. La neuropathie peut être très difficile à détecter à moins que les pieds soient examinés par un expert. Une fois par an, l'un des professionnels de la santé qui vous aident à gérer votre diabète devrait examiner vos pieds pour dépister des signes d'apport sanguin réduit ou des lésions nerveuses. Ils devraient vous dire s'il y a des preuves que le diabète affecte vos pieds. Le danger est que tout dommage mineur au pied, que ce soit à partir d'une coupure ou une écorchure ou une chaussure mal ajustée, ne provoque pas la réaction douloureuse habituelle, de sorte que les dommages peuvent résulter d'une blessure ou d'une infection continue. Il est important que vous sachiez si la sensation au niveau de vos pieds est normale ou réduite. Assurez-vous de le vérifier auprès de votre médecin lors de votre prochain examen.

Je viens d'apprendre que j'ai du diabète et on m'a recommandé de ne pas marcher pieds nus. Pourquoi ?

Il est bien connu que les personnes atteintes de diabète sont sujettes à des problèmes avec leurs pieds qui, pour la plupart, peuvent être évités. Lorsque le diabète est présent depuis quelques années, il peut réduire la sensibilité de vos pieds, ce qui les rend plus fragiles. Parfois, la perte de sensation évolue tellement progressivement que le patient ne se rend pas compte qu'il a des problèmes potentiellement graves. Marcher pieds nus comporte un risque de blessures légères, qui peut se transformer en quelque chose de bien plus grave si les signes avant-coureurs normaux sont absents. Les diabétiques qui ont perdu la sensibilité de leurs pieds sont particulièrement à risque pendant les vacances où ils peuvent parcourir de plus longue distance ou même brûler leurs pieds sur le sable chaud.

Quelles précautions dois-je prendre pour mes pieds pendant l'hiver ?

Chez les personnes âgées atteintes de diabète, la circulation du sang vers les pieds peut ne pas être bonne ce qui aura pour conséquence de rendre les pieds plus vulnérables aux dommages causés par le froid sévère. Quand l'hiver est froid et humide, nous avons tendance à porter des vêtements plus chauds et des chaussures qui auparavant auraient été confortables peuvent devenir trop justes lorsqu'elles sont portées avec d'épaisses chaussettes ou des bas de laine. Cela peut réduire la circulation dans les pieds et peut les insensibiliser complètement, provoquant des dommages. Tous ces effets seront aggravés si vos pieds sont mouillés.

Assurez-vous que vos chaussures sont confortables, bien ajustées, et laisser suffisamment de place pour que vous puissiez porter une paire de chaussettes épaisses de manière adéquate, de préférence en laine ou dans un autre matériau absorbant. Utilisez des chaussures imperméables, des couvre chaussures ou des bottes si vous allez sortir pendant un certain temps sous la pluie ou la neige, et séchez soigneusement vos pieds s'ils sont mouillés. Ne mettez pas directement sur vos pieds – froids et un peu engourdis – une bouillotte d'eau chaude ou à proximité d'un feu très chaud, car il se peut que, lorsque la sensibilité revient, la chaleur soit excessive et des engelures peuvent se former. Les pieds aussi ont besoin de protection au cours de l'été, et porter des sandales ouvertes peut exposer les pieds à des blessures causées par des pierres pointues, etc.

Comment puis-je assurer une protection durable de mes pieds ?

Cela est extrêmement difficile. Si la sensation dans vos pieds est normale, en général, vous avez peu besoin de vous inquiéter, mais s'il y a même un léger engourdissement de vos pieds, vous devriez les examiner chaque jour et demander à quelqu'un d'autre de regarder les zones que vous avez du mal à voir. (S'il n'y a personne à qui demander, vous pouvez essayer d'utiliser un miroir pour regarder la plante de vos pieds.) Vous êtes à la recherche de signes figurant dans les Règles de soins des pieds (Figure 8.2). Si votre circulation sanguine est mauvaise, essayez de garder vos pieds au chaud et bien protégés.

J'ai souffert d'ulcères du pied pendant de nombreuses années et je vous serais reconnaissant si vous pouviez me proposer quelque chose pour aider mon problème.

Vous ne devriez pas tenter de soigner cela, vous-même. Demandez conseil auprès d'un médecin ou d'un expert en podologie, **et professionnelle du pied diabétique**. Les ulcères du pied chez les personnes atteintes de diabète sont généralement causés par la perte de sensibilité des pieds (neuropathie) et vous devriez consulter votre spécialiste pour faire examiner vos pieds afin de savoir si c'est le cas. Si c'est le cas, vous devez rendre visite régulièrement à un podologue et apprendre toutes les façons d'éviter les complications quand la sensibilité de vos pieds est réduite. Vous pouvez avoir besoin de chaussures spéciales faites par un technicien de l'appareillage externe à but thérapeutique : les orthèses (un orthésiste), ce que votre conseiller ou podologue peut organiser pour vous. Une autre forme de traitement pour les personnes souffrantes d'ulcères de pied est d'utiliser un plâtre amovible, tel qu'il est utilisé pour immobiliser des os fracturés. Ceux-ci peuvent être fabriqués à partir d'une matière plastique légère, qui offre une protection maximale à un pied ulcéré.

J'ai tellement d'autres choses dont je dois me rappeler – pouvez-vous me donner une liste de règles simples pour les soins des pieds ?

Les règles de soins des pieds (Figure 8.2) se destinent spécifiquement à ceux qui ont soit une mauvaise irrigation sanguine (ischémie) ou des lésions nerveuses (neuropathie). Si vous avez une mauvaise vue, alors vous devriez trouver quelqu'un d'autre avec une bonne vue pour vous aider à inspecter et prendre soin de vos pieds. Les règles sont présentées sous une forme plus ludique dans la figure 8.1.

J'ai un pied enflé – est-ce que cela à voir avec mon diabète ?

Le gonflement des deux pieds, surtout vers la fin de la journée, n'est pas directement lié au diabète et il y a un certain nombre de causes possibles, dont certaines peuvent bénéficier d'un traitement. La meilleure chose serait d'en parler à votre médecin.

Parfois, les gens atteints de diabète et de neuropathie des pieds (neuropathie) peuvent développer un gonflement, un pied douloureux qui est chaud au toucher et peut ressembler à une entorse à la cheville. Cette affection rare est appelée le pied de Charcot et il est important de l'identifier et de le traiter à un stade précoce. S'il n'est pas traité, le pied peut changer de forme, ce qui l'exposera à un risque accru d'ulcération à l'avenir. Le processus de Charcot peut commencer à la suite d'une blessure mineure au pied et le diagnostic est souvent retardé parce que les symptômes sont probablement attribués à une entorse. Il est très important de consulter votre médecin ou un podologue dès que possible car, si vous avez cette maladie, vous aurez besoin d'un traitement spécialisé dispensé par votre équipe soignante.

Le traitement d'un pied de Charcot consiste à l'immobiliser dans un plâtre – cela peut être un plâtre traditionnel ou un Aircast parfois appelé « Beckham Boot » pour arrêter la déformation du pied. Parfois des comprimés normalement utilisés pour l'ostéoporose (bisphosphonates) sont prescrits pour renforcer les os. Cela peut prendre plusieurs mois à un pied de Charcot de se stabiliser mais si pendant ce temps vous le protégez de la déformation, cet inconvénient en vaudra vraiment la peine.

RÈGLES POUR PRENDRE SOIN DE VOS PIEDS À FAIRE

- Lavez-vous les pieds tous les jours avec du savon et de l'eau trop chaude. Ne pas utiliser d'eau chaude – vérifiez la température de l'eau avec votre coude.
- Séchez bien vos pieds avec une serviette douce ; être particulièrement précautionneux entre vos orteils.
- Appliquez une crème neutre pour la peau, comme Akildia, si votre peau est rugueuse et sèche.
- Changez vos chaussettes ou vos bas tous les jours et gardez-les en bon état.
- Portez des chaussures bien ajustées. Assurez-vous qu'elles sont plus larges, plus profondes et plus longues que vos pieds avec un bon système de fermeture que vous devez défaire pour les enfiler ou les enlever. Cela permettra d'éviter à votre pied de se déplacer à l'intérieur de la chaussure.
- Passez votre main autour de l'intérieur de vos chaussures chaque jour avant de les enfiler pour vérifier qu'il n'y ait rien qui puisse causer une friction avec vos pieds.
- « Portez à l'intérieur » vos nouvelles chaussures pour de courtes périodes de temps et vérifiez vos pieds juste après pour voir si la chaussure a frotté ou a pincé la peau de vos pieds.
- Coupez vos ongles en épousant la forme du bout vos orteils, pas excessivement proches du contour. C'est plus facile après un bain quand vos ongles sont ramollis avec l'eau chaude.
- Vérifier vos pieds tous les jours et voyez votre podologue ou un médecin en cas de problème.
- Voir un podologue agréé en cas de doute sur les soins des pieds.

Figure 8.2 Information sur les soins des pieds

À NE PAS FAIRE

- Ne laissez pas tremper vos pieds.
- Ne mettez pas vos pieds sur des bouillottes ou ne vous asseyez pas trop près d'un feu de cheminée ou d'un radiateur, et évitez les températures extrêmes, ne marchez pas sur le sable trop chaud.
- N'utilisez pas de pansement pour cors ou de gel et ne tentez pas de couper vos propres cors avec des couteaux ou des rasoirs en toutes circonstances.
- Ne négligez pas des blessures légères à vos pieds.
- Ne marchez pas pieds nus.
- Ne laissez pas vos pieds se sécher et se craqueler. Utilisez une crème hydratante ou de la lotion pour les mains pour garder votre peau douce. Évitez de mettre de la crème hydratante entre les orteils.
- Ne coupez pas vos ongles trop courts, évitez de creuser sur les côtés de vos ongles.
- Ne pas fumer !

Consultez immédiatement si vous remarquez l'un des symptômes qui suit :

- Tout changement de couleur dans les jambes ou les pieds.
- Tout écoulement provenant d'une fissure dans la peau, d'un cor ou de dessous un ongle d'orteil.

NÉPHROPATHIE DIABÉTIQUE (MALADIE RÉNALE)

C'est déjà bien assez d'avoir le diabète. Si je suis exposé à un problème rénal, que dois-je faire ?

Le diabète peut affecter les reins de plusieurs façons, et les analyses annuelles d'urine et de sang, anomalies, peuvent permettre de détecter des changements à un stade précoce, quand le traitement peut encore vous protéger contre d'autres complications ultérieures.

De grandes quantités de glucose dans l'urine vous mettent à risque d'infection qui peut se propager à partir de la vessie (cystite) jusqu'aux reins (pyélonéphrite). Parfois, les infections du rein qui se développent depuis longtemps n'ont que très peu de symptômes et ne sont révélées que par des tests d'urine de routine.

Les personnes atteintes de diabète de longue date et mal contrôlées sont exposées à des lésions de petits vaisseaux sanguins qui alimentent le rein, de la même manière que la rétine de l'œil peut être affectée. Cela ne présente pas de symptômes, mais sera détecté par un test d'urine effectué par votre médecin ou personnel de santé chargé de vous suivre. La plupart des centres de soins peuvent maintenant effectuer le test de microalbuminurie, qui, comme son nom l'indique est une quantité microscopique de l'albumine (protéine) dans l'urine. Ceci est un test très utile car il permet de détecter des lésions rénales très mineures, qui répondront favorablement à un traitement.

Avec une maladie plus grave des reins, de grandes quantités d'albumine peuvent être éliminées dans les urines. Cela peut rendre l'urine mousseuse et peut conduire à une accumulation de liquide dans le corps, qui à son tour se manifestera par un gonflement autour des chevilles (œdème). Au fil des années, ces changements peuvent évoluer vers l'insuffisance rénale. Cette dernière est habituellement détectée par des tests sanguins et d'urine des années avant que les symptômes n'apparaissent.

J'ai développé une insuffisance rénale. Est-il possible d'avoir une dialyse ou une greffe, même si j'ai du diabète ?

Oui. La majorité des gens qui ont la malchance de souffrir d'insuffisance rénale peuvent recevoir les deux formes de traitement.

Il existe deux types principaux de dialyse (ou thérapie de remplacement rénal). Le type plus ancien est l'hémodialyse, qui est une méthode d'épuration du sang dont les séances sont répétées trois fois par semaine. La forme plus récente de dialyse est connue sous le nom DPCA (dialyse péritonéale continue ambulatoire) qui utilise le péritoine (membrane de l'abdomen) comme filtre pour épurer le sang des substances toxiques, trois ou quatre fois par jour. L'avantage de DPCA est qu'il peut être effectué à la maison et ne requière pas d'équipement sophistiqué. Les personnes atteintes de diabète semblent très bien s'adapter à l'apprentissage de cette méthode, qui est plus simple et moins coûteuse que l'hémodialyse.

La transplantation est le but de la plupart des programmes de dialyse, mais l'offre de donneurs compatibles est un facteur limitant. Les reins greffés sont prélevés soit sur des personnes qui meurent accidentellement ou sur un membre de la famille qui a accepté de donner un de ses reins à un parent souffrant d'insuffisance rénale. Une personne normale peut vivre parfaitement bien avec un seul rein sans réduire son espérance de vie à condition que le rein ne soit pas endommagé. Le donneur, bien sûr, aura une opération et sera légèrement plus vulnérable à la suite parce qu'il aura un seul rein pour subsister au lieu de deux.

On a trouvé de protéines (albumine) dans mes urines lors de mon dernier contrôle annuel – qu'est ce que cela signifie ?

Si ce n'était qu'une trace faible de protéine, cela peut ne rien signifier, mais vous devriez tester votre urine à nouveau pour vous assurer que vos taux ont des valeurs normales. Si la protéine est toujours présente, cela pourrait être le signe que vous avez une infection de la vessie ou des reins (cystite ou une pyélonéphrite) ou que vous avez développé un certain degré d'insuffisance rénale diabétique (néphropathie). Il existe de nombreuses autres causes à la présence de protéines (albumine) dans l'urine et cela peut ne pas être lié à votre diabète.

Lors de ma dernière consultation, on m'a dit que j'avais une microalbuminurie. Qu'est-ce que c'est ?

La présence de protéines (albumine) dans les urines peut être l'une des conséquences du diabète. Au début, cela se produit dans des quantités microscopiques, mais avec le temps l'albumine dans l'urine (albuminurie) augmente et cela peut conduire à une rétention liquidienne et un gonflement des chevilles. Un test très fiable a été développé pour détecter l'albumine au stade microscopique (micro-albuminurie) et votre médecin doit vous demander de fournir un échantillon d'urine du matin une fois par an afin que vous puissiez tester la microalbuminurie. Le dépistage des lésions rénales à un stade précoce permet d'être stabilisée voire inversée en maintenant la pression artérielle normale et en vous traitant avec un comprimé connu sous le nom d'inhibiteur de l'enzyme de conversion ou IEC. Pour cette même raison, il est important de surveiller étroitement votre diabète, et ceci le plus tôt possible.

Lors de ma dernière consultation en diabétologie mon médecin m'a dit que j'avais une maladie appelée la microalbuminurie et que j'avais besoin de prendre un comprimé pour la pression artérielle pour protéger mes reins, même s'il dit que ma tension artérielle est normale. Je me sens très bien et je n'aime pas l'idée de prendre des comprimés – est-ce vraiment nécessaire ?

Il est toujours difficile d'accepter la nécessité de prendre un traitement quand vous vous sentez parfaitement bien et la plupart des patients sont réticents à prendre des comprimés dans ces circonstances. Cependant, il y a des preuves formelles que la microalbuminurie peut être stoppée, et peut même être inversée, par traitement par IEC.

LÉSIONS NERVEUSES

Il y a un certain nombre de conditions qui peuvent affecter le système nerveux d'une personne atteinte de diabète : Mono-névrite diabétique, la neuropathie diabétique, la neuropathie auto-immune et l'amyotrophie diabétique. Nous discuterons de ces maladies ci-dessous.

Je suis insulinotraité depuis trois ans. Il y a dix-huit mois, j'ai commencé à avoir des douleurs dans les deux jambes et je pouvais à peine marcher. Malgré le traitement, je suis toujours en souffrance. Pouvez-vous me dire ce qui peut être fait pour soulager cette douleur ?

Il existe de nombreuses causes aux douleurs des jambes, et une seule est due en particulier au diabète. Il s'agit d'une forme particulièrement vicieuse de maladie nerveuse appelée mono-névrite, qui provoque des douleurs singulièrement désagréables, surtout dans les pieds ou les cuisses (exemple la cruralgie), ou parfois les deux. La douleur est souvent décrite comme des fourmillements ou sensations de brûlure constante, et est souvent pire la nuit causant des insomnies. Le contact avec les vêtements ou la literie est souvent extrêmement inconfortable.

Heureusement, cette forme de névrite est plutôt rare et disparaît toujours, même si elle peut durer plusieurs mois avant de s'apaiser. Parfois, une bonne maîtrise de votre diabète vous aidera à soulager les symptômes et accélérer la guérison. Le soulagement peut être obtenu par des antalgiques simples, mais il y a aussi des médicaments qui ont été développés à d'autres fins qui se sont montrés efficaces dans le soulagement de la douleur due à une neuropathie. Le premier choix est l'antidépresseur amitriptyline. Si cela échoue, la gabapentine ou la prégabaline, qui ont d'abord été développées pour l'épilepsie, devraient être essayées. Parfois, les somnifères peuvent vous aider. En règle générale, la neuropathie douloureuse s'améliore par la suite mais cela peut prendre un certain temps.

J'ai eu du diabète pendant de nombreuses années, mais mon état de santé général est bon et je suis très stable. Au cours de l'année dernière, cependant, j'ai développé une douleur extrême sur la plante de mes pieds chaque fois qu'une pression est appliquée, comme en creusant avec une pelle, en étant debout sur une échelle, en marchant sur un sol dur ou avec des pierres, même lorsque j'appuie sur l'accélérateur la voiture. Si je frappe violemment sur un objet avec la paume de ma main, je souffre de la même douleur. La douleur est extrême et dure parfois un jour ou deux. Pourriez-vous me dire si vous avez entendu parler de cette maladie chez d'autres patients et quelle en est la raison ?

Ces symptômes peuvent être dus à la neuropathie diabétique, une maladie qui endommage les nerfs, ce qui arrive parfois dans les cas de diabète à longue échéance. Il affecte les pieds plus souvent que d'autres parties du corps et peut causer des picotements douloureux ou sensation de brûlure dans les pieds, bien que l'engourdissement est peut-être plus fréquent. Un contrôle strict de votre diabète est important pour la prévention et le traitement de cette complication – elle peut être aggravée par la consommation d'alcool modérée ou élevée.

J'ai du diabète contrôlé par un régime alimentaire seul. Je souffre de mono-névrite sur mon visage. Mon médecin dit qu'il n'y a pas de raison apparente à ce symptôme mais je me demandais si cela avait quelque chose à voir avec mon diabète.

Pas nécessairement, car il y a un certain nombre de types différents de mono-névrite qui peuvent affecter le visage, qui n'ont absolument rien à voir avec le diabète. Les exemples incluent le zona (herpès zoster) et la paralysie de Bell, même si, bien entendu, ces deux conditions peuvent affecter les personnes atteintes de diabète.

Il existe plusieurs formes de mono-névrite diabétique qui touchent le visage : une forme affecte parfois les muscles de l'œil conduisant à une diplopie – vision double -, tandis qu'une autre forme peut provoquer un engourdissement et des picotements. Il y a aussi une complication très rare connue sous le nom « transpiration gustative » où la transpiration se manifeste sur la tête et le cuir chevelu au début d'un repas.

J'ai récemment appris que la sensation de picotement que je ressens dans les doigts est due au syndrome du canal carpien et non à la neuropathie comme on l'a d'abord pensé. Pouvez-vous s'il vous plaît m'expliquer la différence ?

Le syndrome du canal carpien survient généralement chez les personnes qui n'ont pas le diabète, le poignet comprime les nerfs qui innervent la peau vers les doigts, la paume de la main et une partie des muscles de la main. De temps en temps des injections de stéroïdes liés à l'hydrocortisone ou dans le poignet vont le soulager. Parfois, une petite opération au niveau du poignet pour soulager la tension sur le nerf peut être nécessaire. Cela entraîne généralement un soulagement considérable de toute douleur associée et une reprise de la sensation et de la force musculaire avec le temps.

La neuropathie diabétique affecte plus souvent les pieds que les mains et est généralement une perte indolore de la sensibilité en commençant par les pointes des orteils ou des doigts et en remontant les jambes puis les bras. C'est occasionnellement douloureux et peut-être difficile à traiter. La neuropathie est due à des lésions des nerfs, et non à la compression d'un nerf seul et elle a une distribution qui est souvent décrite comme suivant le schéma « bas-gant » car les pieds sont touchés en premier, suivis par les jambes et les doigts

J'ai du diabète depuis 27 ans et j'ai récemment eu beaucoup des problèmes de diarrhée. Mon médecin dit que cela peut être causé par le diabète. Pourriez-vous expliquer pourquoi cela se produit maintenant et comment cela peut être traité ?

La diarrhée diabétique est l'un des problèmes qui peut être causé par une neuropathie autonome. Cela se produit quand il y a des lésions des nerfs « autonomes » des fonctions corporelles « automatiques » des intestins, de la vessie et de l'estomac. Il s'agit d'une affection rare, qui peut se développer après plusieurs années de diabète. Pour des raisons qui ne sont pas bien comprises, les symptômes peuvent aller et venir et peuvent affecter différentes parties du corps à des moments différents. Dans votre cas, les nerfs qui régulent l'activité de vos entrailles ont été touchés. Il s'agit d'un état pénible d'autant plus que la diarrhée se produit souvent la nuit. Cet état peut répondre à un bref traitement d'antibiotiques, qui peut être répété si les diarrhées reviennent. Des traitements standards de la diarrhée comme le lopéramide peuvent être utiles. Le syndrome du côlon irritable peut causer des symptômes qui ne sont pas sans rappeler cela – même si elle n'a rien à voir avec le diabète. Si jamais vous voyez du sang ou de mucus dans vos selles, vous devrez consulter un médecin sans délai.

J'ai eu du diabète pendant plus de 30 ans et j'ai eu beaucoup de problèmes avec des vomissements récemment. Cela a rendu mon taux de sucre dans le sang plutôt imprévisible. Y a-t-il une explication à cela ?

Chez les personnes qui ont un diabète depuis de nombreuses années, les vomissements peuvent être causés par une maladie appelée la gastroparésie. Elle résulte des lésions des nerfs de l'estomac (neuropathie autonome). Il n'est pas rare pour les sujets de vomir des aliments consommés quelques heures plus tôt parce que l'estomac devient paralysé et souple et la nourriture ne se déplace pas dans le système digestif de la manière habituelle. Cela peut conduire à des taux glycémiques imprévisibles parce que la nourriture est absorbée lentement et irrégulièrement. Si vous souffrez de cette situation, il peut être judicieux de retarder l'injection d'insuline après que vous ayez mangé et que votre taux de sucre sanguin ait commencé à augmenter. Il peut être soulagé par des comprimés anti-vomissements tel le métoclopramide.

Le muscle du mollet d'une de mes jambes semble se rétrécir. Il n'y a aucune gêne et aucune douleur. Est-ce que cela a quelque chose à voir avec le diabète ? J'ai pris de l'insuline pendant 15 ans.

Vous ne mentionnez pas si vous avez remarqué une faiblesse dans cette jambe. De temps en temps la neuropathie diabétique peut affecter les nerfs qui alimentent les muscles, affaiblissant le muscle en le diminuant de taille sans qu'aucune douleur ou inconfort ne l'accompagne. Il semble que cela pourrait être votre problème.

J'ai eu du diabète pendant de nombreuses années et j'ai développé une douleur dans mes jambes. Mes cuisses en particulier, sont très faibles et s'amincissent. On m'a dit que je devais avoir une « amyotrophie diabétique ». Est-ce que cela va s'améliorer ?

L'amyotrophie diabétique est une maladie rare provoquant la douleur et la faiblesse de l'une ou des deux jambes et est due à des lésions des nerfs. Elle survient généralement lorsque le contrôle du diabète est très mauvais, mais affecte parfois les sujets avec seulement une légère élévation de la glycémie. Un contrôle strict du diabète peut conduire à son amélioration.

MALADIES CARDIAQUES ET VASCULAIRES

J'ai lu que la mauvaise circulation dans les pieds est un problème pour les personnes atteintes de diabète. Est-il possible d'améliorer ma circulation sanguine pour éviter le développement de ce problème ?

Le rétrécissement des artères (arthériosclérose ou durcissement des artères) est une conséquence normale du vieillissement – et les artères irriguant les pieds peuvent être affectées par ce processus, conduisant à une mauvaise circulation dans les pieds et les jambes. Les causes des maladies artérielles ne sont pas très bien comprises, mais nous savons que le tabagisme et le contrôle instable du diabète les aggravent. Donc si vous avez du diabète et fumez des cigarettes, le risque d'une mauvaise circulation augmente considérablement. Le meilleur conseil est d'arrêter de fumer, de contrôler votre glycémie, et de rester actif – l'exercice régulier favorisera une meilleure circulation. Si vous avez la malchance de développer des problèmes de circulation, votre médecin peut vous envoyer à un chirurgien vasculaire pour évaluer si vos artères peuvent être « débouchées ». La technique médico-chirurgicale de l'angioplastie peut parfois être utilisée en insérant un tube avec des petits ballonnets gonflables qui permettent de dilater l'artère à l'endroit du rétrécissement ou bien on a recours à une opération visant à contourner le blocage, c'est un pontage.

Je suis septuagénaire et je suis inquiet à l'idée de développer des problèmes cardiaques. Je suis déjà traité pour l'hypertension artérielle. Est-ce qu'une maladie cardiaque pourrait se développer ?

Les maladies cardiaques sont jusqu'à cinq fois plus fréquentes chez les personnes atteintes de diabète et vont de pair avec l'hypertension artérielle, l'excès de poids et l'hypercholestérolémie. Ce groupe de facteurs à risques est une cause importante de décès prématuré chez les personnes atteintes de diabète. Nous savons que le contrôle de la pression artérielle, du cholestérol et de la glycémie peuvent aider à réduire les chances de développer une maladie cardiaque et il existe dorénavant des objectifs cibles pour la pression artérielle, le cholestérol et la glycémie, ce que votre médecin traitant ou diabétologue devrait vous aider à atteindre.

Récemment, j'ai ressenti des douleurs dans la poitrine. Mon médecin dit que cela pourrait être une angine de poitrine et il veut que je consulte un cardiologue pour faire des tests. Qu'est-ce que l'angine de poitrine et quels seront les tests impliqués ?

L'angine de poitrine apparaît lorsque le flux sanguin est diminué dans une partie du cœur, en raison d'un rétrécissement des artères coronaires, risquant ainsi de compromettre l'approvisionnement en nutriments et oxygène vital pour les cellules du muscle cardiaque. Elle est généralement provoquée par l'exercice physique, car c'est le moment où le cœur a le plus besoin de sang, mais si le rétrécissement des artères est très sévère, cela peut arriver au repos. Si l'une des artères devient complètement obstruée, cela conduit à une crise cardiaque. Il est parfois possible d'améliorer la circulation coronaire, soit en insérant un petit tube appelé « stent » ou d'une opération appelée « pontage coronarien ».

Le cardiologue pourrait vouloir effectuer différents tests comme de vous faire marcher sur un tapis roulant tout en enregistrant votre rythme cardiaque. Il ou elle peut aussi vouloir injecter un colorant dans les artères coronaires pour identifier le lieu de l'obstruction. Cela se fait normalement en insérant un tube dans la région de l'aine à l'aide d'un anesthésique local. Si ce n'est pas possible de corriger l'obstruction, il y a un certain nombre de traitements disponibles qui permettent d'élargir les artères coronaires et de prévenir les caillots sanguins.

Mon mari est récemment décédé d'une crise cardiaque. Il avait du diabète depuis 12 ans et a été contrôlé par des comprimés, et à peu près au même moment où il a développé le diabète, il a commencé à avoir des crises d'angine de poitrine. Je me demandais s'il y avait une corrélation en ces deux conditions et si le mauvais contrôle du diabète n'avait rien à voir avec sa crise cardiaque fatale ?

Il y a certainement un lien entre les maladies cardiaques et le diabète. Il a été démontré que le contrôle de l'hypertension artérielle, du cholestérol et de l'hyperglycémie sont tous efficaces dans la prévention des maladies cardiaques. Votre mari était peut-être diabétique depuis plus de 12 ans, comme c'est souvent le cas.

J'ai une vingtaine d'années, mais je n'ai pas de bon contrôle de mon diabète depuis environ deux ans. Est-ce que cela affectera mes artères plus tard dans la vie ?

Il est peu probable que cela ait de l'effet à votre âge, mais si vous continuez à avoir un mauvais contrôle au cours des prochaines années, vous êtes susceptible d'avoir des problèmes artériels. Nos artères deviennent plus rigides et plus rétrécies au fur et à mesure que nous vieillissons, ce processus peut être aggravé par des périodes de mauvais contrôle du diabète et par le tabagisme.

Ma jambe gauche a été amputée parce que j'ai développé une gangrène diabétique. J'ai désormais beaucoup de douleurs dans mon pied droit et mon mollet. Est-ce qu'un excédent d'insuline serait la cause de cette douleur ?

Non l'insuline n'est pas responsable de votre douleur.

Il semble que la circulation du sang dans votre jambe soit insuffisante et que c'est ce qui cause la douleur dans votre pied droit et votre mollet. Comme vous le savez, c'est la raison pour laquelle vous avez développé la gangrène de la jambe gauche et ceci pourrait se reproduire sur votre jambe droite. Vous devez signaler à votre médecin la douleur que vous ressentez et pourriez avoir besoin d'être dirigé vers un chirurgien vasculaire pour améliorer la circulation artérielle dans la région affectée.

Il y a un certain nombre de préventions pour aider à protéger votre jambe restante et notamment :

- arrêter de fumer (si vous fumez),
- contrôler strictement votre diabète, votre tension artérielle et votre cholestérol,
- maintenir une relation étroite avec un podologue qui est habilité à la prise en charge du diabète.

Si vous remarquez que la douleur augmente ou que votre peau change de couleur, vous devez consulter immédiatement un médecin.

Mon mari a 58 ans et on vient de lui diagnostiquer un diabète où il s'est rendu à l'hôpital pour une angine de poitrine. Il s'en est bien remis, mais a été renvoyé à la maison avec une prescription de 4 injections d'insuline par jour. Je pensais que chez les personnes âgées, l'insuline était utilisée uniquement lorsque les autres traitements avaient échoué.

Il a été démontré il y a plusieurs années que si des patients diabétiques avaient une crise cardiaque et étaient traités de manière intensive avec de l'insuline, ils obtenaient un résultat bien meilleur en ce qui concerne leur fonction cardiaque que ceux qui étaient traités avec des comprimés. Le plus grand avantage était chez les sujets dont le diabète a été découvert quand ils ont eu une crise cardiaque. Cette idée a été largement acceptée et tout patient diabétique (diagnostiqué ou non-diagnostiqué précédemment) qui a une crise cardiaque devrait recevoir une perfusion d'insuline pendant 48 heures et quand le problème cardiaque est stabilisé, il devrait rentrer chez lui et s'injecter de l'insuline pendant 3 mois. Cette approche semble offrir une protection durable du cœur et, après trois mois, le patient peut passer à un traitement du diabète par des comprimés.

TENSION ARTÉRIELLE

Maintenant que j'ai un diabète, vais-je être plus sujet à l'hypertension artérielle et aux AVC ?

Oui, il semble y avoir un lien très fort entre le diabète de type 2 et l'hypertension artérielle. Malheureusement, les deux conditions augmentent le risque d'accident vasculaire cérébral. La bonne nouvelle est que le contrôle strict du diabète et de la pression artérielle abaisse ce risque. Depuis la publication des résultats UKPDS, nous nous rendons compte que si vous avez du diabète, votre pression artérielle doit être maintenue en dessous de 140/80. Cela peut signifier qu'il conviendra de prendre un traitement par comprimés hypo-tenseurs et il n'est pas inhabituel que les patients aient besoin de trois ou quatre types différents de comprimés pour la pression artérielle afin d'atteindre cet objectif. La recherche UKPDS est décrite dans l'introduction au chapitre 4.

On m'a dit que ma tension artérielle était élevée à cause d'une néphropathie diabétique et, de ce fait, il est très important que je prenne des comprimés pour en abaisser le niveau – pour quelles raisons ?

Il existe des preuves valables pour démontrer que l'abaissement de la tension artérielle à des valeurs normales protège les reins contre les complications du diabète. Nous savons également que le contrôle de la tension artérielle réduit le risque de maladie cardiaque et d'AVC. Des études en Allemagne et au Royaume-Uni ont montré que la pression artérielle pouvait être considérablement réduite si les patients participaient activement en pratiquant l'autosurveillance de leur tension artérielle. Dans ces études, les participants ont reçu un tensiomètre et une information sur la réduction de la pression artérielle, qui incluait des remèdes non-médicamenteux, tels que la réduction du sel, l'augmentation de l'apport en fruits et légumes et l'exercice physique. Ils ont appris à utiliser les résultats détaillés afin qu'ils puissent prendre leurs propres décisions sur les médicaments recommandés. Si vous pensez que vous pouvez bénéficier de l'autosurveillance de la pression artérielle, vous devriez en discuter avec votre médecin qui vous conseillera un tensiomètre et à quels moments il faut prendre votre tension.

Récemment, j'ai souffert de vertiges et, à deux reprises, j'ai perdu connaissance après m'être levé soudainement. Mon médecin dit que cela peut être dû à une hypo-tension causée par le diabète mais je pensais que le diabète entraînait une hausse de la pression sanguine. Pouvez-vous m'expliquer ce processus ?

Les étourdissements en position debout, parfois connu sous le nom d'hypotension orthostatique, peuvent être causés par une neuropathie autonome, lorsque l'atteinte des nerfs qui contrôlent la pression artérielle empêche l'organisme de s'adapter aux changements de posture. Cela peut conduire à une chute rapide de la pression artérielle, plus particulièrement lors du passage en position debout. Le problème est aggravé par un mauvais contrôle du diabète, ce qui peut mener à la déshydratation. Vous devriez essayer de faire en sorte que votre diabète soit bien contrôlé et si le problème persiste, vous devriez consulter votre médecin. Un comprimé appelé fludrocortisone, qui conduit à la rétention hydrique, peut souvent aider à cette condition, ainsi que le port de bas de contention.

CERVEAU

J'ai eu une hémorragie cérébrale il y a 18 mois. Serait-ce une conséquence de mon diabète ?

Les hémorragies cérébrales et les accidents vasculaires cérébraux sont plus fréquents chez les personnes atteintes de diabète, en particulier si les niveaux de tension artérielle sont élevés. Puisque vous avez déjà eu un accident vasculaire cérébral, vous pouvez être plus à risque de développer d'autres problèmes circulatoires. Il est donc particulièrement important que les facteurs de risque habituels (pression artérielle, taux de cholestérol et de glucose dans le sang) soient maintenus sous un contrôle strict. Il existe des preuves récentes que la prise de fortes doses de statines pour réduire le taux de cholestérol à des niveaux très bas possède l'avantage supplémentaire de réduire le risque d'accident vasculaire cérébral à longue échéance. Votre médecin aura à cœur de vous aider sur ce point.

J'ai été très déprimé depuis mon diagnostic. Les personnes atteintes de diabète sont plus sujettes à la dépression ?

Avoir à faire face aux nombreuses implications du diabète est associé parfois au sentiment de tristesse et cela semble être plus probable quand le diagnostic du diabète vient d'être posé et que vous réalisez qu'il s'agit d'une maladie à vie, à laquelle vous ne pourrez jamais vous soustraire. La dépression chez les sujets diabétiques était environ deux fois plus élevée que chez les sujets non-diabétiques. Beaucoup de patients dans votre situation trouvent que de parler à d'autres personnes dans la même situation peut être utile.

J'ai lu que les hypoglycémies pouvaient causer des dommages au cerveau – est-ce vrai ?

Il est possible qu'une hypoglycémie sévère ayant causé une perte de conscience pendant plusieurs heures ou jours entraîne des dommages permanents au cerveau. Toutefois, cela ne peut résulter d'hypoglycémies « normales » qui se produisent dans le cours normal de la vie d'un diabétique insulinotraité. Dans la pratique, les lésions cérébrales se produisent uniquement lorsque quelqu'un prend délibérément une surdose d'insuline dans le cadre d'une tentative de suicide. La conséquence tragique d'une tentative de suicide manquée par une surdose d'insuline est qu'elle peut conduire à de graves lésions cérébrales et une vie de dépendance totale.

On soupçonne également que les patients qui ont souffert d'hypoglycémies répétées pendant 20 ou 30 ans peuvent avoir une forme de perte de mémoire en fin de vie. Cependant, ce n'est qu'une possibilité qui n'a jamais été prouvée.

9 | Recherche et avenir ?

Le projet de recherche sur le diabète qui a suscité le plus d'inspiration jusqu'à ce jour est la découverte de l'insuline en 1921, quand un médecin et un étudiant en médecine (Frederick Banting et Charles Best) ont travaillé ensemble pendant quelques mois d'été pour produire un traitement au pouvoir salvateur. Il y a eu beaucoup de découvertes majeures depuis lors, certes moins spectaculaires, chacune ayant contribué d'une façon ou d'une autre à notre meilleure compréhension du diabète et nombres d'entre elles ont amélioré la thérapeutique disponible.

RECHERCHE DE CAUSES ET DE REMÈDES

Pensez-vous que le diabète ne sera jamais guéri ?

Depuis que l'insuline, découverte en 1922, est devenue un traitement salvateur à vie du diabète, la recherche reste ininterrompue pour développer de nouvelles thérapeutiques et améliorer ainsi le quotidien des patients. De grands progrès ont été réalisés dans la compréhension des causes du diabète de type 1 et de type 2 et à certains moments il a semblé que nous étions sur le point de trouver un remède. Malheureusement, il ne s'agissait que d'une lueur d'espoir trompeuse, cependant des efforts considérables continuent d'être consacrée à essayer de trouver un remède.

Sera-t-il un jour possible de prévenir l'apparition du diabète avec un vaccin ?

Il existe des preuves pour indiquer que certaines infections virales peuvent causer le diabète, mais nous ne sommes pas certain de l'incidence de ces événements : il est probable que cela ne soit que très rarement. Si un virus, qui serait à l'origine du diabète, était isolé, il serait alors possible de produire un vaccin qui pourrait être administré aux enfants – comme le vaccin contre la polio – pour les empêcher de développer le diabète plus tard dans la vie. À l'heure actuelle, il semble que cette possibilité soit inaccessible.

TRANSPLANTATION

Nous avons inclus ce paragraphe dans l'ouvrage pour apporter des informations sur un sujet qui présente un très grand intérêt pour les personnes atteintes de diabète. Cependant, à l'heure actuelle, la transplantation n'est pas un traitement efficace contre le diabète de type 2.

Je voudrais me porter volontaire pour une greffe de pancréas. Y a-t-il un organisme auprès duquel je devrais soumettre ma demande ? Quel est le taux de succès de ces opérations ?

La transplantation pancréatique n'est pas réalisée dans les cas de diabète de type 2 et est encore au stade expérimental pour les personnes diabétiques de type 1. Techniquement, les greffes de pancréas sont encore plus difficiles que les transplantations du foie, des reins ou du cœur. Le pancréas est très délicat, mais produit également des sucs digestifs qui digèrent le pancréas lui-même s'il est endommagé lors de son transfert entre le donneur et le receveur. Le conduit ou tube à travers lequel passent ces sucs est étroit, et doit être rattaché aux intestins d'une manière complexe pour que les enzymes ne fuient pas. Même si la procédure est un succès technique, le corps rejettera toujours la greffe à moins que des médicaments puissants ne soient administrés pour supprimer médicalement le système immunitaire. Certains d'entre eux (en particulier les corticoïdes) ont tendance à causer du diabète ou à empirer un diabète préexistant. Certains centres de transplantation vont proposer aux personnes atteintes de diabète qui ont besoin d'une greffe de rein la possibilité d'avoir une greffe du pancréas en même temps. Dans ces circonstances, les résultats semblent être meilleurs que si un pancréas est transplanté seul. Si les deux greffes ont du succès, c'est un véritable avantage car le receveur pourra arrêter la dialyse rénale et l'insuline. Pour ceux qui n'ont pas d'insuffisance rénale, le développement le plus prometteur est une greffe de cellules des *îlots* de Langerhans (voir question suivante).

Y a-t-il des hôpitaux qui effectuent des greffes des îlots de Langerhans ? Ma fille a du diabète de type 2 et je voudrais lui venir en aide.

Sept centres à travers le Royaume-Uni ont signé le Consortium de la Transplantation d'Îlots de Langerhans mais ce groupe ne travaille que sur le diabète de type 1. Ils espèrent reproduire et perfectionner la technique développée par le chirurgien anglais, James Shapiro, et son équipe à Edmonton, au Canada. L'équipe d'Edmonton avait pris les cellules des îlots des pancréas de donneurs et les avait injectées dans le foie de personnes atteintes de diabète de type 1. Après avoir été placées dans le foie, les cellules ont établi leur propre approvisionnement en sang et ont commencé à produire de l'insuline. Le processus entier de transplantation est maintenant connu sous le nom de Protocole d'Edmonton.

Toutefois, il n'est pas possible de prélever des îlots de donneurs vivants donc il serait impossible de faire don de vos cellules à votre fille. Cette technique est encore au stade expérimental, mais les résultats semblent prometteurs. À Edmonton, 13 des 15 greffes de cellules des îlots pancréatiques ont connu une réussite à 100 %. Avec le temps, les îlots transplantés ont commencé à faillir de telle sorte qu'après un an, 33 % des patients ont eu besoin d'insuline et après deux ans, ce chiffre était de 57 %. Toutefois, les greffes conservent une certaine capacité à produire de l'insuline puisque la plupart des patients ont eu besoin de prendre des doses beaucoup plus faibles d'insuline après la procédure. Le site du CITR (Collaborative Islet Transplant Registry – CITR) : http://www.citregistry.org/ comporte toutes ces informations.

Comme pour n'importe quelle transplantation d'organe, une greffe d'îlots de Langerhans nécessite de puissants médicaments pour prévenir le rejet des nouvelles cellules (traitement immunosuppresseur). En conséquence seuls des cas exceptionnels - lorsque tous les autres traitements ont échoué et que les hypoglycémies deviennent invalidantes - sont pris en considération pour une greffe. Les personnes qui reçoivent une greffe de cellules des îlots pancréatiques ont besoin, tout au long de leur vie, de médicaments immunosuppresseurs qui peuvent provoquer des effets secondaires à long terme, y compris diverses formes de cancer.

Les chercheurs ont essayé d'empêcher le besoin d'un traitement immunosuppresseur en plaçant les îlots dans une petite capsule qui peut résister au rejet tout en permettant à l'insuline de passer à travers la membrane. Malheureusement, après un certain temps, la membrane a tendance à se boucher avec du tissu cicatriciel et la greffe d'îlots cesse de fonctionner.

Jusqu'à ce qu'il y ait eu une véritable percée majeure dans la transplantation de tissus d'un individu à un autre, les risques à long terme présentés par la thérapie immunosuppressive, pour une personne qui reçoit soit une greffe du pancréas ou une greffe d'îlots de Langerhans, sont supérieurs à ceux qui ont le diabète traité par insuline. Les problèmes ne sont pas insurmontables, mais davantage de recherche doit être faite avant que la transplantation devienne un traitement de routine du diabète de type 1.

NOUVEAUX TRAITEMENTS

J'ai entendu dire que certains nouveaux médicaments étaient désormais disponibles pour le traitement du diabète. Pouvez-vous m'en dire plus à ce sujet ?

Il existe une classe des médicaments appelés les inhibiteurs des protéines kinases C (PKC) qui sont en cours de développement et on espère qu'ils vont protéger les patients contre les complications à long terme du diabète. La protéine kinase C est une enzyme qui est activée par des niveaux élevés de glucose dans le sang et provoque des dommages de la paroi des petits vaisseaux sanguins. Nous savons que ce type de dommages est impliqué dans le développement de certaines complications du diabète conduisant à des lésions dans la rétine, les reins et les nerfs. Une classe de médicaments appelée 'inhibiteurs de la PKC' bloque l'activation de la protéine kinase C et protège contre les complications du diabète. Ces traitements ont été testés chez les personnes atteintes de rétinopathie, de néphropathie (maladie des reins) et de neuropathie (lésions nerveuses) et les premiers résultats sont prometteurs. D'autres tests sont nécessaires avant que les médicaments puissent être autorisés pour une utilisation par le grand public, mais il semble que ces traitements auront une place cruciale dans l'inversion des effets de certaines des complications du diabète.

J'ai le diabète de type 2 et je mène une bataille constante avec mon poids. On me dit qu'il y a un nouveau traitement qui peut aider les patients à perdre du poids. Est-ce vrai ?

Il y a une nouvelle classe de médicaments appelée agoniste du GLP-1, qui sont administrés par injection et peuvent aider les patients à perdre du poids et à contrôler leur diabète. Voir le paragraphe **Les Traitements Antidiabétiques Oraux**.

LES ÉVOLUTIONS POSSIBLES DE LA THÉRAPIE INSULINIQUE

À quels progrès peut-on s'attendre en termes de développement de nouveaux traitements insuliniques dans les années à venir ?

Au cours des 20 dernières années, la gamme des insulines disponibles a subi une énorme mutation et les insulines biosynthétiques ont remplacé les insulines d'origine animale. Il y a plus de détails sur les insulines humaines dans le chapitre 3. Elles sont synthétisées par des organismes génétiquement modifiés, des bactéries et des levures, en insérant des substances qui « instruisent » aux organismes de produire de l'insuline. En insérant une substance génétique qui codifie l'insuline humaine, les scientifiques peuvent programmer les organismes à produire de l'insuline en tout point semblable à l'insuline humaine. Ils parviennent même à produire de « nouvelles » insulines analogues avec des structures « inventées » – nous sommes maintenant dans l'ère des « analogues de l'insuline » ! Il y a une capacité pratiquement illimitée à modifier l'insuline naturelle et nous nous attendons à être en mesure de développer toute une gamme d'insulines avec de nouvelles propriétés qui devraient améliorer la thérapie antidiabétique.

Nous commençons déjà à voir les avantages de cette avancée dans la fabrication scientifique. Les analogues d'insulines à action très rapide sont maintenant largement utilisés : Humalog® de Lilly et NovoRapid® de Novo Nordisk (voir le tableau 3.1 au chapitre 3). Les analogues de l'insuline à durée d'action prolongée, Lantus® (Aventis) et Levemir® (Novo Nordisk) sont maintenant bien établis.

Les scientifiques recherchent également des variations dans la structure de l'insuline qui « ciblera » l'insuline plus directement vers le foie, organe principal responsable de la production de glucose dans le corps. Normalement, l'insuline est produite par le pancréas et se dirige directement vers foie, mais malheureusement, quand les patients s'injectent de l'insuline, elle doit passer par les poumons et d'autres parties du corps avant d'atteindre le foie. Il devrait être possible de modifier la structure afin qu'elle puisse se diriger vers le foie et contrôler le taux de glucose sanguin de manière plus efficace.

J'ai entendu dire qu'il était possible d'éviter les injections d'insuline, soit par l'utilisation d'insuline en spray nasal ou d'autres formes de comprimés antidiabétiques oraux. Est-ce que ces allégations sont vraies et allons-nous être en mesure d'éviter les injections d'insuline dans le futur ?

Il ne fait aucun doute que l'insuline administrée par le nez est absorbée par les muqueuses et peut abaisser la glycémie. Malheureusement, seul un petit pourcentage de l'insuline pris de cette manière est absorbé dans la circulation sanguine et il est donc un moyen inefficace, imprévisible et coûteux d'administrer de l'insuline.

Si l'insuline est prise par voie orale, elle est digérée dans l'estomac et devient inactive. Il est possible d'éviter cela en intégrant l'insuline dans une goutte de graisse (liposomes), qui lui permet d'être absorbée par l'intestin sans être décomposée par les sucs digestifs. Toutefois, l'absorption est très irrégulière et il n'y a pas de moyen de savoir quand l'insuline est libérée de la goutte et devient active.

L'insuline inhalée (Exubera® fabriqué par Pfizer) est devenue disponible au Royaume-Uni en 2006 (voir la question sur les types d'insuline dans le chapitre 3). Malheureusement Exubera a été retiré à la vente en 2008 en raison du manque d'absorption et des doutes quant à la sûreté du produit. Il semble peu probable que toute autre forme d'insuline inhalée soit à nouveau disponible.

Tous ces développements sont passionnants mais il y a divers paramètres à connaître lors de l'évaluation de l'efficacité de l'insuline inhalée et orale.

POMPES À INSULINE ET PANCRÉAS ARTIFICIEL

J'ai lu récemment qu'il y avait un dispositif appelé « capteur de glucose », qui permet de contrôler sa glycémie en continue. Est-ce que ce dispositif sera un jour utilisé, et si oui, que peut-on attendre de cet appareil ?

C'est sans aucun doute, un progrès et l'avenir de l'autosurveillance glycémique. Les procédures ne sont pas remboursées, ils coûtent très cher.

Je comprends qu'il existe des façons de tester la glycémie sans avoir à piquer la peau. Pouvez-vous m'en dire plus sur ces méthodes ?

Des rapports sont régulièrement publiés dans la presse à propos du développement de dispositifs de surveillance glycémique « non-invasifs ». Certains de ces appareils ne sont pas totalement non-invasifs. L'un d'eux utilise une aiguille implantée sous la peau pour un maximum de trois jours d'affilé, et prévoit que des lectures glycémiques soient prises toutes les quelques minutes. Cette méthode de surveillance pourrait être utile si le dispositif est attaché à une pompe à insuline ajustant la quantité d'insuline administrée en réponse à la glycémie. Même si ce n'est pas encore possible, ce dispositif est susceptible d'être mis au point dans un proche avenir.

J'ai entendu dire qu'il y avait des pompes à insuline qui peuvent être implantées comme des stimulateurs cardiaques – est-ce vrai ? Quelles sont les évolutions probables des pompes à insuline au cours des cinq prochaines années ?

Oui, il est vrai que des pompes à insuline ont été implantées chez des patients dans le cadre d'études de recherche et il y a eu des progrès encourageants dans ce domaine. Bien que cela soit encore expérimental et très loin d'être une forme standard de traitement, il existe des pompes suffisamment petites pour être implantées dans la paroi de l'abdomen, le péritoine, où elles restent pendant plusieurs années. Ce modèle de pompe est fabriqué par MiniMed mais coûte très cher. La pompe ne possède pas de capteur pour détecter la glycémie, mais fournit simplement de l'insuline de base dont le débit de perfusion est commandé en fonction des indications fournies par le diabétique lui-même à l'aide d'un petit émetteur radio. Ce dispositif peut être utilisé pour administrer plus d'insuline avant un repas. Il existe un réservoir d'insuline qui doit être rempli à nouveau à travers la peau avec une seringue et une aiguille, mais le remplacement des piles nécessite une petite opération. Bien qu'il semble prometteur, ce dispositif est complexe et coûteux et reste une procédure uniquement à des fins de recherche.

J'ai entendu parler du pancréas artificiel ou « Biostator ». Apparemment cette machine est capable de maintenir la glycémie à un niveau normal, sans tenir compte de ce que l'on mange. Est-ce vrai ? Si oui, pourquoi n'est-il pas largement disponible ?

Le Biostator est un pancréas artificiel, qui mesure la concentration de glucose sanguin en continu et injecte l'insuline à une vitesse qui maintient la glycémie à des valeurs normales. Malheureusement, ces appareils sont de la taille d'une machine à laver domestique et sont techniquement complexes. Leur valeur ajoutée repose à des fins de recherche, car ils sont tout à fait inappropriés à l'heure actuelle en tant que dispositif de contrôle à long terme de la maladie. Le prototype du Biostator a été développé il y a plus de 30 ans et pendant tout ce temps, des groupes de bio-ingénierie ont tenté en vain de le réduire à une taille qui serait pratique pour une utilisation quotidienne.

10 | Groupes d'entraide

Ce chapitre vous donne les diverses organisations qui se sont développées afin de venir en aide aux personnes atteintes de diabète.

Les patients réagissent de différentes manières après avoir été diagnostiqués avec le diabète : certains vont se replier, tandis que d'autres se mettront à recueillir autant d'informations que possible. Quelle que soit votre réaction, vous devez prendre contact avec ces organismes, où vous rencontrerez des personnes qui vivent avec le diabète et qui ont appris à faire face à de nombreux problèmes quotidiens.

AFD : ASSOCIATION FRANÇAISE DES DIABÉTIQUES

88, rue de la Roquette – 75544 Paris CEDEX 11
Tél. : 01 40 09 24 25 | Fax : 01 40 09 20 30
E-mail : afd@afd.asso.fr

Fédération, siège national, réseau d'associations locales réparties sur toute la France, aujourd'hui elle regroupe 130 000 membres.

- Association de patients au service de toutes les personnes atteintes ou à risque de diabète
- Accompagnement de patient à patient
- Informations et prévention sur le diabète
- Accompagnement et défense des diabétiques
- L'AFD prend position chaque fois que l'intérêt des personnes atteintes de diabète l'exige, avec le souci permanent d'être également une force de proposition
- Le site internet nous explique le diabète en détail, nous aide à savoir si nous sommes atteints de diabète, les traitements, les régimes et l'hygiène de vie à suivre, comment mieux vivre son diabète, dépistage, les recherches et les avancées scientifiques

AJD

9, avenue Pierre de Coubertin – 75013 Paris
Tel : 01-44-16-89-89 fax : 01-45-81-40-38
Association qui vient en aide à la jeunesse souffrant de diabète.

Elle permet également aux plus jeunes de bien vivre son diabète, en informant sur le diabète, les origines, les risques...

Cette association permet aux jeunes de contrôler leur diabète à l'aide d'un suivi quotidien, un régime alimentaire, une hygiène de vie adéquate, ce qu'il faut faire en cas de situation d'urgence. Comment entretenir son diabète à l'école mais également en vie sociale.

L'association (le site) répond aux questions de tout genre des jeunes atteints de diabète.

L'AJD organise également des sorties, des séjours, des colonies de vacances pour ces jeunes, qui représentent un maillon essentiel dans la prise en charge de l'éducation thérapeutique.

ASSOCIATION FRANÇAISE DES FEMMES DIABÉTIQUES

* Siège social :
Maison des associations du 4e
38 Boulevard Henri IV
75004 Paris

Cette association fait partie de l'AFD, son but est d'aider les femmes atteintes de diabète à bien gérer leur grossesse pour elle ainsi que pour le fœtus. C'est un réseau entre femmes diabétiques.

L'association propose un forum afin de faciliter l'entraide, l'échange, l'écoute et le soutien entre patientes. Cela permet de proposer des solutions liées à la gestion du diabète pendant la grossesse. L'association propose également des rencontres informelles, des salons, des newsletters, un site Web, des témoignages de mamans

Il s'agit donc d'aider les femmes atteintes de diabète à mieux vivre leur grossesse, il ne faut pas oublier que certaines femmes non diabétiques le deviennent pendant la période de leur grossesse.

OSE

107, rue de l'Université
75007 PARIS
Tél/Fax : 01 45 44 33 33
Email : ose@ose.asso.fr

Association faite par des diabétiques et pour des diabétiques.

Atour de réunions de discussions, les patients peuvent se retrouver afin de témoigner de leur expérience. Le principe est d'échanger, de convaincre. Le but étant de créer un endroit où les diabétiques peuvent se rendre afin de partager leurs expériences avec des personnes qui partagent la même maladie.

Les réunions sont organisées autour d'un thème.

Quelques exemples : le carnet de glycémie, la grossesse, les voyages, la diététique, les aiguilles, Les hypo, l'entourage...

Au sein de cette association on peut également témoigner par le biais de bulletin, on put y faire part de témoignages, de récits ou encore de colère.

Le but de cette association étant d'aider les diabétiques à vivre le mieux possible leur maladie grâce au soutien et à a compréhension d'autres patients souffrant de la mémé maladie.

11 | Urgences

Ce chapitre a pour vocation d'offrir des références rapidement accessibles si les choses venaient à mal tourner. Il contient des informations vitales pour les personnes qui souffrent de diabète, ainsi que quelques règles simples pour les parents et amis. Ces règles sont conçues pour être consultées en cas d'urgence, mais il serait intéressant de les parcourir avant que vous soyez confronté à une crise. Vous pouvez en lire plus sur le paragraphe ***Hypoglycémies***, chapitre 3, et sur la façon de traiter la maladie. Cela semble dommage de finir ce livre de manière négative en énumérant les gestes à faire en cas d'urgence. Nous espérons qu'en gardant votre diabète bien contrôlé, vous éviterez ces situations graves.

Les conseils sont principalement destinés aux personnes prenant de l'insuline. Si votre diabète est traité avec des comprimés et vos taux glycémiques sont élevés, consultez votre médecin. Il peut être possible d'augmenter votre dosage de comprimés, mais dans certaines circonstances, il peut être nécessaire de prendre de l'insuline pour pouvoir surmonter la maladie. Cela signifie parfois une admission à l'hôpital.

Les personnes qui prennent des comprimés risquent moins d'hypoglycémies (glycémie faible) que celles prenant de l'insuline, mais cela peut se produire (voir le paragraphe ***Hypoglycémies***, chapitre 3). Les signes d'alerte et le traitement sont les mêmes que pour les personnes prenant de l'insuline, mais cela peut prendre plus de temps pour que l'effet des comprimés s'estompe il est donc important de vérifier la glycémie toutes les 2 à 3 heures, jusqu'à ce que vous soyez certain que l'hypoglycémie ne reviendra pas. Si vous avez des hypoglycémies régulières, parlez en, à votre médecin car votre dosage d'antidiabétiques oraux peut avoir besoin d'être réduit.

Les personnes âgées peuvent être très perturbées quand leur taux de glucose sanguin est bas et peuvent avoir besoin d'être hospitalisées afin de faire l'objet d'une observation étroite jusqu'à ce que leur glycémie retrouve des valeurs normales.

CE QUE TOUTE PERSONNE INSULINOTRAITÉE DOIT SAVOIR :

- Ne jamais cesser l'insuline si vous vous sentez mal ou malade. La maladie provoque souvent une augmentation de la glycémie et vous devrez probablement vous administrer davantage d'insuline plutôt que moins même si vous ne mangez pas. Vérifiez votre glycémie régulièrement et prenez de l'insuline à action rapide supplémentaire toutes les 3-4 heures si vos taux sont élevés. Prévoyez une boisson riche en sucre telles que du coca-cola ou un jus d'orange, de sorte que si vous êtes en hypoglycémie, vous pouvez la corriger rapidement.
- Si vous n'avez pas d'insuline à action rapide, contactez votre médecin.
- Si vous êtes malade, essayez de garder un bon apport en liquide – au moins 2 litres et demi par jour. Si vous ne parvenez pas à garder les liquides dans l'estomac, vous aurez besoin d'aller à l'hôpital pour une perfusion intraveineuse.
- Gardez toujours du sucre ou des glucides à action rapide sur vous.
- Ne risquez pas la conduite si votre taux de glycémie est faible. Les personnes atteintes de diabète perdent leur permis de conduire si elles sont arrêtées au volant lorsqu'elles sont en hypoglycémie.
- N'oubliez pas que l'exercice physique et l'alcool sont tous les deux susceptibles d'entraîner une hypoglycémie.

CE QUE LES AUTRES PERSONNES DOIVENT SAVOIR

SUR LE DIABÈTE

- Ne jamais arrêter l'insuline en cas de maladie (aucune excuse pour avoir répété cela). Vérifiez la glycémie régulièrement et gardez une boisson au glucose à proximité en cas d'hypoglycémie. Soyez prêt(e) à utiliser de l'insuline supplémentaire si les tests sanguins sont élevés.

- Les vomissements répétés, la somnolence et la respiration difficile constituent des signes avant-coureurs graves chez une personne atteinte de diabète. Ils suggèrent un coma imminent et ne peuvent seulement être traités qu'à l'hôpital.
- Une personne qui est acido-cétosique en hypoglycémie peut ne pas être en pleine possession de ses moyens et peut exiger beaucoup d'efforts de persuasion pour prendre un peu de sucre. De la confiture ou une boisson sucrée est facile à avaler
- Ne laissez jamais quelqu'un conduire si vous pensez qu'il est en hypoglycémie. Cela pourrait être fatal.

LES ALIMENTS À CONSOMMER EN CAS D'URGENCE OU EN CAS DE MALAISE

Chacun des éléments suivants contient 10 g de glucides, il faut en général 15 g de sucre pour remonter la glycémie (3 morceaux de sucre n° 4)

- 100 ml de jus de fruit pur
- 100 ml de Coca (pas de Coca Light)
- Petite cuillère de crème glacée
- Deux carrées de sucre ou deux cuillères à café de sucre
- 200 ml de lait
- Petit bol de soupe épaissie
- Deux biscuits à la crème
- Un yaourt nature
- Un régime yaourt aux fruits
- Une pomme ou une poire ou orange
- Une petite banane

Si vous vous sentez malade, il est probable qu'il soit impossible de manger des aliments solides et vous pouvez avoir besoin de consommer des liquides pour apporter les glucides nécessaires. Les liquides tels que le Coca-Cola froid, sans bulles (laissé au repos pour perdre son gaz) ou le Lucozade sont utiles si vous vous sentez malade.

Ne vous inquiétez pas de manger la quantité exacte de glucides au bon moment, mais en règle générale, essayez de manger peu et souvent. Si vous continuez à vomir, consulter un médecin.

SIGNES ET SYMPTÔMES D'HYPOGLYCÉMIE ET D'HYPERGLYCÉMIE

Hypoglycémie

Il s'agit d'hypoglycémie, également appelé « hypo », une crise ou une réaction à l'insuline. Les signes et symptômes suivants peuvent se développer en l'espace de quelques minutes.

- Tremblements
- Transpiration
- Picotements dans les lèvres et la langue
- Faiblesse
- Fatigue
- Somnolence
- Faim
- Vision trouble
- Palpitations
- Nausées
- Maux de tête
- Confusion mentale
- Instabilité
- Pâleur
- Troubles de l'élocution
- Mauvaise humeur
- Changement de comportement
- Manque de concentration
- Perte de conscience (coma hypoglycémique ou insulinique)

Signes et symptômes d'hypoglycémie et l'hyperglycémie (suite)

Si possible traitez les taux glycémiques faibles avec une boisson sucrée suivie par certains aliments comme des biscuits ou un sandwich. Si la victime est incapable d'avaler, une injection de glucagon peut être nécessaire. En cas de doute, composez le 112 (numéro pour toute l'Europe) et demander de l'aide paramédicale. Les comprimés peuvent parfois conduire à des hypoglycémies récurrentes ou prolongées. L'hospitalisation peut être nécessaire.

Hyperglycémie

Il s'agit d'une glycémie élevée. Les signes et symptômes suivants se développent au fil heures :

- Soif
- Mictions excessives
- Nausées
- Douleurs abdominales
- Vomissements
- Somnolence
- Respiration rapide
- Peau rouge, sèche
- Perte de conscience (coma hyperglycémique ou diabétique)

Une glycémie élevée chez une personne qui se sent parfaitement bien n'est pas un sujet de préoccupation. Si nécessaire, de l'insuline à action rapide supplémentaire peut-être prise pour ramener le taux de sucre sanguin vers le bas. Si votre glycémie reste élevée après la prise de l'insuline supplémentaire, et si vous ne vous sentez pas bien, vous pouvez avoir besoin d'être traité à l'hôpital avec des perfusions et de l'insuline injectés dans une veine. Si vous êtes inquiet(e), consultez un médecin.

Glossaire

Les termes en *italique* dans ces définitions font référence à d'autres termes détaillés dans le glossaire.

Acarbose : Médicament qui ralentit la digestion et l'absorption des *glucides* complexes.

Acesulfane-K : Édulcorant hypo-*calorique* intense.

Acétone : Une des substances chimiques, appelées *corps cétoniques*, formée lorsque le corps utilise les graisses pour les transformer en énergie. La présence d'acétone dans les urines signifie généralement que plus d'insuline est nécessaire.

Acidocétose : Maladie grave causée par un manque d'insuline, qui se traduit par l'utilisation de la graisse corporelle pour former des cétones et des acides. Caractérisée par des niveaux élevés de glucose sanguin, des cétones dans l'urine, vomissements, somnolence, respiration lourde laborieuse et une odeur d'acétone dans l'haleine.

Acuité visuelle : Mesurée par la lecture des lettres sur un test de vision. En général, on utilise l'échelle de Snellen pour tester la vision.

Adrénaline : Hormone produite par les glandes surrénales, qui prépare le corps à l'action (réponse au stress/réponse de combat fuite) et augmente également le niveau de glucose dans le sang. Elle est produite par le corps en réponse à de nombreux stimuli dont l'hypoglycémie.

Albumine : Protéine présente dans la plupart des tissus animaux. La présence d'albumine dans l'urine peut signifier qu'il y a des lésions rénales ou simplement une infection urinaire.

Aliments pour diabétiques : produits alimentaires destinés aux personnes atteintes de diabète, dans lesquels le sucre ordinaire (saccharose) est remplacé par des substituts tels que le *fructose* ou le *sorbitol*. Ces aliments ne sont pas recommandés dans le cadre de votre régime alimentaire.

Amyotrophie diabétique : Maladie rare à l'origine de douleurs et/ou de faiblesse aux jambes provenant de certaines lésions nerveuses.

Analogue de l'insuline: Insuline qui présente une structure moléculaire modifiée pour changer son action.

Angiographie: Type spécial de radiographie où le colorant est injecté dans une artère pour détecter le rétrécissement.

Angioplastie: Technique qui utilise un ballon gonflable pour élargir les artères rétrécies.

Antigènes: Protéines reconnues par des anticorps et capables d'engendrer une réponse immunitaire

Artériosclérose ou sclérose artérielle ou maladie artérielle: Durcissement des artères: perte d'élasticité des parois des artères depuis l'épaississement jusqu'à la calcification. Se produit avec l'âge chez les personnes avec ou sans diabète. Peut affecter le cœur (ce qui provoque une thrombose), le cerveau (AVC) ou la circulation dans les jambes et les pieds.

Aspartame: édulcorant intense faible en calories. Nom de marque NutraSweet®.

Autosurveillance glycémique: système qui permet de mesurer les niveaux glycémiques soi-même à l'aide d'un appareil portable et des bandelettes réactives.

Bactérie: Type de germe.

Balanite: Inflammation de l'extrémité du pénis, généralement causée par des mycoses en raison de sucre dans les urines.

Bêtabloquants: Médicaments qui bloquent l'effet des hormones du stress sur le système cardio-vasculaire. Souvent utilisés pour traiter l'angine de poitrine et pour abaisser la pression artérielle. Peuvent inverser les signes avant-coureurs de l'*hypoglycémie*.

Biguanides: Groupe de comprimés antidiabétiques qui abaissent les niveaux de glucose dans le sang. Leur mode d'action n'est pas bien compris, mais ils fonctionnent en partie en augmentant la sensibilité de l'organisme à l'insuline. La metformine est la seule préparation dans ce groupe.

Calories: Unités avec laquelle l'énergie ou la chaleur sont mesurées. La valeur énergétique des aliments est mesurée en calories.

Cataracte: Opacité du cristallin de l'œil, qui obscurcit la vision. Il peut être enlevé chirurgicalement.

Cellule alpha : Cellule qui produit le *glucagon* – que l'on trouve dans les *îlots de Langerhans* dans le *pancréas*.

Cellule bêta : cellule qui produit l'insuline – dans les *îlots de Langerhans* dans le *pancréas*.

CEMACH : Enquête confidentielle sur la santé de la mère et de l'enfant (CEMACH – Confidential Enquiry into Maternal and Child Health)

Cétones : substances acides (notamment l'acétone) formées quand la graisse corporelle est utilisée pour fournir de l'énergie au corps.

Cétonurie : présence d'*acétone* et d'autres corps cétoniques dans les urines. Détectée avec une bandelette de test spécial (Ketostix®, Ketur Test®). La présence de corps cétoniques dans les urines est due à un manque d'insuline ou à des périodes de famine.

Coma diabétique : Forme extrême d'hyperglycémie, associée généralement à l'*acidocétose*, provoquant l'inconscience.

Coma insulinique : Forme extrême d'*hypoglycémie* associée à un état d'inconscience et parfois des convulsions.

Coma : Forme d'état d'inconscience duquel les sujets ne peuvent se réveiller qu'avec difficulté. S'il est causé par le diabète, cela peut être un *coma diabétique* ou un *coma insulinique*.

Complications : Conséquences à long terme du diabète mal contrôlé. Pour plus de détails, référez vous au chapitre 8.

Contrôle : Se réfère généralement à un contrôle glycémique. L'objectif du contrôle est de parvenir à un taux de glycémie normal (4-10 mmol/l) et un taux d'HbA1c de moins de 7 %.

Cystite : Inflammation de la vessie, ce qui provoque généralement des mictions fréquentes, accompagnées d'une sensation de brûlure.

DAFNE, Dose Adjustment For Normal Eating : Programme pour une alimentation normale. Un programme de formation intensive pour les personnes diabétiques de type 1.

DESMOND, Diabetes Education and Self Management for Ongoing and Newly Diagnosed : Programme d'autogestion pour les personnes atteintes de diabète de type 2 et les personnes nouvellement diagnostiquées.

Detemir : Nouvel analogue de l'insuline conçu pour durer 24 heures et agir comme insuline basale. Aussi appelé Levemir®.

Dextro Energy : Comprimés de glucose.

Diabète de Type 1 : Nom donné au diabète insulino-dépendant qui ne peut être traité par le régime alimentaire et les comprimés seuls. Le diabète de type 1 était autrefois connu sous le nom de diabète insulinodépendant ou diabète juvénile. L'âge d'apparition est généralement inférieur à l'âge de 40 ans.

Diabète de Type 2 : Nom donné au diabète non insulino-dépendant. L'âge d'apparition est généralement au-dessus de l'âge de 40 ans, souvent chez les personnes qui sont en surpoids. Ces personnes n'ont pas toujours besoin d'un traitement à l'insuline et peuvent généralement être traitées avec succès avec un régime alimentaire seul ou une combinaison de régime et de comprimés. Autrefois connu comme le diabète de la maturité.

Diabète gestationnel : Diabète qui est diagnostiqué pendant la grossesse.

Diabète insipide : Trouble de la glande pituitaire accompagné d'une miction excessive et de soif. Rien à voir avec le *diabète sucré*.

Diabète instable : se rapporte au diabète qui est très instable oscillant de niveaux glycémiques allant de très faibles a très élevés et impliquant souvent des séjours fréquents à l'hôpital.

Diabète insulino-dépendant (abréviation IDD) : Ancien nom du diabète de type 1.

Diabète juvénile : Nom obsolète pour désigner le diabète de type 1, soi-disant parce que la plupart des patients qui ont besoin d'insuline tout de suite développent le diabète à moins de 40 ans. Le terme n'est plus utilisé parce que le diabète de type 1 peut survenir à tout âge, mais plus fréquemment chez les jeunes.

Diabète non insulino-dépendant (abréviation DNID) : Ancien nom du diabète de type 2.

Diabète de la maturité : Autre terme pour désigner le diabète de type 2 survenant plus couramment chez les personnes d'âge moyen et en surpoids.

Diabète sucré : Trouble du *pancréas* caractérisé par un taux de glycémie sanguine élevé. Ce livre traite largement du sujet du diabète sucré.

Diarrhée diabétique : Forme de *neuropathie diabétique* autonome menant à la diarrhée.

Diurétiques : Nom commun pour les comprimés pour la rétention d'eau

Diurétiques : Substance qui entraîne une augmentation de la sécrétion d'urine, communément connue comme comprimés contre la rétention d'eau.

Dysfonction érectile : Incapacité à obtenir ou maintenir une érection (*impuissance*).

Fibre : Autre nom pour les fibres alimentaires.

Fibres alimentaires : Parfois aussi appelées substances de lest. Ce sont des substances résiduelles provenant de la paroi cellulaire des végétaux.

Fibres visqueuses : Type de fibres alimentaires trouvées dans les légumineuses (pois, haricots et lentilles) et certains fruits et légumes.

Fructosamine : Mesure du contrôle du diabète qui reflète le niveau de glucose sanguin moyen au cours des 2-3 dernières semaines. Semblable à l'hémoglobine A1c qui correspond à une moyenne de la glycémie au cours d'une période plus longue de 2-3 mois.

Fructose : Type de sucre naturellement présent dans les fruits et le miel. Comme il n'a pas besoin d'insuline pour son métabolisme, il est souvent utilisé comme édulcorant dans les aliments pour diabétiques.

Gangrène : Nécrose des tissus d'une partie du corps causée par une obstruction artérielle. Une combinaison de *neuropathie* et d'*artériosclérose* peut entraîner une infection des blessures non identifiées aux pieds. Si négligée, cette infection peut se propager, provoquant des dommages supplémentaires.

Gastroparésie : Trouble de vidange gastrique en raison d'une neuropathie autonome. Peut conduire à l'absorption erratique des aliments et à des vomissements.

Glargine : Un nouvel analogue de l'insuline conçu pour durer pendant 24 heures pour agir en tant qu'insuline basale. Aussi appelée Lantus®.

Glaucome : Maladie de l'œil qui cause une pression accrue à l'intérieur du globe oculaire.

Glitazones : Groupe de médicaments qui réduisent la *résistance à l'insuline* – voir la définition de *thiazolidinedione*.

GLP-1 glucagon-like peptide – une hormone qui augmente la production d'insuline en réponse à l'alimentation. Deux agents du GLP-1 (exénatide ou liraglutide) vont bientôt arriver au Royaume-Uni.

Glucagon: Hormone produite par les *cellules alpha* du pancréas qui provoquent une augmentation de la glycémie en libérant le *glycogène* du foie. Disponible sous forme d'injection pour une utilisation dans le traitement d'une hypoglycémie sévère.

Glucides: Classe d'aliments qui comprend les féculents et les sucres et est plus facilement disponible pour être utilisée par le corps pour produire de l'énergie. Trouvés principalement dans les aliments d'origine végétale. Des exemples sont le riz, le pain, les pommes de terre, les pâtes et les haricots.

Glucose : forme de sucre issu de la digestion des glucides. Absorbé dans le système de circulation sanguine où il circule afin de remplir ses fonctions de production d'énergie physique.

Glycogène: Le glycogène est la forme sous laquelle les glucides sont stockés dans l'organisme, dans le foie et les muscles. On l'appelle également amidon animal.

Glycosurie : Présence de glucose dans l'urine.

Hémoglobine A1c: Substance de l'hémoglobine, qui donne au sang sa couleur rouge, et à laquelle le glucose se rattache. Un des tests de contrôle du diabète. La quantité d'hémoglobine A1c dans le sang dépend de la glycémie moyenne au cours des 2-3 mois précédents.

Hémoglobine glycosylée : Un autre nom pour l'*hémoglobine A1c.*

Hormone : substance produite dans une glande ou un organe qui est transportée par le sang à une autre partie du corps pour commander un autre organe. L'insuline et le glucagon sont deux hormones.

Hydramnios: Une quantité excessive de liquide amniotique, qui est le liquide qui entoure le bébé, avant la naissance.

Hyperglycémie: Taux élevé de glucose sanguin (supérieur à 10 mmol/l).

Hypo : Abréviation d'hypoglycémie.

Hypoglycémie (aussi appelée « hypo » ou réaction à l'insuline) correspond à des taux de glycémie faibles (inférieurs à 3,5 mmol/l).

Îlots de Langerhans: cellules spécialisées situées dans le pancréas qui produisent de l'insuline et du glucagon.

Impotence sexuelle ou impuissance: Impossibilité d'obtenir une érection. Également appelée dysfonction érectile.

Index glycémique (IG): Critère de classement permettant de décrire la façon dont un aliment contenant des glucides affecte les niveaux de glucose dans le sang.

Inhibiteurs de la DPP4: Nouvelle génération d'agents pour traiter le diabète de type 2. Les inhibiteurs de la DPP4 (gliptins) peuvent être pris sous forme de comprimés, aussi appelés gliptines, qui réduisent la dégradation endogène de GLP-1.

Inhibiteurs de l'alpha-glucosidase: Tablette qui ralentit la digestion des glucides dans l'intestin (acarbose).

Inhibiteurs des protéines kinases C (PKC): Développés pour tenter d'inverser les changements dans les petits vaisseaux sanguins qui provoquent les maladies de l'œil diabétique (rétinopathie). Bien qu'ils semblent aider dans des cas isolés, dans l'ensemble, les résultats ont été décevants.

Injecteur: Dispositif d'aide à l'injection.

Injection sous-cutanée: Injection sous la peau dans la couche de graisse qui se trouve entre la peau et le muscle. Méthode normale d'administration de l'insuline.

InnoLet: Injecteur simple d'insuline conçu pour les personnes ayant une mauvaise vision ou des problèmes avec leurs mains comme l'arthrite.

Insuline à action intermédiaire: préparation d'insuline avec une durée d'action d'insuline comprise entre 12 et 18 heures.

Insuline à action rapide: Préparations d'insuline avec une action d'une durée de 6-8 heures.

Insuline claire: Terme utilisé pour désigner les insulines à action rapide. Toutefois, les deux analogues d'insulines à action prolongée (Lantus® et Levemir®) sont également claires aussi le terme doit être utilisé avec prudence.

Insuline humaine: insuline qui a été fabriquée pour être identique à celle produite dans le pancréas humain. Diffère légèrement des insulines plus anciennes, qui ont été extraites des vaches ou des porcs.

Insuline lente: Forme d'insuline à action intermédiaire à laquelle du zinc est ajouté pour ralentir son absorption. Elle est désormais obsolète et très peu de patients utilisent cette insuline.

Insuline porcine: Insuline extraite du pancréas de porcs.

Insuline trouble: Insuline à durée d'action longue formée de fines particules d'insuline liées à la protamine ou au zinc.

Insuline U100: Dosage standard de l'insuline au Royaume-Uni, USA, Canada, Australie, Nouvelle-Zélande, Afrique du Sud, Moyen-Orient et Extrême-Orient.

Insuline U40: Insulines dosées à 40UI/ml, ce qui correspond à l'ancien dosage le plus faible d'insuline qui n'est plus disponible au Royaume-Uni. Il est encore disponible en Europe de l'Est et dans certains pays d'Extrême-Orient, comme le Vietnam et l'Indonésie.

Insuline: il s'agit d'une hormone produite par les *cellules bêta* du pancréas et responsable du contrôle de la glycémie. L'insuline ne peut qu'être administrée par injection, car les sucs digestifs détruisent son action si elle est administrée par la bouche.

Intradermique: Signifie « sous la peau ». Se réfère généralement à une injection faite dans la couche la plus superficielle de la peau. L'insuline ne doit pas être administrée de cette manière car elle est douloureuse et ne sera pas absorbée correctement (voir la figure 3.3).

Intramusculaire: Injection profonde dans le muscle.

Isophane: Forme d'insuline à action intermédiaire à laquelle on a ajouté de la protamine pour en ralentir l'absorption.

Joule: Unité dérivée du système international (SI) pour quantifier l'énergie, le travail et la quantité de chaleur. Une calorie équivaut à environ 4,18 joules. Certains diététiciens calculent l'énergie alimentaire en joules.

Lipoatrophie: Perte de graisse à partir des sites d'injection. Cela se produisait essentiellement avant l'utilisation des insulines hautement purifiées.

Lipohypertrophie: Gonflement généralement causé par des injections répétées d'insuline dans le même site.

Maladie coronarienne: maladie vaisseaux sanguins qui alimente le cœur.

Marqueurs génétiques du système tissulaire: Protéines situées à l'extérieur des cellules dans le corps et qui sont génétiquement déterminée.

Métabolisme: Processus par lequel le corps transforme les aliments en énergie.

Metformine: Comprimé de biguanide qui agit en réduisant la libération de glucose par le foie et l'augmentation de l'absorption du glucose dans le muscle.

Microalbuminurie: Petite quantité de protéines dans l'urine, non détectables par un test de jauge pour évaluer l'albumine (*protéinurie*). Niveaux élevés indiquent des lésions rénales tôt.

Microanévrysmes: Petits points rouges sur la rétine à l'arrière de l'œil qui sont l'un des premiers signes de la *rétinopathie* diabétique. Représentent des zones de faiblesse des très petits vaisseaux sanguins dans l'œil. Les microanévrysmes n'affectent pas la vision de quelque façon que ce soit.

Micromole: Un millième (1/1000) d'un millimole.

Millimole: Unité de mesure de la concentration de glucose et d'autres substances dans le sang. La glycémie est mesurée en millimoles par litre (mmol/l). Elle a remplacé les milligrammes par décilitre (mg/dL ou mg %) comme unité de mesure même si cela est encore utilisé dans certains pays. 1 mmol/l = 18 mg/dl.

Natéglinide: Un régulateur de la glycémie postprandiale.

Néphropathie diabétique: Lésions rénales qui peuvent être associées au diabète.

Néphropathie: Lésions rénales. Dans un premier temps, cette maladie qui rend le rein plus perméable de sorte que l'*albumine* déborde dans l'urine. À un stade ultérieur, elle peut affecter la fonction du rein et dans les cas graves entraîner une insuffisance rénale.

Neuropathie autonome: Dommages des éléments nerveux qui régulent de nombreuses fonctions automatiques comme la vidange gastrique, la fonction sexuelle (puissance) et le contrôle de la pression artérielle.

Neuropathie diabétique: Les lésions nerveuses qui peuvent être associées au diabète.

Neuropathie périphérique: Dommages causés aux nerfs innervant les muscles et la peau. Cela peut entraîner une sensibilité diminuée, en particulier dans les pieds et les jambes, et une faiblesse musculaire. Peut également causer des douleurs dans les pieds ou les jambes.

Neuropathie: Dommages causés aux nerfs connus sous neuropathie *périphérique* ou *neuropathie autonome*. Elle peut se produire avec le diabète en particulier lorsqu'elle est mal contrôlée, mais a aussi d'autres causes.

NICE, acronyme de National Institute for Health and Clinical Excellence ou en Fr. Institut national pour la santé et l'excellence clinique: Organisation indépendante fournissant des orientations nationales pour promouvoir la santé publique. Elle fournit des directives pour l'utilisation de médicaments nouveaux et existants dans le système national de santé britannique, la NHS.

Orlistat: Comprimé qui bloque la digestion des graisses. Le nom de marque est Xenical®. Utilisé pour aider les patients à perdre du poids, ce qui peut améliorer le contrôle du diabète.

Pancréas: Glande qui se trouve derrière l'estomac, qui en plus de sécréter un liquide digestif (suc pancréatique) produit également les hormones insuline et *glucagon*. Contient des *îlots de Langerhans.*

Péridurale: type d'anesthésique couramment utilisé en obstétrique. La solution anesthésique est injectée par le canal médullaire pour insensibiliser la partie inférieure du corps.

Période de lune de miel: l'expression lune de miel ou rémission clinique désigne la période durant laquelle la dose d'insuline chute peu après le début du traitement à l'insuline. Elle est le résultat d'une récupération partielle de la sécrétion d'insuline par le pancréas. Habituellement, la période de lune de miel ne dure que quelques mois.

Phimosis: Inflammation et rétrécissement du prépuce du pénis.

Photocoagulation: Procédé de traitement de la rétinopathie diabétique avec des faisceaux lumineux, soit des rayons laser ou des lampes xénon à arc. Cette technique concentre un faisceau de lumière sur une très petite zone de la rétine. Ce faisceau est si intense qu'il provoque une très petite brûlure, qui peut obturer un vaisseau sanguin qui fuit ou détruire les vaisseaux sanguins fragiles qui sont à risque de saignement.

Photographie rétinienne: Photographie de la rétine afin d'identifier les changements dus au diabète à un stade où ils peuvent être traités pour prévenir la perte de vision. Habituellement effectuée une fois par an.

Pied de Charcot: gonflement du pied, ce qui conduit parfois à des déformations, en raison d'un manque de sensibilité (neuropathie).

Pioglitazone: Comprimé qui cible la résistance à l'insuline. Nom du produit Actos®.

Polydipsie: Symptôme caractérisé par une soif excessive avec augmentation de l'absorption de liquide. C'est un symptôme du diabète non traité.

Polyurie: Passage de grandes quantités d'urine en raison de l'excès de glucose dans le sang. C'est un symptôme du diabète non traité.

Pré-éclampsie: État qui se produit à la fin de la grossesse et conduit à l'hypertension artérielle, à la présence de protéines dans l'urine et dans les cas graves, à des convulsions. La pré-éclampsie disparaît normalement peu après l'accouchement.

Protéines: Une des classes de nourriture qui est nécessaire pour la croissance et la réparation des tissus. Trouvées dans le poisson, la viande, les œufs, le lait et les légumes secs. Peut également se référer à l'albumine une fois trouvé dans l'urine.

Protéinurie: Protéines ou de l'albumine dans l'urine.

Prurit vulvaire: Irritation de la vulve (la région génitale chez les femmes). Causée par une infection qui se produit en raison d'un excès de sucre dans l'urine et est souvent un signe précoce du diabète chez la personne âgée. Il disparaît lorsque les niveaux de glucose dans le sang reviennent à la normale et le sucre disparaît de l'urine.

Pyélonéphrite: Inflammation et infection du rein.

Réaction à l'insuline: Un autre nom pour désigner l'hypoglycémie ou « hypo ». En Amérique, elle est appelée un « choc insulinique ».

Régulateurs de glycémie prandiale: Comprimés pris avant les repas qui stimulent la sécrétion d'insuline par le pancréas (répaglinide et natéglinide). Seulement utilisé dans le diabète de type 2.

Répaglinide: Régulateur de la glycémie postprandiale.

Résistance à l'insuline : Une condition où la quantité normale d'insuline n'est pas en mesure de maintenir un niveau de glucose dans le sang à des valeurs normales. Ces patients ont besoin de fortes doses d'insuline pour contrôler leur diabète. Le groupe des comprimés de glitazone est conçu pour réduire la résistance à l'insuline.

Rétine : Zone sensible à la lumière à l'arrière de l'œil.

Rétinopathie diabétique : Maladie des yeux qui peut être associée au diabète.

Rétinopathie : Dommages à la rétine.

Rimonabant : Nouveau médicament conçu pour aider les patients obèses en réduisant l'appétit. Peut aussi aider les gens à arrêter de fumer, mais il n'est pas autorisé à cet effet. Il n'est pas encore disponible par le système de santé britannique, NHS, et est en cours d'évaluation par le NICE. Aussi appelé Acomplia®.

Rosiglitazone : Comprimé qui cible la résistance à l'insuline. Les noms commerciaux sont Avandia® et Avandamet® (en association avec la metformine).

Saccharine : Édulcorant synthétique dépourvu de calorie.

Saccharose : Sucre (contenant une combinaison de glucose et de fructose) dérivé de la canne à sucre ou de la betterave à sucre (c'est-à-dire du sucre de table ordinaire). Il est un hydrate de carbone/glucide pur.

Seuil rénal : Niveau de glucose dans le sang au-dessus duquel il va commencer à se répandre dans les urines. Le seuil rénal normal pour le glucose dans le sang est d'environ 10 mmol/l, aussi quand la glycémie dépasse 10 mmol/l, le glucose apparaît dans l'urine.

Son de blé : 'Balle' indigeste du grain de blé. Un type de fibres alimentaires.

Sorbitol : Produit chimique lié au sucre et à l'alcool qui est utilisé comme un agent édulcorant dans les produits alimentaires, comme substituts au sucre ordinaire. Il n'a pas d'effet significatif sur le niveau de glucose dans le sang, mais il a le même nombre de calories que le sucre ordinaire donc il ne devrait pas être utilisé par ceux qui ont besoin de perdre du poids. Mal absorbé et peut avoir un effet laxatif.

Stéroïdes : Hormones produites par les glandes surrénales, les testicules et les ovaires. Également disponibles sous forme synthétique. Ont tendance à augmenter le niveau de glucose dans le sang et à empirer le diabète.

Stylo-injecteur à insuline : Dispositif qui ressemble à un gros stylo contenant une cartouche d'insuline. L'injection d'insuline est administrée après avoir composé la dose et en appuyant sur un bouton qui libère l'insuline.

Substances de lest (fibres) : Partie d'origine végétale non transformée par les enzymes de la digestion et qui donne du volume à l'alimentation. Aussi appelée fibre ou du fourrage.

Sulfonylurées : comprimés antidiabétiques qui font baisser la glycémie en stimulant le pancréas pour qu'il produise plus d'insuline. Les sulfamides hypoglycémiants couramment utilisés sont le gliclazide et glibenclamide.

Syndrome métabolique : État des personnes qui ont une résistance à l'insuline et qui présentent un risque accru de maladies cardiaques. Les caractéristiques comprennent le diabète de type 2, l'hypercholestérolémie, l'hypertension artérielle et l'obésité centrale. Il peut également être associé à un syndrome des ovaires polykystiques et la stéatose hépatique.

Table de Snellen : Les spécialistes utilisent en général l'échelle de Snellen pour tester la vision. Il s'agit de lire un tableau sur lequel se trouvent des lettres de différentes tailles afin d'évaluer précisément la vision à une distance donnée.

Taux métabolique : Taux de la consommation d'oxygène par le corps, vitesse à laquelle vous brûlez la nourriture que vous mangez.

Test d'urine : Détection de quantités anormales de glucose, cétones, de protéines ou de sang dans l'urine, généralement au moyen de bandelettes urinaires réactives.

Test de tolérance au glucose : Test utilisé dans le diagnostic du diabète sucré. Le glucose dans le sang est mesuré avant et après que le sujet ait bu une grande quantité de glucose à jeun.

Thiazolidenediones : Nom générique pour un groupe d'antidiabétiques oraux qui appartiennent à la famille des médicaments de l'insulino-résistance et sont indiqués dans la prise en charge du diabète de type 2. Les noms pharmaceutiques sont la rosiglitazone et la pioglitazone, les noms de marque sont Avandia® et Actos®.

Thrombose : Formation d'un caillot dans le réseau veineux.

Toxémie : Empoisonnement du sang par l'absorption de toxines. Se réfère généralement à la toxémie gravidique, qui se caractérise par une pression artérielle, une protéinurie et un enflement de la cheville

Traitement au laser : Procédé thérapeutique dans lequel des faisceaux laser sont utilisés pour traiter une rétine endommagée (fond de l'œil). Utilisé dans le traitement appelé *photocoagulation*.

Virus : Un très petit organisme capable de provoquer une maladie.

Xenical® : Nom de marque pour l'orlistat.

Notes personnelles

Notes personnelles

Notes personnelles

Notes personnelles

Notes personnelles

Dépôt légal : octobre 2013
IMPRIMÉ EN FRANCE

Achevé d'imprimer le 18 octobre 2013
sur les presses de l'imprimerie « La Source d'Or »
63039 Clermont-Ferrand
Imprimeur n° 16672

PEFC
PEFC/10-31-2008

Dans le cadre de sa politique de développement durable, La Source d'Or a été référencée IMPRIM'VERT® par son organisme consulaire de tutelle.
Cet ouvrage est imprimé - pour l'intérieur - sur papier offset "Amber Graphic" 80 g provenant de la gestion durable des forêts, des papeteries Arctic Paper dont les usines ont obtenu les certifications environnementales ISO 14001 et E.M.A.S.